不孕不育诊断与治疗丛书·第一辑
BUYUN BUYU ZHENDUAN YU ZHILIAO CONGSHU·DIYIJI

名誉主编◎刘以训　　丛书主编◎熊承良

WEICHUANGSHU YU BUYUN BUYU DE ZHENLIAO

微创术与不孕不育的诊疗

主编◎黄勋彬　彭祥炽

长江出版传媒　湖北科学技术出版社

图书在版编目(CIP)数据

微创术与不孕不育的诊疗 / 黄勋彬，彭祥炽主编. —武汉：湖北
科学技术出版社，2019.12
（不孕不育诊断与治疗丛书 / 熊承良主编. 第一辑）
ISBN 978-7-5706-0727-3

Ⅰ.①微… Ⅱ.①黄… ②彭… Ⅲ.①不孕症－显微外科学－诊疗
②男性不育－显微外科学－诊疗 Ⅳ.①R711.6 ②R698

中国版本图书馆 CIP 数据核字(2019)第 144859 号

策　　划：冯友仁
责任编辑：徐　丹　李　青　程玉珊　　　　　　　　　　封面设计：胡　博

出版发行：湖北科学技术出版社　　　　　　　　　电话：027－87679454
地　　址：武汉市雄楚大街 268 号　　　　　　　　邮编：430070
　　　　　（湖北出版文化城 B 座 13—14 层）
网　　址：http://www.hbstp.com.cn

印　　刷：湖北恒泰印务有限公司　　　　　　　　邮编：430223

787×1092　　　　　　1/16　　　　　16.25 印张　　　　　　364 千字
2019 年 12 月第 1 版　　　　　　　　　　　2019 年 12 月第 1 次印刷
　　　　　　　　　　　　　　　　　　　　　　　　定价：98.00 元

《微创术与不孕不育的诊疗》

编 委 会

主　　编　黄勋彬　彭祥炽

副 主 编　张　茨　苏新军　刘欣燕　李豫峰

编　　者(以姓氏拼音首字母顺序为序)

蔡晓辉(首都医科大学附属北京友谊医院)

曹　杨(中国医学科学院北京协和医院)

曹云霞(安徽医科大学第一附属医院生殖医学中心)

陈　娜(中国医学科学院北京协和医院)

陈　峪(华中科技大学同济医学院附属武汉儿童医院/
　　　武汉市妇幼保健院生殖医学中心)

陈　赟(南京大学医学院附属鼓楼医院)

冯力民(首都医科大学附属北京天坛医院)

龚　毅(华中科技大学同济医学院生殖医学中心)

黄巧灵(武汉市商业职工医院堤角分院)

黄勋彬(华中科技大学同济医学院生殖医学中心)

李爱斌(武汉大学人民医院生殖医学中心)

李春颖(中国医学科学院北京协和医院)

李建军(长沙市妇幼保健院生殖中心)

李　蓉(北京大学第三医院生殖医学中心)

李豫峰(华中科技大学同济医学院附属同济医院生殖中心)

李志毅(中国医学科学院北京协和医院)

刘欣燕(中国医学科学院北京协和医院)

刘　燕(武汉科技大学附属普仁医院生殖医学中心)

马　莎(华中科技大学同济医学院附属武汉儿童医院/
　　　武汉市妇幼保健院生殖医学中心)

欧　婕（中国医学科学院北京协和医院）

彭祥炽（华中科技大学同济医学院附属武汉儿童医院/
　　　　武汉市妇幼保健院生殖医学中心）

佘贤梁（华中科技大学同济医学院附属武汉儿童医院/
　　　　武汉市妇幼保健院生殖医学中心）

宋晓婕（华中科技大学同济医学院附属武汉儿童医院/
　　　　武汉市妇幼保健院）

苏新军（武汉大学中南医院）

孙中义（北京大学深圳医院）

滕莉荣（中国医学科学院北京协和医院）

夏　伟（华中科技大学同济医学院生殖医学中心）

向卉芬（安徽医科大学第一附属医院生殖医学中心）

张　茨（武汉大学中南医院）

郑艳萍（华中科技大学同济医学院生殖医学中心）

周爱芬（华中科技大学同济医学院附属武汉儿童医院/
　　　　武汉市妇幼保健院）

周　志（华中科技大学同济医学院生殖医学中心）

秘　　书　周　志（华中科技大学同济医学院生殖医学中心）

序　言

古人云："不孝有三，无后为大。"随着现代社会工作、生活节奏的日趋加快，加上环境污染问题严重，人类生殖能力受到不同程度的影响，不孕不育患病率呈上升态势。不孕不育问题关系到社会稳定、家庭和睦。很多的家庭为了能够生育，到处求医，研究和解决不孕不育问题迫在眉睫。

现代医学不断发展，关于不孕不育研究和诊疗技术也随之发展，如不孕不育免疫机制研究、男性不育机制研究、女性不孕机制研究、不孕不育心理问题研究、环境因素与不孕不育、中医对不孕不育的研究，以及微创技术、辅助生殖技术等新技术在不孕不育方面的研究都取得了长足的进步。但是不孕不育的机制究竟如何，诊断和治疗技术如何发展，孕育受阻，如何科学诊治，事关重大，尚需进一步探究。随着二孩生育政策的放开，希望生育二孩的家庭日趋增加，但是不孕不育成为障碍，尤其是大龄生育者更为焦虑。目前的图书市场上，以"不孕不育"为主题的专业著作数量不多，品质也良莠不齐，因此，组织不孕不育权威专家编写一套实用的不孕不育诊断和治疗技术相关的图书，为专业医生提供理论支持和技术上的参考，很有必要，具有极高的社会价值和现实意义。

"不孕不育诊断与治疗丛书"由华中科技大学同济医学院生殖医学中心专科医院院长、国家生育调节药物临床试验机构主任、中华医学会计划生育学会第八届主任委员、中国医师协会生殖医学专委会副主任委员熊承良教授牵头组织，由长期工作在不孕不育专业科研和临床一线的专家共同撰写。本丛书分别从不孕不育的免疫理论、环境因素、心理问题、男性不育、女性不孕、微创技术、辅助生殖、中医药、中西医结合及典型医案等方面，详细全方位解读不孕不育的有关问题。这些都是不孕不育基础理论和临床工作者必须面对和需要解决的问题，相信本丛书的出版，必将推动我国不孕不育的科学研究和临床生殖医学的发展，为优生优育作出贡献。

有鉴于此，我乐意将本丛书推荐给广大读者，是为序。

中国科学院院士 刘以训

2019 年 7 月

前　言

随着现代科学技术的发展,越来越多的医疗器械应用于外科手术治疗,包括腹腔镜、显微镜、机器人及宫腔镜等。由于这些技术的应用,一方面提高了手术治疗的精确度和效率;另一方面减少了对患者身体的伤害程度和缩短了康复时间,因而一个崭新的技术"微创术"被广泛应用到医学领域的各个学科。

近年来,微创术在男性不育症和女性不孕症的治疗中也得到了长足的发展,本书组织泌尿男科和生殖妇科专家,按照男性不育和女性不孕两个部分编写相关微创术的应用及进展。在编写过程中,相关专家不仅查阅和借鉴国内外相关专业的文献,而且结合自身临床经验,尽量使编撰的内容既能代表当前国际前沿水平,又能结合临床实际,使读者获得更为直观的认识和实用的技能。

在男性不育症方面主要包括精索静脉曲张的腹腔镜手术、精索静脉曲张的显微手术、隐睾症的腹腔镜手术、精囊镜的诊疗技术、梗阻性无精子症的显微手术诊治技术(输精管显微吻合术、腹腔镜结合输精管显微吻合术、输精管附睾吻合术、机器人用于输精管附睾吻合术)、非梗阻性无精子症的显微手术(睾丸显微取精术);在女性不孕症诊治方面,微创手术不仅可以在检查不孕的病因同时除去病因,为自然妊娠创造机会,而且也能提高辅助生殖的妊娠率,有效处理妊娠并发症,改善妊娠结局,因此,微创手术在女性不孕诊断及治疗中起着非常重要的作用。但手术是一把双刃剑,不恰当的手术无疑是雪上加霜,在临床上越来越多的妇科及不孕患者因为一次手术或不恰当的手术丧失了生育的机会,因此不孕不育的手术除了手术本身的技巧外,术前对男、女性生殖系统功能尤其是卵巢的储备功能的全面科学的评估,手术时机,手术方式的正确选择及生殖功能的保护、术后助孕措施的科学指导同样重要。因此,在本书的每个章节强调了这样的理念,针对引起不孕不育的病因,综合考虑男性生殖功能、性功能、女性生殖功能、夫妻双方经济条件及社会条件等多因素,制订个性化的治疗方案及最佳的助孕策略。在女性不孕症方面的主要内容为:不孕的病理生理及微创手术的相关解剖、宫腹腔镜的基本操作及围手术期处理、不孕的评估及处理、输卵管疾病性不孕症的微创诊疗、子宫内膜异位症合并不孕的微创诊疗、子宫疾病合并不孕的微创诊疗、卵巢疾病合并不孕的微创诊疗、异位妊娠腹腔镜诊疗、复发性流产的宫腹腔镜诊疗。

黄勋彬　彭祥炽

2019 年 7 月

目 录

第一篇　男性篇

第一篇　男　性　篇

第一章　微创术概述

微创术（minimally invasive surgery）是指医生利用新的技术和设备进行手术治疗，达到显著减少对患者身体的损伤程度，避免并发症并缩短康复时间的外科技术。传统外科学虽然重视对有关外科疾病的病理生理、免疫过程、营养代谢、水电解质平衡、抗菌消炎及影像技术等方面的研究，但是，限于医疗设备和器械的局限性，往往还是会对患者的全身造成较大的干扰，甚至引发严重的并发症而危及患者的生命。随着腔镜技术和电子设备的进步，各种腔镜被逐步应用到外科手术治疗中，多年来在这些方面所做的努力，的确为减少患者损伤、缩短康复时间发挥了重要的作用。

微创术并不是单纯以手术的切口小为目的，而且要考虑到手术路径的安全性和便利性，能够将特殊器械、物理能量或化学药剂送入人体内部，完成对体内病变、畸形、肿瘤等的切除、修复或重建治疗。因此，在考察一项新的治疗手段是否为微创术时，与相应的传统手术治疗比较，需要至少从 3 个方面去定义：①最小的手术切口及便利的路径。②产生更轻的全身和局部的损害。③疾病康复的时间更短。

第一节　微创术的发展过程

一、腔镜的发展史

微创术的发展可以从截石术到碎石术的演进说起，这个过程几乎贯穿了从古至今的整个外科学发展历史。人们通过不懈地探索，从早期残酷手术过渡到现在卓越的微创手术。截石术-膀胱结石取石术，可能是第一次对腹腔器官的择期手术，可以追溯到公元前 4 世纪和 5 世纪的古希腊。膀胱的第一种手术方法是通过会阴部完成，公元后 1 世纪《罗马百科全书》编纂者 Celsus（公元前 25－公元前 50）就已经记录该手术方式。

在前麻醉时代，经会阴切开取石术需要在三四个强力助手的约束下，使患者躺下，抬起臀部，膝盖弯曲至腹壁（截石位）。在肛门前的会阴切开皮肤，深达直肠前的膀胱基底，切开膀胱后，用手指经直肠上挤压，将石头从会阴挤出，有时采用锐利的钩去除结石。人们可以想象，这是怎样可怕的景象！患者只能靠阿片类药物或酒精麻痹，在痛苦的扭曲和约束下，任由尖锐的工具在未麻醉的部位操作。只有当疾病本身的痛苦超过手术的痛苦时，患者才可能面对这么可怕的命运。伤口靠羊毛和热油包裹住，任其自行愈合。这些操作通常并发脓毒症、阳痿、尿失禁和瘘。

Pierre Franco（1500－1561）觉得一个鸡蛋大的结石不适合用会阴切开取石，那时候一次膀胱的大切口可能是致命的,他决定在耻骨上切开取石。他用手指在患者的直肠里把结石推到腹壁,迅速在耻骨上方切开皮肤组织,直达结石。第一个耻骨上膀胱切开取石术由此诞生。患者恢复了,但是 Franco 奉劝其他的外科医生不以他为榜样,所以他们没有继承他的手术方式。直到 18 世纪,Johann Bonnet 在巴黎成为第二个进行耻骨上膀胱切开取石的医生。这一手术方式慢慢获得了广泛的接受,John Douglas 医生 1721 年在威斯敏斯特医院开展此项手术而成为第一个英国截石术医生,从此,耻骨上膀胱切开取石术在英国得以广泛开展。他意识到当膀胱扩张后,可以通过耻骨上的腹膜外切开,从而修改了通行的手术方式。他在 1722 年被选为皇家学会会员,1723 年被授予外科医生学会的荣誉会员。尽管耻骨上取石术具有优势,死亡率仍然较高,特别是在腹膜受到损害的情况下。

　　膀胱结石的开放式手术方法给患者和医生带来的痛苦经验,使得微创术显得愈加重要。古埃及人尝试过用木制小管扩张尿道至拇指大小,并用手指在直肠上挤压,将石头顶上木管吸出。这种方法到底有多么成功,不得而知。随后有许多悲壮的,有时是滑稽和危险的经尿道手术方式,很少有成功的报道。第一次成功的微创技术由一个年轻的法国外科医生 Jean Civiale(1792—1867)完成,他于 1824 年 1 月 13 日在巴黎内克尔医院进行了第一次成功的经尿道碎石术。他能够不用切口而采用自制的三叉取石钳取出膀胱结石(图 1-1)。三叉取石钳由两个套在一起的金属圆筒构成。细管有 3 个用铰链固定在其末端的叉齿便于取石,当叉齿捕获结石,内管收进外套管而发挥碎石作用。这是微创术(MIS)的开始,当 1879 年一位来自德国柏林的泌尿外科医生 Maximillian Nitze(1848—1906)首次在德累斯顿完成了直接可视化的膀胱镜手术时,现代微创术的旅程才步入正途。

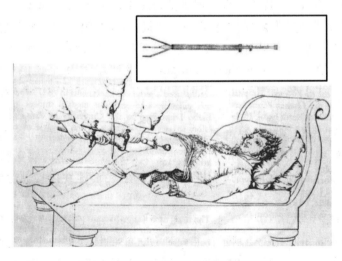

图 1-1　正在进行碎石术的男人(主图)

(主图来源:Ellis H. 编写的《外科学历史》)

(一)光源的发展

　　内窥镜的设计是否取得真正的进步取决于一个可用的内部光源。在 19 世纪以前,自然光被用来作为内窥镜的光源。19 世纪迎来了反射或远端人工光的时代。1805 年,德国法兰克福的一名产科医生 Phillipe Bozzini 开发了一种照明系统,借助反射的烛光,使用一个凹镜检查直肠和膀胱。他在维也纳展示了这个发明,就像许多在他前后的其他手术的创新者一样,他的这个发明被称为"魔术灯笼"而遭到排斥,维也纳医学院谴责他为"过分的好奇心"。Antonin Desormeaux 通过将煤油和松节油燃烧的光聚焦穿过透镜达到更好的效果,使光源的设计更进一步。采用这种光源,他能够观察膀胱、子宫颈和子宫,但当一个内窥镜进入胃内,光源略显不足。直到 19 世纪的下半叶,1867 年第一个内部光源由来自波兰弗罗茨瓦夫的牙医布鲁克发明。1879 年 Maximillian Nitze 与德国配镜师 Beneche 及维也纳电子配镜师 Joseph Leiter 合作,借布鲁克有关利用过热发光的铂丝为第一个膀胱镜提供了光源。1880 年爱迪生发明灯泡后,纽曼在 1883 年将它添加到膀胱镜的远端。当一个单独的操作通道被合并后,现代内窥镜手术的潜力得以实现。

(二)诊断性腹腔镜检查

腹腔镜的早期使用仅限于诊断目的,诊断使用与第一个治疗之间的 30 多年见证了腹腔镜的快速发展。来自德国德累斯顿的外科医生 George Kelling 是第一个观察狗的腹腔及其内容物的外科医生,他于 1901 年在汉堡举行的德国生物医学会上作了报告。采用了 Nitze 设计的膀胱镜并称之为"koelioskopie",通过无菌棉过滤室内空气制造气腹。1910 年瑞典人 Hans Christian Jacobaeus 报道了将膀胱镜插入无气腹的腹腔。他是第一个使用"laparothorakoscopie"这个词来形容他所检查的腹腔、胸腔和心包腔。"Laparoscopy"这个词来源于希腊词"Lapara",意思是"肋骨和臀部,身体侧面和腰部之间柔软的部分","skopein"是"看或调查"的意思。

在接下来的 10 年中,腹腔镜手术发展迅速,Jacobaeus 在 1911 年发表了包括 115 例腹腔镜手术(只有 1 例严重并发症)的大型系列调查报告,涉及腹腔病变如胆道疾病,肝硬化和恶性转移。报告来自丹麦、芬兰、法国、意大利、匈牙利及巴西的其他地方。随着报道,仪器的改进相继完成。在 1924 年,Richard Zollikoffer 发明了二氧化碳代替空气的注气法。1934 年美国内科医生 John C Ruddock 发明了可以电凝的腹腔镜钳,紧接着在 1936 年瑞典的外科医生 Boesch 首次使用类似的电烙器进行了输卵管结扎术。德国胃肠专家和德国腹腔镜学校创始人 Heinz Kalk 研制出斜视镜片,使得镜片的视中轴可以与纵向轴线倾斜 $45°\sim50°$,便于更好地检查器官。1929 年,他主张发展腹腔镜手术的双穿刺技术开放途径。Kalk 和另一位同事为超过 2 000 名患者进行了腹腔镜检查,他在内科成功地规范了诊断性腹腔镜技术。

一个特定的里程碑是在 1938 年的时候,匈牙利人 Janos Veress 发明了用于结核病患者的气胸穿刺针 Veress 针。这种切割了针芯内弹簧钝头的针为提供建立气腹同时减少内脏穿孔风险的方法适用于腹腔镜。1944 年,巴黎的妇科医生 Raoul Palmer 采用气腹针制造 CO_2 气腹进行腹腔镜检查,凸显了腹内压持续监测的重要性。现在气腹针仍然在使用,特别是在妇科。1971 年,由来自芝加哥的妇科医生 Harrith M Hasson 所描述的开放式插入套管,现在广泛应用于普通外科。他进入腹腔的技术是切个小切口,插管固定套管针,由一个橄榄形套固定在腹直肌鞘。

英国物理学家 Harold H Hopkins 在 1952 年发明的棒状透镜光学系统是腹腔镜镜片的

革命性创新,是腹腔镜技术最伟大的里程碑,导致全球腹腔镜戏剧性的广泛开展。当时通行的腹腔镜镜头系统是多镜片,多空气空隙的长管镜头。Hopkins 在多层抗反射膜镜片之间采用玻璃棒而不是空气空隙,通过增加光的传输首先提高视野清晰度和照明至少 80 倍,其次拓宽了视野。Foriestier 负责发明光纤照明,结合棒状透镜系统,第一个高质量体外纤维腹腔镜诞生。它仍然是今天硬性内窥镜在腹腔镜手术使用的基础。

(三)腹腔镜手术

1809 年由 Euphraim McDowell(1771－1830)在美国肯塔基州丹维尔市对一例原本进行择期剖腹手术的患者完成了第一个腹腔镜卵巢切除手术,腹腔镜手术是由妇科医生领先开展的。在 1936 年由 Boesch 在德国进行了第一个腹腔镜输卵管结扎术,1937 年 Hope 完成了第一个宫外孕腹腔镜诊断。随着 wittmoser 在 1966 年引入双极电凝器,使更复杂的操作成为可能。

德国妇科医生 Kurt Semm 教授,他的开创性工作和在逆境中顽强的努力特别值得提及。他最初被人嘲笑但后来赢得了"腹腔镜外科之父"的荣誉。Semm 教授一生致力于腹腔镜手术的科学研究。作为一个训练有素的工匠和创新的思想者,他能够申请 80 项手术设备的专利,创造了数种手术方法,发表了 1 000 多篇科学论文。他的一个主要的发明是在 1966 年发明了第一个电子自动二氧化碳气腹机。气腹功能够对气腹持续监控和维护,确保腹腔镜手术的安全。1972 年,当 Semm 教授发表他对腹腔镜卵巢囊肿剥除术的报告时,一位著名的妇科医生责备任何有兴趣进入学术界的年轻医生不要留意 Semm 的废话。

1980 年 9 月 13 日,Semm 教授完成了世界上首例腹腔镜阑尾切除术。当他宣布这一具有里程碑意义的成功手术时,院长禁止他报道自己的工作。德国外科学会主席呼吁他暂停,他的外科技术讲座遭到"讥笑、嘲讽和怀疑"。他的腹腔镜阑尾切除术第一条被拒绝的理由是"不道德的",他在基尔大学的同事要求他进行大脑受损的神经检查和心理评估,因为他的观念太激进和太危险。

在英国自从加拿大的 O'Regon 在 1986 年完成第一例急诊腹腔镜阑尾切除术后,大多数阑尾切除术现在都是采用腹腔镜手术。Cochrane 综述已经发现对于可疑阑尾炎的开放性阑尾切除术,腹腔镜手术具有显著的优势,包括伤口感染的风险降低、术后疼痛减少、住院时间缩短、恢复工作更快。对于生育年龄患者和肥胖的患者,腹腔镜技术可以同时检查腹腔,因此能降低阴性阑尾切除率。腹腔镜的缺点是腹腔内脓肿发生率较高,医院设备的成本增加。

在 20 世纪 70 年代,由于 Semm 的远见和坚韧,德国基尔大学医院成为世界领先的微创外科中心,在那里他是前任妇产科主任。Semm 教授不知疲倦地旅行和宣讲,使腹腔镜由诊断技术发展成为手术设备,最初在美国,随后在欧洲广泛开展起来。为了方便腹腔镜手术技巧训练,Semm 还制作了一个"盆腔教练"装置。

(四)图像传感器

腹腔镜手术发展至此,外科医生一只手拿着镜筒观察,另一只手进行手术操作。后来,一个分镜筒引入,允许一个助理可以同时观察腹腔。1986 年见证了电荷耦合器件图像传感器硅芯片的出现,这是最重要的进步,从而促进了复杂手术的微创外科新时代的到来。柔性腔内内镜技术的初步实现,这一技术与 Hopkins/Storz 伸缩镜头的结合提供了一个微型摄像机可以实时查看体内的高质量图像,助理可以配合协调视野,便于手术医生手术操作。1987 年法国的 Phillipe Mouret 用摄像机在人体进行了腹腔镜胆囊切除术,腹腔镜手术从此在外科一发不可收拾。因此,微创术转化为一场技术革命,一夜之间培训的需求席卷普通外科、泌尿科和妇科,从而迎来了微创术的流行时代。

(五)图像引导手术(image-guided surgery,IGS)的演变

相比传统的开放手术,虽然微创手术的长处包括住院时间短、术中失血少和术后疼痛减少,然而,开放手术的优势在于能提供一个直接可视化的结构。在微创外科手术中,外科医生的视野有所受限,因为它是依赖于相机的显示。近年来在 IGS 的进展为微创术提供了可以提高可视化的解决方案。IGS 技术融合术前和/或术中图像以建立患者的内部结构和解剖的三维重建。这些图像可以被单独与跟踪的手术器械使用或叠加于腹腔镜视频来创建所谓的增强现实(augmented reality,AR)。这种系统的主要好处在于能超越手术表面,看到内部结构如器官、组织、神经与肌肉。目前正在探讨 IGS 的使用在一系列外科专业的推广,旨在提高手术的准确性及术中的引导程序。

IGS 的到来开始于神经外科领域。微创技术被开发来克服神经外科手术中开放性脑损伤的高危因素。通过适应各种成像的方式,它得以引导术中手术操作从而提高了系统的精度。图像引导的神经外科利用患者大脑的术前 MRI 或 CT 图像,显示肿瘤的病变,重建患者脑部解剖的三维模型。外科医生可以计划手术程序,从不同的角度看它,并决定确切的手术入口,以及相对于其他重要结构的关系,如脑干。此外,所使用的仪器在操作程序中可以实时跟踪以避免对其他组织的损伤。神经外科手术成功地使用了这种技术,包括立体定向活检术,分流安置和开颅术。神经外科专业以外的专科在采用 IGS 技术上一直面临着挑战。然而,在心脏外科和肝脏外科等领域,IGS 的早期研究表明疗效不错。特别是随着泌尿外科机器人的快速发展,可视化需要进一步改善。因此,结合 IGS 和机器人可以为泌尿外科的未来技术方向提供重要帮助。

(六)图像引导机器人外科的临床效果

根据近年来 IGS 在机器人泌尿外科的应用(表 1-1),可以看到机器人辅助前列腺切除术和机器人辅助部分肾切除术的分析结果。已经有各种成像方式,从 CT 到超声波,但发展尚处于早期阶段,样本量比较小,主要目的是评估 IGS 在泌尿外科的可行性。对于 IGS 系统的有效性,精度是一个必要属性。精度变得更加困难与动态和软组织变形的非刚性匹配有关。由于软组织不断变动,这是泌尿外科的一个特殊的问题。Teber 等人提出了一种利用导航技术解决组织变形的问题。针状标记直接插入靶器官,在这种情况下,使用移动式 C 型臂锥束成像可以追踪肾脏。连同术前 CT 图像,所有的信息被实时集成为一个图像叠加在内镜视野。虽然这种方法很好地解决了组织变形的问题,它的缺点是,3D 的增强现实(AR)叠加在了一个二维内窥镜视野。另一种充满希望的技术是萤光成像系统。患者经静脉注射吲菁绿(ICG)染料,与血浆中的蛋白质结合。将近红外荧光(NIRF)相机集成到达·芬奇外科系统,可以使血管在术中显出荧光。这不仅改善肿瘤的边缘,而且允许选择性夹紧血管以限

制缺血区。重要的是,只注意荧光成像作为一个白光替代物是不够的,而它提供的是一个在术中可以打开或关闭的极佳辅助工具。目前研究探讨的主要是 IGS 各种系统的兼容性及其精度。然而,真的有效的 IGS 是基于改进临床结果。表 1-1 显示了两项研究的证据(Teber and Hung),如果不是所有的患者,其中大多数保留无肿瘤边缘。迄今,这些病例因样本量小而缺乏对照组,评估临床结果还是有限的,但是,IGS 的确对手术医生的操作帮助很大。

表 1-1　图像引导机器人泌尿科最新文献

作者	专业	手术	样本大小	影像	精确度	临床效果
Thompson. 2013	泌尿科	机器人辅助前列腺切除术	13 例患者	术前 MRI	RMS 误差 5 mm	没有改变前列腺切除术的临床结果但可有助于外科医生
Teber. 2009	泌尿科	机器人辅助腹腔镜部分肾切除术	10 例猪模型 10 例患者	术前 CT	误差范围 0.5 mm	10 例患者均达到保留无肿瘤间隙
Tobis. 2011	泌尿科	机器人辅助腹腔镜部分肾切除术	11 例患者	术中近红外荧光成像	—	改进部分切除的肾血管荧光成像的可视化能够鉴别肾肿瘤与正常的实质
Su. 2009	泌尿科	机器人辅助腹腔镜部分肾切除术	2 例患者	术前 CT	1 mm	—
Hung. 2012	泌尿科	机器人辅助前列腺切除术	10 例患者	术中 THUS	—	阴性间隙 9/10

(七)影像引导下的机器人泌尿外科的挑战

IGS 系统确实有一些挑战需要处理。主要的考虑因素之一是创建一个高度精确的图像配准系统以解决软组织变形的问题。当前大多数活动需要手工处理和配准,这样就容易受到人为误差的影响。例如,如果图像对齐在错误的位置或错误的血管显示,对手术的结果会是毁灭性的。此外,对于外科医生,计算机界面必须相对容易操作。如果系统太复杂,可能使医生分心,这是相当危险的。因此,需要随机临床试验比较 IGS 与非 IGS,评估临床结果的改善情况。还有关于正在使用的 IGS 成像方式的问题也很突出。例如,CT 扫描的术中辐射风险和磁共振成像机在手术室中的大小。这些问题造成的困难使 IGS 的广泛应用受到限制。这些系统的成本也是值得考虑的一个问题。大多数情况下,IGS 的实施成本可以忽略不计,因为成像方式和外科手术工具已经共同运作。然而,IGS 的目的是为那些曾经打算进行开放手术治疗的患者提供一个微创手术。因此,分析临床结果的改善将难以执行。例如,如果 IGS 在提高肿瘤切除率方面很成功,可能会改善癌症的临床效果,但这将需要一个长期研究设计来获得确凿证据。

未来的 IGS 的展望:IGS 可能解决机器人泌尿科遇到的可视化问题。然而,IGS 系统被采纳还必须进行进一步的研究以建立一个成功的自动化系统,可以与术中手术界面集成,用于解决软组织变形的问题。模拟和培训也可能是 IGS 的一个未来应用。增强虚拟现实模型的建立能提供一个优秀的教学工具。所以手术操作和治疗可在虚拟现实模拟器上试用后,再转移到患者身上。

(八)机器人手术系统的优势和成本效益

达·芬奇机器人手术系统(intuitive surgical,Inc)已经在根治性前列腺切除术(RP)上广泛使用。机器人系统克服了标准腹腔镜手术的局限性,并允许在封闭空间中精确切割,从而增加了机器人辅助腹腔镜技术在前列腺切除术中的应用。这些优势包括稳定的操作员控制摄像头,放大 10~12 倍高清三维视图,屈臂仪器 7°自由运动缩放及震颤过滤。此外,术中二氧化碳气腹使静脉渗出减少,从而有助于视野清晰和减少失血量。在不同的专业,大多数机器人手术能使住院天数减少,并发症减少包括降低输血率和住院死亡率。然而,机器人辅助腹腔镜手术比腹腔镜手术和开放手术的价格昂贵。在 2010 年,一项发表在《新英格兰医学杂志》上针对 20 种不同机器人辅助手术的新技术与健康的分析显示,2007 年使用机器人增加了 13%(3 200 美元)的平均手术总成本。然而,没有大规模随机试验证明机器人辅助手术优于其他手术。还需要更多的研究来更好划定比较机器人辅助腹腔镜手术相对腹腔镜手术与开腹手术的成本效益。机器人手术提供了类似于腹腔镜手术的术后效果,但又降低了学习曲线。虽然目前的成本高,制造商竞争的加强,更广泛的技术传播可能会推动成本的下降。进一步评估长期结果的试验很有必要,以充分评价外科手术中机器人的价值。

二、显微外科的发展史

(一)显微外科的黎明时期(20 世纪 50 年代末到 70 年代末)

Jacobson 和 Suarez 在 1960 年使用手术显微镜成功地完成了微血管的吻合术标志着一个里程碑的成就(图 1-2、图 1-3、图 1-4)。一个研究药理学的同事 Comroe 曾经问 Jacobson 博士:"如何将狗的颈动脉周围神经切除?"Jacobson 博士试图通过完全切断颈动脉达到切断其周围自主神经,并随后修复颈动脉,但他以肉眼这样做遇到极大的难度。他试图反复使用各种形式的放大倍数,但每一次都失败了。最后,他引进了一个用于耳外科的手术显微镜而获得成功。这一事件标志着微血管外科历史的开始。手术显微镜的技术改进比如同轴照明、电动变焦和双筒目镜使得显微手术更为可靠。Höpfner、Carrel 和 Guthrie 的早期进展之后很少有新的进展,然而在美国、俄罗斯和日本有多个团队同时开始了实验性断肢再植的研究。

1958 年,Onji 和 Tamai 在奈良县立医科大学医院试

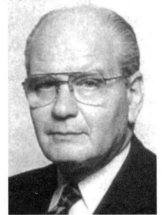

图 1-2　Julius H. Jacobson 博士

(图片来源:Tamai S, ed. Experimentaland Clinical Reconstructive Microsurgery. New York:Springer,2003:5.)

图为一个不完全大腿截肢的 12 岁的女孩进行血管重建。由于严重的感染和血栓形成,肢体在血管重建 4 周还是被截肢。1959 年 8 月,Onji 和 Tamai 成功地恢复了另一不完全大腿截肢患者的神经供应。患者 2 年内可以走动,在后续的 20 年,他的腿部侧面有小面积的痛觉迟钝而无足下垂症状。这些早期的经验在他们的诊所开启了一个持续 20 年的断肢再植术的实验研究项目。他们研究缺血再灌注的生理学损伤及移植组织延长的温缺血所致的全身毒性。他们得出的结论是:在较大的组织单位相关的全身毒性问题解决之前,临床再植手术应限于手或手指脚趾。要达到这个目的,需要像 Jacobson 和 Suarez 开发的那种更精细的仪器和技术来完成"微血管吻合术"。当时的日本缺乏手术显微镜而限制了微血管外科的开展。1962 年 Malt 和 McKhann 在波士顿为一个 12 岁的男孩进行了完全断臂的首例断肢再植术。1963 年陈中伟教授团队在上海成功将一例完全被截掉的手再植。随后,Kleinert 和 Kasdan 成功为一个不完全离断的拇指进行了血管重建。这些成功导致世界性的重建显微外科热潮。在 20 世纪 60 年代,Buncke 实验室在动物上进行了很多组织再植或移植的实验。他发展了许多重要的原则和技巧并被誉为"显微外科之父"。同时,来自英国东格林斯特德的 John Cobbett 和其他人也开展了显微外科手术。

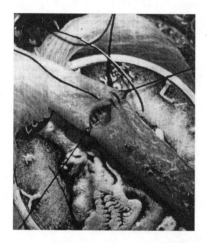

图 1-3　Jacobson 博士用 7-0 编织丝线完成的一个 3 mm 动脉吻合

(图片来源:Jacobson H. Thedevelopmentof microsurgicaltechnique［C］//Donaghy RMP, Yasargil MG, eds. Micro-vascular Surgery:Report of First Conference,October 6-7,1966,Mary Fletcher Hospital, Burlington, Vermont. Stuttgart:Thieme, 1967:4 -14.)

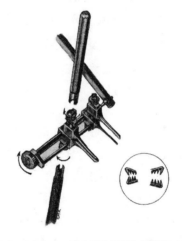

图 1-4　Jacobson 博士研制的微血管双夹

(图片来源:Jacobson JH. The development of microsurgical technique[C]//Donaghy RMP,Yasargil MG, eds. Micro-vascular Surgery:Report of First Conference,October 6-7,1966,Mary Fletcher Hospital, Burlington, Vermont. Stuttgart:Thieme, 1967:4-14.)

　　周围神经手术与微血管手术的发展并驾齐驱。1964 年 Smith、Bora、Hakstian 和 Ito 等先驱者基于神经束分布图报道了显微外科神经修复和神经束缝合技术。1965 年是显微外科不平凡的一年。Krizek 团队首次报道在实验犬以腹壁浅血管蒂完成了腹部皮肤游离皮瓣移植术。1965 年 7 月 27 日 Komatsu 团队为一个 28 岁的男人成功进行了首次在掌指关节水平完全断离拇指的再植手术。他们在蔡司双目镜显微镜下修复了两个手掌动脉和两个背静脉，静脉吻合采用的是 7-0 丝线，动脉缝合采用的是 8-0 单丝尼龙线。手术时间为 3.5 h，从损伤到再循环的缺血时间是 3 h。这些手术经验和随后的断指再植病例提示他们有必要开发微小血管夹。Tamai 将原用于颅内动脉瘤的血管夹改造成微型血管夹，设计成金属双夹并于 1980 年在日本实现商业化，随后，他们开发了一次性显微手术夹。

1966—1967 年，第一例用脚趾重建拇指的移植手术完成。陈中伟教授团队 1966 年在上海进行了 5 例第二足趾转移。英国的 John Cobbett 在 1967 年 4 月进行了首例拇趾转移。1967 年 11 月，世界首次显微外科小组会在美国整形与重建学外科医师协会的纽约年会上召开。小组成员包括 Harry Buncke，John Cobbett，James Smith 和 Tamai，由 Clifford Snyder 担任主持人。这是显微外科历史上具有里程碑意义的事件。Buncke 报道了他的实验兔耳再植及恒河猴足趾移植术。Cobbett 报道了大脚趾-大拇指转移手术。Smith 报道了周围神经修复术。Tamai 报道了拇指再植病例，这一手术在 1965 年是轰动世界的第一例手指再植术。随后其他相关致力推进显微外科领域发展的组织形式应运而生。1970 年由 van Bekkum 组织的第一次国际微血管移植研讨会在两年一次的荷兰国际移植学会（Rijswijik，Netherland）上召开。这也是国际显微外科学会的第一次会议。此后，国际显微外科学会的会议每 2 年召开一次，持续到 1999 年。其成员来自包括所有对显微外科手术有共同兴趣的外科学科。

（二）显微外科的发展时期（1971—1980）

1970 年见证了无数重要的进展。实验组织转移在世界各地的数个中心继续发展，临床显微外科取得重要进展。1971 年 Strauch 等首次报道了在犬的实验中将带血管蒂肋骨转移至下颌骨的手术，证明骨转移血管化的可能性。在同一年，Tamai 等进行了游离血管全膝关节联合移植的犬实验。这个证明的不仅是血管化的骨移植，而且是血管化关节转移的可能性。Daniel 等报道了趾关节转移的动物实验报告。

1972 年 Fujino 等报道了犬的功能性乳腺转移。McLean 和 Buncke 成功完成了头皮重建的大网膜转移。Harii 等利用游离组织移植的头皮完成了头皮移植术。这个手术是在 1972 年 9 月进行的，从而代表世界第一例临床游离皮瓣转移术，虽然医学文献一般引用由 Daniel 和 Taylor 在 1973 年报道的腹股沟皮瓣转移术作为首例。1972 年 O'Brien 在墨尔本建立显微外科教学实验室，在基础生理学、临床护理和教育中做出了诸多贡献。

随着对血管解剖认识的水平提高，微血管技术被用来进行各种组织的转移。1973 年见证了游离肌肉转移，首先是在中国进行的第一例临床胸大肌转移及随后 Harii 等报道的股薄肌转移治疗面瘫。同在 1973 年，Ueba 和 Fujikawa 在日本成功完成游离血管腓骨瓣修复先天性尺骨缺损假关节。这一成就在随访 9 年后首次发表于 1983 年。1975 年第一例游离腓骨移植病例报告来自皇家墨尔本医院的 Taylor 团队，同年，Miller 团队报告了第一个成功进行撕脱头皮再植。Mc Craw 和 Furlow 报道了游离足背皮瓣。Baudet 及其同事在 1976 年创造了术语"肌皮皮瓣（musculocutaneous flap）"，并强调了背阔肌肌皮皮瓣的实用性。同样是在 1976 年，James 报道了一大段上唇和鼻子的成功再植，这是一个 30 年后发生的全脸同种异体复合组织移植的前奏。1976 年 6 月 Tamai 团队在日本奈良进行了一例阴茎和阴囊断离的再植。不久，波士顿的 Cohen 做了同样的手术。短时间过后，出现了髂骨和阔筋膜张肌转移的报告。

到 20 世纪 70 年代末,再植手术在世界各地推广,陈中伟教授在中国建立的多个中心,其他包括 Kleinert 在美国、O'brien 在澳大利亚及 Tamai 在日本建立的中心。成功率 80%～90%,并强调术后手部治疗的重要性以保证最大限度的功能恢复。与微血管外科的进展并行的是周围神经修复。Millesi 在 1973 年报道了索状或束状的神经修复和移植的实验和临床报告,其后 Terzis、Williams 和 Terzis,Samii 和 Wallenberg、Brunelli 分别作了相关的报道。Millesi 等进行的束间神经移植技术实现恢复患者手 80% 的功能。

随着这一领域发展的稳定成熟,致力于重建显微外科的专业组织也得到进一步的发展。1972 年由整形和矫形外科医生成立了国际重建显微外科学会,第一次研讨会由 Millesi 在维也纳举办。该组织两年召开一次会议,直到 1998 年当它与国际显微外科学会合并成为世界重建显微外科学会为止。2001 年世界重建显微外科学会成立大会在中国台北举行,魏福全担任大会主席。此后,世界重建显微外科学会每两年在世界不同地区举行。

(三)显微外科的完全成熟期(1981—1997 年)

早期先驱者们和随后的贡献者的创造性努力,使显微外科在 20 世纪末成为一个成熟的专业。在此期间,新的组织供区和不同的皮瓣被报道,肢体/手指脚趾的再植和游离组织转移的研究在全世界范围内开展。

1981 年 Urbaniak 等在手环撕脱伤的微血管处理方面进行了报道并提供了实际的治疗指南。根据 Furnas 和 Achauer 在 1983 年的报道,大脚趾至桡骨的显微外科转移在部分手撕脱伤被证明是有用的重建拇指技术。20 世纪 80 年代初,Morrison 团队介绍了一种利用大脚趾软组织瓣和包裹髂骨移植完成的拇指重建,他们创造了一个更匀称的重建,从而克服了大脚趾移植的主要缺点。魏福全团队后来报道使用第二趾包裹皮瓣替代技术重建手指脚趾。1982 年,Tsai 等报道了临床上趾近侧趾间关节的游离血管化转移。还包括使用大脚趾和第二趾生长板转移治疗先天性手畸形的进展。

有新皮瓣设计和先前描述的供区改进的报道,包括重要的肩胛骨皮瓣、腓骨骨皮瓣和腓骨皮瓣。Koshima 和 Soeda 在 1989 年报道了腹壁下动脉穿支皮瓣,介绍了基于整个身体皮肤穿支在皮瓣设计的新时代。1986 年 Marko Godina 发表了一个关于显微外科在肢体创伤治疗中的作用的报告,这个包含 532 例的临床报告具有里程碑的意义。他建立的原则是早期清创术、游离组织移植和积极康复以实现肢体拯救的最优化功能。上海华山医院顾玉东教授团队 1989 年在臂丛神经损伤,包括膈神经转移方面取得了重大进展,1991 年 Akasaka 等则介绍了功能性肌肉的转移,Doi 等做了进一步改进,报道了双游离肌肉转移,不仅恢复肘的功能,还恢复了捏握功能。

在显微外科实验方面,1981 年 Nakayama 等发表了通过动脉流入静脉的滋养系统营养皮瓣的研究报告。1984 年,他们又报道了实验兔的静脉皮瓣。同年,Honda 等报道了断指再植手术中静脉移植皮肤对皮肤缺损的修复。运用微创术的原则,1991 年台北长庚纪念医院的 Lin 和 Levin 报道采用球囊辅助内窥镜获得组织应用于显微外科手术。1997 年 Buntic 和 Buncke 成功完成一个 15 岁的男孩舌头断离的再植手术,修复了他的左侧舌动静脉。虽然他们没有进行神经修复,在 2 个月内患者的感觉恢复并伴有自发的神经活动。

随着显微手术的兴趣在美国整形和矫形外科医生中越来越大,国际重建显微外科学会成立 11 年后,美国重建显微外科学会于 1983 年成立。创始委员会成员包括 James Steichen、Berish Strauch、Julia Terzis、James Urbaniak 和 Alan Van Beek。1985 年第一次会议由 Berish Strauch 主持在拉斯维加斯举行,约有 300 位整形和矫形外科医生参加。从此会议每年分别在美国不同地点举行。

(四)从自体到异体移植和再生医学的过渡期(1998 年之后)

重建显微外科的未来在于探索同种异体复合组织移植和再生医学。由于截肢肢体再植是可行的,手外科和显微外科医生认为异体手移植被认为技术上是可行的。然而,关于此类非危及生命的器官移植所涉及的终身免疫抑制治疗的副作用存在很大的争议。

20 世纪末手的移植标志着异体复合组织移植的时代开始。Dubernard 团队于 1998 年 9 月 23 日在法国里昂为一位 48 岁的男子完成了第一个手术。1999 年 1 月在美国路易斯维尔 Jones 等为一个 37 岁的男子成功进行了第二例手移植手术。结果证明移植的左手功能恢复相当令人满意。根据手和复合组织移植国际登记处(协调员:Marco Lanzetta 和 Jean M. Dubernard)的互联网站点发布,截至 2005 年 2 月,已经有 16 例患者的 16 个单手移植,7 例患者的 14 个双手移植和 2 例患者的 2 个手指移植。传统的免疫抑制剂已被证明是有效的,并没有死亡率的报道。不过不幸的是,两例因为排斥现象被再截肢,包括里昂的第一个病例。在这些成功之后,2005 年 11 月 27 日,首次面部移植手术完成,包括鼻子、嘴唇和下巴,患者是一个 38 岁的妇女,她在 2005 年 6 月遭受狗咬伤脸的下部。移植是由 Dubernard 团队在法国亚眠进行,面部组织来源于一位脑死亡的妇女捐赠者。骨髓移植及免疫抑制剂的应用是成功的,但最终关于神经再生的评价需要在 1 年以上。手术几年后,患者经受了移植排斥反应的痛苦,后来丧失了完全使用嘴唇的能力。此外,接受抗排斥药物治疗导致她患上了两种癌症,49 岁时被癌症夺去生命。

现在正在进行的广泛研究内容包括与显微外科相关的预制皮瓣、皮瓣血运重建、自体组织工程或生物材料的复合移植物。近期关于组织工程神经导管的应用,换言之,人工神经移植开辟了一个新的时代,作为自体神经移植术的替代,在周围神经手术上克服了神经缺损的问题。除了同种异体复合组织或器官移植,相信显微外科联合应用再生医学的复合组织移植将在未来数十年开启另一个显微外科新领域。

第二节　微创术在男性不育症诊治中的应用

微创术是指通过内窥镜、介入方式、显微外科等方式在人体施行手术的一种新技术。微创术与传统手术相比具有创口小、疼痛轻、恢复快、住院时间短和出血少五大优点。在男性不育领域主要应用于以下几个方面:精索静脉曲张、梗阻性无精子症、射精管梗阻、睾丸和附睾取精术等。

一、精索静脉曲张

（一）腹腔镜手术

腹腔镜精索静脉曲张手术是 20 世纪 90 年代初开展的一项泌尿外科新技术。1991 年，美国 Donovan 和 Winfield 医生首先报道腹腔镜下精索静脉高位结扎术治疗精索静脉曲张。近年来，由于腔镜外科在临床广泛开展，腔镜下手术治疗精索静脉曲张，具有创伤小、术后恢复快、易于接受等优点，是双侧患者及复发病例的理想术式。

罗晟等采用开放和腹腔镜手术治疗精索静脉曲张的 meta 分析结果显示，两种术式疗效相似，但经腹腔镜手术的手术时间、住院时间及术中出血量却更少，安全性更高。经腹腔镜行精索静脉高位结扎术，既能避免破坏腹股沟管正常组织结构，又能防治漏扎血管，确实做到高位结扎。腹腔镜精索静脉高位结扎术虽然具有不少优点，但睾丸鞘膜积液的形成和复发的比例分别为 10% 和 5%，同时腹腔镜操作的规培时间较长，花费成本也较高，同显微手术比较，并发症较多，如血管损伤和肠道损伤。

（二）显微镜手术

目前多数泌尿生殖外科医生采用显微镜方法来进行精索静脉结扎手术。显微镜外环下精索静脉结扎术可以当日出入院，可在局麻、腰麻或全麻下进行，可以在门诊手术间或病房手术间完成。

显微外科方法是经腹股沟或外环下入路进行操作，是 Ivanissevich 或外环下术式的改进，其中外环下入路时，精索内静脉分支较多，微小的睾丸动脉容易损伤，需要更多的手术技巧。近年来实践证明，显微外科手术的优势如下：①术中能清楚识别有效的睾丸动脉。②术中能清楚识别及防治所有精索内静脉、曲张的输精管静脉及提睾肌静脉，一方面，由于精索内静脉较小且交织成网状，再加之手术刺激后容易发生痉挛、术野出血后识别困难及术者担心损伤伴行动脉等因素的影响，使得传统手术及腹腔镜手术都存在较高的漏扎率。③术中能识别及有效保护精索淋巴管。发生鞘膜积液的原因是淋巴管损伤或误扎造成淋巴回流障碍。由于精索淋巴管较小、透明、术野出血造成识别困难，因此无论开放手术还是腹腔镜手术，想清楚辨认淋巴管是不可能的，而借助显微镜的放大作用，能够清楚辨认出淋巴管并予保留，所以能够极大地降低鞘膜积液的发生率。④具有损伤小，麻醉简单，切口小，位置低，术后不影响美观，术后恢复快等优点。

Al-Kandari 等通过随机对照研究比较了 3 种术式对精液参数改善和妊娠率的效果，发现显微镜下精索静脉结扎对精液质量的改善和妊娠率均高于腹腔镜和开放手术，同时显微外科手术的并发症远低于腹腔镜手术和开放手术。一项随机对照实验比较开放性 Ivanissvich、腹腔镜 Palomo 及显微镜术式治疗成人精索静脉曲张，发现显微术式复发率及鞘膜积液发生率明显低于其他两种术式，但该术式需要显微器材且学习曲线较长。最近的随机临床试验表明开放手术、腹腔镜手术和显微镜手术在术后受孕率和精液质量改善方面结果相近，但是显微镜外环下精索静脉结扎术后的复发率和睾丸鞘膜积液发生率最低。对于显微镜外环下精索静脉结扎术，术后精索静脉曲张的复发率小于 1%，鞘膜积液的发生率也小于 1%。非显微镜手术术后最常见的并发症包括精索静脉曲张未改善和复发（5%～20%）及鞘膜积液形成（3%～39%）。

(三)精索静脉栓塞术

经皮精索静脉栓塞治疗是指在 X 线引导下注入硬化剂栓塞硬化精索静脉,其成功率可以达到 90%,且术后恢复迅速,但该术式受限于解剖异常,同时需要介入放射学的专业知识,并且有血管穿孔、蔓状静脉丛血栓形成等严重并发症。Seldinger 法行股静脉穿刺置管栓塞精索内静脉,经股静脉插管精索内静脉栓塞,但有 15%~30% 不能栓塞,主要原因:精索内静脉与腰静脉存在交通支,解剖变异,插管失败,还可能发生导管穿破血管、出血、栓塞不全、异位栓塞、栓塞物致静脉炎等并发症。

(四)机器人显微精索静脉手术

为了提高手术精度和工具的灵活性、增加手术医生的舒适性、降低手术风险,减少手术医生的疲劳,微创手术机器人系统应运而生。机器人系统在男科领域中的应用尚处于起步阶段。

2008 年 Shu 等首先报道了机器人辅助精索静脉结扎术的初步经验,认为机器人辅助精索静脉结扎术安全、可行,与显微精索静脉结扎术相比手术时间略短,同时可以避免术中手抖的情况,降低术中、术后并发症。机器人手术是一种安全、稳定和有效的手术方式。前期的结果预示了其良好的前景。在未来,还需要进行更多的评价和对比研究。

二、梗阻性无精子症

(一)概述

梗阻性无精子症属于睾丸后不育,由于睾丸网、附睾、输精管、射精管等部位的梗阻或缺失导致睾丸内产生的精子无法运输至精液中。此类患者可通过睾丸、附睾等部位穿刺或活组织检查获得精子,通过辅助生殖技术生育亲生子代。然而,随着男性不育显微外科和微创外科的发展,部分梗阻性无精子症患者可以通过手术治疗重建完整输精管道,达到自然妊娠。梗阻性无精子症患者的诊断和治疗较为复杂,不同部位的梗阻需要通过不同的手术方式进行矫正,因此在重建输精管道之前必须明确诊断,判断睾丸生精功能是否正常并找出梗阻的部位,再依据梗阻部位选取相应的手术方法。

(二)2015 年欧洲指南对梗阻性无精子症的治疗方案说明

对于梗阻性无精子症(OA)患者,大多数应用外科手术进行治疗,而对于不同位置的梗阻,所选外科手术种类不同。

对于睾丸内梗阻,建议进行 TESE,收集到的精子可用于 ICSI 或冷冻保存;出现附睾梗阻引起的无精子症时,应进行包括显微外科附睾精子抽吸术和精子冷冻保存在内的阴囊探查。如果适用,可进行显微外科重建术。显微外科重建术的结果取决于梗阻的原因、位置及外科医生的专业水平;治疗 OA 还可应用精子收集技术,例如显微外科附睾精子抽吸术(MESA)、TESE 和 PESA。这些方法只适用于在有精子/组织冷冻能力的情况下。

(三)梗阻性无精子症的手术治疗

1. 睾丸网梗阻的治疗 对于睾丸网梗阻的梗阻性无精子症患者,目前尚无手术方法可以解除梗阻,故此类患者多通过睾丸穿刺术或睾丸活组织检查术获取精子,并通过辅助生殖技术生育亲生子代。

2. 双侧附睾梗阻的手术治疗　双侧附睾梗阻是梗阻性无精子症的一种主要类型,主要是由于睾丸或附睾炎症导致附睾管的梗阻。另外,输精管结扎术、腹股沟疝修补术等医源性因素在导致输精管梗阻后,也可能出现继发性的附睾梗阻。此类患者可以通过输精管附睾显微吻合术(vasoepididymostomy,VE)进行输精管道重建,该手术也是被认为最具有挑战性的男性不育显微外科手术。VE 主要分为端端吻合和端侧吻合两种,相比之下端侧吻合手术时间较短、出血较少、术后复通率较高,因此目前多采用该术式。

VE 实行的前提条件必须是睾丸生精功能正常、附睾梗阻及包括输精管的腹股沟部、盆腔部及壶腹部的输精管远端通畅。术中或术前进行睾丸活组织检查或穿刺,如可见正常的精子发生则可证实睾丸生精功能正常。另外,既往的生育史及抗精子抗体阳性亦可提示睾丸生精功能正常。之后进行远端通畅试验,即进行输精管穿刺或半切,检查输精管液是否可见精子,向输精管远端注射造影剂或亚甲蓝等试剂,判断输精管远端是否通畅。

VE 成功的关键在于吻合口处无张力及良好的血供,前者要求对输精管进行充分游离,将输精管黏膜和睾丸鞘膜、附睾被膜在合适的部位进行固定,后者则要求在游离过程中保留一定的输精管黏膜。输精管附睾的端侧吻合可分为传统的端侧吻合术和端侧套叠吻合术两种,后者需充分游离附睾管,并在吻合时将其拖入输精管中,部分学者认为端侧套叠吻合术的术后复通率及配偶妊娠率更高,优于传统的端侧吻合术。

VE 的复通率为 31%～92%,配偶妊娠率为 10%～50%,其复通率与梗阻性位置相关,通常认为尾部梗阻的复通率高于头部梗阻。术后 1 个月起复查精液,如精液中出现精子则认为复通成功。因该手术存在术后复通失败及复通后再次梗阻可能,因此在术后精液中出现活动精子后需考虑生育力保存。

3. 双侧输精管梗阻的手术治疗　输精管梗阻主要分为先天性和医源性两类,前者主要指先天性的输精管缺如,后者则主要由于输精管结扎术和腹股沟疝修补术导致。对于医源性的输精管梗阻,可以通过输精管吻合术(vasovasostomy,VV)重建输精管道,现在基本选择在显微镜下进行 VV。

自从 William Quinby 于 1919 年实施第一例输精管吻合术以来,手术操作方法不断改进,早期需要借助支架植入或低倍放大镜的输精管吻合技术基本上已被标准的显微外科技术所替代。手术显微镜可视化和稳定性的改进,使其能够胜任管径仅 0.3 mm 的纤细的输精管的对接吻合。

对于输精管结扎术后的梗阻性无精子症患者,VV 通常在输精管的阴囊段进行,术中选择合适的近睾丸段和远睾丸段吻合,若近睾丸段断端抽取输精管液可见精子,通畅试验证实远睾丸段通畅,则可行 VV。游离输精管近睾丸段和远睾丸段的断端,一方面应留有合适的游离度以避免吻合口处的张力;另一方面也要避免过度游离,保证输精管的血供。VV 可以分为多层吻合和改良单层吻合两种,前者将输精管的黏膜、肌层、外膜和输精管鞘进行吻合,更有利于输精管的解剖对合,但操作难度较大,吻合时间较长,而后者则采用全层吻合,操作难度较小,时间较快,适用于部分吻合难度较大的情况。有学者将两种吻合方法进行比较,发现术后的复通率和配偶妊娠率差异无统计学意义。输精管结扎术后的 VV 复通率较高,结扎术后的时间长短会影响复通率。

双侧腹股沟疝修补术后的梗阻性无精子症患者,在进行输精管道重建之前必须通过输精管探查术明确其梗阻部位,部分患者虽然接受了腹股沟疝修补术但其梗阻部位不一定位于盆腔段。探查可先在输精管阴囊段进行,阴囊段输精管的迂曲扩张提示远端梗阻可能,若输精管穿刺后取输精管液镜检可见精子、通畅试验证实远端梗阻,则提示输精管盆腔段可能存在梗阻。输精管盆腔段的探查可以借助腹腔镜进行,其梗阻的部位与性质因既往术式和手术操作的不同而存在一定的差异,部分患者的输精管在疝囊被缝扎,部分患者的输精管在接近内环口处出现了断离,还有部分患者的输精管因为补片而出现了致密纤维化。输精管盆腔段在探查好后需游离牵引至腹股沟管处进行 VV。

先天性双侧输精管缺失(CBAVD)患者存在先天性双侧输精管道缺失,多数需采用睾丸穿刺或睾丸活组织检查并通过辅助生殖技术生育亲生子代,但是部分患者仍然存在通过手术完整重建输精管道的可能。术中需探查输精管及附睾,证实输精管远端通畅,才能考虑进一步的手术治疗。若患者存在双侧输精管阴囊段部分缺失,但缺失段较短,双侧附睾无缺失或仅存在体、尾部缺失而头部仍存在,充分游离输精管后仍能保证吻合口无张力,可以考虑行双侧 VE。若患者存在一侧输精管阴囊段缺失且缺失段较长,而另一侧输精管阴囊段存在但附睾缺失,则可将后者的输精管横跨阴囊牵引至对侧,行交叉 VE 或与对侧输精管附睾段的残端行交叉 VV。

先天性单侧输精管缺如(CUAVD)患者一侧输精管道缺失,而另一侧输精管道完整但可能存在附睾梗阻或输精管梗阻、睾丸萎缩等情况,可以通过单侧的 VE 或 VV 解除梗阻。部分 CUAVD 患者的一侧输精管阴囊段缺失,但仍可能有部分输精管附睾段存在,此时若合并另一侧的附睾梗阻,除了行一侧的输精管附睾吻合外,也可以考虑改行交叉 VE 或交叉 VV。

4. 复杂性梗阻性无精子症 部分患者双侧输精管道梗阻的部位可能存在一定的差异,直接采用 VE 或 VV 不一定能够重建完整输精管道,此时应根据患者病史、体格检查、辅助检查结果,结合术中输精管道探查的情况判断双侧梗阻的部位和情况,并选择最合适的手术方式。

5. 机器人显微输精管或输精管附睾吻合术 Philip S. Li 和 Goldstein 等首次完成的关于医用机器人的大样本随机动物对照试验表明,应用机器人在大鼠身上完成显微外科输精管吻合术和输精管附睾吻合术,与经由熟练显微外科医生完成的同类手术比较,在复通率相当的情况下,明显的缩短了精子囊肿发生率。不仅如此,医用机器人技术进一步整合计算机及通信技术,在未来的 10～20 年甚至可以让熟练的显微外科医生远程施行显微外科手术。

机器人手术必须要有熟练的传统显微输精管吻合术和显微输精管附睾吻合术经验作为基础。另外对于医用机器人的适应与训练,先在模型上操作,再进行动物实验,直至熟练将传统显微技术转化为机器人显微操作技术。医用机器人借助多个操作臂,确保稳定性、灵活性,且完全没有抖动,还有极佳的视野。在有熟练传统显微输精管吻合术和显微输精管附睾吻合术经验的前提下,通过严格培训和反复练习,显微手术者完全可以适应机器人设备和机器人手术中缺乏触觉反馈的缺陷。并且随着机器人设备和技术的不断发展改进,机器人显微输精管吻合或输精管附睾吻合术必将进一步得到推广应用。

三、射精管梗阻

射精管的完全梗阻可导致无精子症,其发病率较低,在梗阻性无精子症中占 1%~3%,可分为功能性和解剖性两大类型。

(一)经尿道射精管切开术(TURED)

1973 年 Farley 和 Barnes 首先报道经尿道切开射精管是治疗射精管梗阻(ejaculatory duct obstruction,EDO)的基本方法。将电切镜置入尿道,从精阜开始切除,切开囊肿壁或见到射精管结构时,可见乳白色、褐色、黄褐色或咖啡色液体流出,同时用食指伸入患者肛门挤压精囊、前列腺时也可出现上述现象。在使用电灼术时应避免闭塞新开放的射精管,时刻小心保护膀胱颈和尿道外括约肌,否则会导致逆行射精和尿失禁。涂响安等收治的 60 例 EDO 的患者,均行射精管切开手术,术后 51 例患者精液检查有不同程度的改善,16 例患者妻子妊娠;2 例有射精痛或血精的患者,术后症状消失;并发症方面,1 例患者出现急性尿潴留,2 例出现附睾炎,1 例出现尿道狭窄。El-Assmy 等报道 TURED 治疗 EDO 23 例,术后射精管部分梗阻的患者精液质量均获得一定程度的改善,而完全性 EDO 患者仅有 25.3% 获得精液质量的改善;囊肿性改变引起的 EDO 患者中,精液质量获得改善的占 71.5%,明显高于非囊肿性梗阻的 31%。TURED 被认为是治疗 EDO 的金标准,但是手术要求较高,术后容易产生较严重的并发症,如逆行射精、尿液返流入射精管道、附睾炎、尿失禁、直肠损伤等。因此在行 TURED 时,应注意避免损伤膀胱颈和尿道括约肌,射精管切开时应注意避免射精管口再闭合及损伤直肠。

(二)经尿道精囊镜技术

精囊镜是利用输尿管镜诊治精囊疾病的一项技术,精囊镜经精阜开口置入精阜腔中,辨认双侧射精管口,在导丝的引导下,通过射精管口进入精囊,观察双侧输精管壶腹及精囊的内部结构;1996 年 Shimada 等首次报道了在全膀胱切除和前列腺全切标本上行精囊镜的过程;2002 年 Yang 等第一次利用输尿管镜对患者进行了精囊检查,发现经尿道及经射精管诊断疾病是安全和可行的。近年来国内外不少学者报道了精囊镜技术对 EDO 及精囊疾病的诊治,均取得较好的疗效,其中手术方式主要包括精囊镜技术联合钬激光与精囊镜技术联合电切两种手术方式。

(三)输尿管镜下激光内切开术

刘智勇等报道了精囊镜技术对 EDO 性无精子症患者 21 例的诊治,术中经解剖通道进入精囊内,所见射精管狭窄或梗阻,均予以钬激光切开,直至射精管开口通畅。术后 21 例患者常规随访,11 例术后 1~3 个月精液中可查见精子,8 例 3~12 个月精液中可查见精子,7 例精浆果糖阳性,4 例患者配偶术后 8~12 个月妊娠,2 例患者术后随访 12 个月精液中未发现精子。所有病例术后均未发生附睾炎、逆行射精、尿失禁或直肠损伤等并发症。Lee 等报道了 1 例经尿道钬激光治疗完全性 EDO 的病例,该患者术后 2 个月精液量达到 3 ml,精子浓度达到 15.2×10^6/ml,术后无明显并发症发生。精囊镜联合钬激光内切开治疗远端精道梗阻性疾病,可以使射精管开口及精阜开口扩大,利于精液排出,并预防狭窄复发;切开范围不大,创伤较小,保留了精阜及射精管的正常解剖结构,并且不会损伤括约肌或直肠。

(四)精囊镜技术联合经尿道电切术

首先经尿道切开 EDO,运用精囊镜探查前列腺陷窝及双侧射精管开口,在导丝的引导下找到双侧射精管口并进入射精管内,通过精囊镜镜体扩张射精管,同时利用精囊镜观察双侧输精管壶腹及精囊的内部结构。柳长坤等报道了精囊镜技术联合经尿道电切治疗 12 例因苗勒氏管囊肿而梗阻引起的无精子症。术后 12 个月,所有患者精液量均增多,精液中出现精子,1 年内精液分析连续 3 次正常,其中 3 例患者配偶术后 9～12 个月妊娠。邹义华等报道了精囊镜技术联合经尿道电切治疗 22 例 EDO 引起的无精子症,术后 6 个月 18 例(81.8%)患者精液中出现精子,16 例(72.7%)精液质量有不同程度的改善,7 例(31.8%)配偶妊娠;并发症方面,术后 1 例出现急性尿潴留,2 例出现急性附睾炎。经尿道电切联合精囊镜下射精管扩张术可成为临床治疗伴有 EDO 的较为有效的方法,在电切的基础上增加了射精管扩张和精囊镜检,对 EDO 伴随的精囊结石、精囊炎的治疗,可降低再梗阻风险,同时缓解部分患者射精痛、血精及会阴部不适等症状。

(五)经尿道球囊扩张术

经尿道球囊扩张术是一种可选择的治疗 EDO 的微创治疗方法,主要的优点包括直肠及尿道损伤的风险较小和不改变射精管区正常的解剖结构;前列腺外的或部分 EDO 的患者成功率更高,对于完全性梗阻的射精管,气囊常常无法进入射精管进行扩张。

(六)精囊灌洗

1995 年 Colpi 等报道了 1 例通过精囊顺行灌洗治疗 EDO 性不育症,术后患者恢复正常的生育能力;2000 年 Paick 等则发现通过压力冲洗输精管治疗 EDO 性不育症效果并不理想,实施该手术的 5 例患者中,仅有 1 例患者精液质量得到改善,然而随后的随访中并未发现其配偶妊娠。

(七)小结

现阶段治疗 EDO 的诸多方法,各具优点,也有不足,治疗方法的选择目前尚无统一意见。对于 EDO 性不育的患者,国内外大多数学者选择 TURED,随着医疗水平和对 EDO 性不育认识的不断提高,精囊镜技术的应用渐成为当前的趋势,其优点主要为经正常的解剖学途径,直接观察射精管及精囊内部,对疾病明确诊断的同时进行治疗。但是目前对于 EDO 治疗的研究仅局限于自身对照,并无相应的病例对照来评估不同治疗方式的疗效与安全性,因此 EDO 的治疗还需要在临床工作中进一步探索。

四、睾丸和附睾取精术

(一)睾丸细针穿刺抽吸术(fine needle aspiration,FNA)

睾丸细针穿刺抽吸术是指在局部麻醉下,经皮肤采用细针穿刺睾丸组织,穿刺过程较为盲目,但操作简单,可反复多次穿刺。临床上,为了获得满意的精子数量及较少的并发症,可采取不同口径的穿刺针和穿刺样本量。

Obrant 和 Persson 于 1965 年首次采用 FNA 技术从人体睾丸组织中获得精子,其后这一取精技术得到了广泛传播并得以改进。Lewin 等研究证明,FNA 在 NOA 患者睾丸组织中成熟精子获得率与睾丸切开取精并无差异,但组织损伤更小,术中、术后并发症少。Karacan 等将采用 FNA 获得精子及未获得精子的患者分为两组,均采用睾丸切开取精术采集精子,结果精子获取率分别为 82.9%(39/47)和 15.3%(6/39),差异有统计学意义($p<0.01$);两组患者均采用显微睾丸切开取精术联合 ICSI,结果 FNA 阳性组与阴性组的活产率分别为 23.4% 和 2.5%,差异有统计学意义。因此,作为可以在门诊安全操作的取精技术,FNA 可用于 NOA 患者行 ICSI 治疗的初步方案,即使单纯采用 FNA 未能成功施行 ICSI,亦可为后续 TESE 等外科取精技术提供依据。

实际上,FNA 并不破坏睾丸白膜的完整性,但操作本身仍是"盲目"的,术中仍有可能损伤附睾及睾丸血管,对于曾经接受过睾丸及阴囊手术的患者,术后睾丸血肿、睾丸纤维化等并发症明显增加。为尽量降低 FNA"盲目穿刺"引起的睾丸损伤,有学者制作特定的睾丸 FNA 模板,依照睾丸绘制的穿刺母板对睾丸进行穿刺,对不同穿刺点采集的样本分析,一旦发现精子,可局部行小切口 TESE,从而获得足够的精子量进行 ICSI。Beliveau 和 Turek 认为,依据 FNA 模板进行睾丸穿刺取精术较单纯 FNA 可显著缩短穿刺时间、优化穿刺过程,并明显提高穿刺效能,减少了手术并发症。

尽管各研究结果不尽相同,但 FNA 具有效果确切、不破坏白膜的完整性、组织损伤相对小、操作简单、可门诊治疗等优点,因而可以作为 NOA 患者的首选治疗方案,FNA 成功获取精子的患者联合 ICSI 具有更佳的临床治疗效果。

(二)睾丸精子提取术(TESE)

临床上,TESE 可采用单一白膜切口或白膜多切口途径获取睾丸组织。TESE 技术操作简单,可在门诊进行,能获取足够数量的睾丸组织;但创伤较 FNA 大,因 NOA 患者睾丸本身功能一般较差,一旦伤及较大血管,则会出现血肿及术后睾丸萎缩或睾丸功能进一步下降的风险。TESE 技术可在睾丸一处或多处活检取精,重复 TESE 的获精率较常规单次 TESE 的获精率显著提高,三点 TESE 联合 Micro-TESE 可以在 66.2% 的 NOA 患者中获得精子。Hauser 等研究则表明,在睾丸 3 个不同位置行 TESE 的精子获取率显著高于单个位置 TESE(53.6%∶28.6%)。另外,重复 TESE 可增加睾丸的获取率。有研究认为,2 次、3 次睾丸 TESE 较单次 TESE 的睾丸精子获取率显著提高。

TESE 可取得满意的精子获取率,但 TESE 造成睾丸组织丢失、睾丸血管损伤及术后睾丸纤维化等也很难避免。睾丸血管走行于白膜下,TESE 术中极易损伤血管,导致血管破裂,破裂闭塞血管供应区域睾丸组织术后易出现纤维化。另外,术中获取睾丸组织过程中,若不能仔细止血,出血淤积在睾丸组织中,因白膜的局限作用,睾丸内压力明显升高,导致睾丸组织进一步受损及远期纤维化。

目前,相关 TESE 结合超声等技术的研究可望在提高 TESE 精子获取率的同时,减少睾丸组织的损伤等并发症发生,但研究数据较少。可以明确的是,TESE 联合 FNA 或 Micro-TESE 是目前能有效减少 TESE 并发症发生的治疗手段。

(三)显微睾丸精子提取术(Micro-TESE)

Micro-TESE 是在显微镜下沿睾丸横轴切开白膜,小心分离曲细精管。在显微镜下,形态较粗、白色、不透明的生精小管(可能存在精子)和那些没有精子发生的生精小管较易区别。手术中,选取可能存在精子的曲细精管,剪取后放在盛有精子培养液的培养皿中机械粉碎,在显微镜下(放大 400 倍)寻找精子。若手术中找不到满意的生精小管,可于睾丸的不同部位随机切取部分生精小管,经机械处理后显微镜下寻找精子。

与传统睾丸活检相比,睾丸显微取精术更具针对性,活检的睾丸组织更少,精子获取率更高。Turunc 等对 258 例 NOA 患者实施睾丸活检联合睾丸显微取精,其精子获得率由单纯活检术的 33.7％提高到 50.8％。睾丸病理分型对取精成功率直接相关。而且,显微镜下可分辨血管,从而减少对睾丸的损伤,降低原本已不足的睾丸组织的丢失。与传统 TESE 相比,Micro-TESE 有的放矢,避免"盲目"取精对睾丸造成损伤,临床意义重大。Ishikawa 等回顾性研究采用 Micro-TESE 联合 ICIS 治疗的 1 275 例确诊为 NOA 和精子隐匿症的患者,共进行 1 323 次 Micro-TESE,结果精子获取率为 42.5％,并且精子获取率与患者睾酮水平、尿促卵泡素及黄体生成素水平不相关。一项纳入 435 例 NOA 患者的研究表明,在精子发育障碍的 NOA 患者中,Micro-TESE 较常规 TESE 有更高的精子获取率(81％∶50％),而在唯支持细胞综合症及成熟期阻滞患者中,两种取精技术的精子获取率并无差异。

可以明确的是,与其他睾丸取精术相比,Micro-TESE 所致的术中出血、感染、术后疼痛等并发症发生率明显降低。Micro-TESE 术中对睾丸组织的保护可降低取精术后远期并发症发生率。目前,越来越多的研究证实,与传统外科取精术相比,Micro-TESE 既可显著提高精子获取率,又能明显降低手术并发症发生率,Micro-TESE 是目前最为有效的 NOA 患者外科取精技术。

五、附睾取精手术

(一)经皮附睾精子抽吸术(percutaneous epididymal sperm aspiration,PESA)

1995 年,英国 Craft 等首次采用 PESA 获取附睾精子 PESA,其优点为:①操作简单、创伤小、时间短、并发症少、对患者影响小、可重复多次取精,不增加术后纤维化及并发症的机会。②所需设备材料经济,患者经济投入较少。③可获取较高质量的精子,比较而言睾丸生精小管中获取的精子是比较幼稚的、不成熟的,而经过附睾管液浸浴的精子才是完全成熟的精子,以这样的精子注射于卵细胞胞质内,形成的合子才更为理想。④可获取足够数量的精子,并且获得的附睾精子可冷冻备用。⑤可避免对睾丸生精功能的损伤,不影响以后的取精,不会发生睾丸活检取材可能出现的睾丸缺血性损害。该技术精子获取率高,重复性好,疼痛轻微,术后并发症少,操作简单,不需要特殊设备,与睾丸活检相比,更易为患者接受,可作为无精子症患者常规检查的项目之一,在临床应用上具有广阔前景。

(二)显微附睾精子抽吸术(microepidydimal sperm aspiration,MESA)

MESA 是在手术显微镜放大的视野中寻找扩张的附睾管进行穿刺或切开,并吸取含有精子的附睾液。是梗阻性无精子症获取精子的最佳术式和金标准。相比其他取精手术,利用 MESA 获取的精子数量多且活力好,易于冷冻保存和供多个 ICSI 周期使用,并且可以减少附睾液被血细胞污染的机会。

研究表明,OA 患者使用 MESA 获取精子的成功率高达 95%~100%,平均每个 MESA 手术病例可以获得 $(15\sim95)\times10^6$ 条精子,平均精子活动率在 15%~42%,98%~100% 的病例获得的精子可以用于冷冻保存。

但是 MESA 很少用于非梗阻性无精子症,因为睾丸生精功能严重受损时,在附睾管中几乎不可能找到精子,而且穿刺不扩张的附睾管的技术难度很大。MESA 术前一般要通过阴囊触诊、睾丸体积测量、性激素检查、睾丸活检、精浆生化和超声检查等方法诊断无精子症的类型,OA 患者推荐使用 MESA 手术。

六、精囊镜技术诊治血精症

血精是男科常见的临床症状。引起血精的原因复杂多样,包括炎症和感染、囊肿、射精管梗阻、血管异常、医源性损伤、肿瘤及全身性因素等。其中常见的致病因素为炎症和感染、囊肿或结石所致的射精管梗阻。炎症导致黏膜充血、毛细血管通透性增加或血管破裂及腺体组织水肿,从而出现精液中混有血液。

对于此类血精患者,可采用经尿道精囊镜技术进行诊治,精囊镜直视下不仅可明确血精的来源和病因,同期还可进行相应处理,如清除精囊腔内感染的精囊液及血块或结石等;对于部分射精管开口或射精管狭窄梗阻引起血精反复发作的患者,通过精囊镜技术扩张射精管开口和射精管以解除梗阻,去除了射精管梗阻引起精道反复感染导致血精复发的因素,从而达到治愈血精的目的。

在精囊镜技术应用的有效性和安全性方面,目前已有研究证实该技术的优势所在,具有创伤小、术后并发症极少、疗效显著的特点。Yang 等首次报道利用精囊镜对顽固性血精患者进行诊断和治疗,证实该方法安全可行;Liu 等用 F7 硬输尿管镜对 114 例顽固性血精患者进行诊治,结果血精治愈率达 89%。

综上所述,精囊镜技术作为一项兴起不久的技术,对于精道结石、顽固性血精的病因诊断和治疗均具有成功率高、并发症少、远期疗效显著等优点,具有广阔的应用前景,临床上可在严格掌握指征的情况下积极推广使用。但同时要认识到其存在的局限性和所面临的问题,精囊镜通常不易沿射精管开口直接逆行插入,而沿前列腺小囊内戳开进镜,造成射精管在小囊内形成短路开口;而且精囊镜操作具有一定损伤,可能增加精道梗阻的机会,操作中需要极为精细和谨慎,术者应具有熟练的内镜操作经验和技巧,初期从事该项技术的临床医生需要极为谨慎。

(黄勋彬 夏伟)

第二章　隐睾症的腹腔镜诊疗

第一节　隐　睾　症

一、概述

隐睾症(cryptorchidism)又被称为睾丸下降不全(undescended testis,UDT)或睾丸发育不全综合征(testicular dysgenesis syndrome,TDS),是小儿最常见的男性生殖系统先天性疾病之一,系指一侧或双侧睾丸未能按照正常发育过程从腰部腹膜后下降至同侧阴囊内。Cryptorchidism 这一名词来自于希腊语 kryptos 和 orchis,前者是隐藏的意思,后者代表着睾丸。

隐睾症的患儿在临床上表现为患侧阴囊空虚,阴囊内摸不到睾丸,阴囊发育差,两侧阴囊皮肤不对称,腹股沟区可能扪及包块,有时合并尿道下裂、疝、生殖系统肿瘤、阴茎发育不良等其他疾病。

隐睾症的发病率在男性婴儿中为 1%～4%,早产儿多见,占 15%～30%。

左右两侧隐睾的发病率是不一致的,单侧的发病率为双侧的 2 倍,右侧的发病率高于左侧(分别为 70% 和 30%)。隐睾症对患儿的不良影响包括心理上的影响、外观异常、恶性病变、生精功能障碍甚至不育。国外的文献报道,随着时间的推移,观察到单侧和双侧隐睾患儿中分别有 33% 和 66% 出现了不同程度的生育功能受损,癌症的风险比正常人高出 5～10 倍(隐睾中癌变的发生率约为 10%)。即使接受了手术,单侧隐睾患儿无精子症的发生率也是普通人的 25 倍,双侧是正常人的 80 倍。隐睾的发病率变化在各个国家是呈现分化趋势的,一些国家的发病率在下降,一些国家的发病率则呈快速上升趋势,如北欧。近年来,北欧国家在隐睾症方面的研究和经费投入也迅速增加。可见,隐睾症是一种发病率较高,严重危害人体身心健康的疾病,应该引起高度重视,早诊断,早治疗,并且合理治疗。

隐睾症的分类国外一般遵循 Kaplan 分类法,依据是否能在查体时触及睾丸而分为可触及和不可触及两类。国内常根据隐睾的解剖位置分为 5 类:腹腔内型(隐睾位于腹股沟内环以上)、腹股沟管型、阴囊高位型、异位隐睾和可回缩的隐睾。又有人将腹股沟管以上的隐睾称为高位隐睾,其余为低位隐睾。由腹股沟手术等后天因素引起的称为继发性隐睾,出生即存在的为原发性隐睾。

二、发病机制

在探索隐睾发病原因的过程中,人们研究了正常睾丸的发育、下降生理。正常的睾丸在其发育过程中有两个独立的下降阶段:第一个阶段发生在人类胎儿妊娠时期的8～15周,其特点是生殖腹股沟韧带或睾丸引带的扩增和颅悬韧带的退化。随着胎儿腹部的生长,睾丸逐渐向未来的腹股沟区域靠拢。睾丸间质细胞产生胰岛素样激素3,刺激尾部的引带生长、变厚。苗勒氏管抑制物质(胎儿睾丸的滋养细胞所产生的一种糖蛋白,对控制男性表型的形成起重要的作用)可以通过刺激睾丸引带的肿胀反应在下降的第一个阶段发挥作用。睾丸下降的第二个阶段需要引带将睾丸从腹股沟的区域迁移到阴囊,这个时间段为怀孕25～35周。由生殖股神经释放降钙素基因相关肽(一种神经递质)来提供相应的趋化梯度来引导迁移。需要注意的是,目前对睾丸下降、迁移的研究成果主要来源于动物研究(尤其是啮齿类动物),尽管与人类必定有所差异,但这些动物研究的结果的确同哺乳动物之间有相似性。

隐睾症的发病机制是极其复杂的,确切的机制尚不十分清楚。目前我们已知的是它同以下一些因素相关,包括解剖因素(机械性因素如睾丸引带、鞘状突、附睾、腹内压)、遗传、激素环境(雄激素、雌激素、胰岛素样因子3、抗苗勒氏管抑制物质)、表皮生长因子、降钙素基因相关肽、环境条件(农药、雌激素、塑料添加剂或天然植物雌激素)等。目前我们未知的内容包括:是什么因素触发了引带的迁移? 乳腺隆线(mammary line)在刺激引带的延伸中扮演了什么角色? 生殖股神经和生殖股神经敏感肽的作用是什么? 当引带迁移至阴囊后,是什么介导其附着于阴囊的? 动物研究模型和人体之间有何差异? 等。值得注意的是,由于北欧国家的隐睾症发病率越来越高,许多学者倾向于把这一结果归因于环境质量退化造成的睾丸发育不全。

三、治疗现状

隐睾症的治疗手段包括激素治疗和手术治疗两种。随着对隐睾症的研究和认识的不断深入,人们的治疗理念也在发生变化,激素治疗的地位正在提高。过去对于激素治疗的分歧较大,因为当时的许多学者通过研究发现,激素治疗(主要是以人绒毛膜促性腺激素治疗为主)对于促进睾丸下降效果不佳(成功率≤20%),睾丸回缩率则高达15%,甚至会引起生精细胞的凋亡,因此并不建议采用。

后来,越来越多的研究却发现,以人绒毛膜促性腺激素(hCG)和促性腺激素释放激素(LHRHa)为核心的激素治疗,尤其是后者,不仅能够促进患儿睾丸的下降(研究发现,对20%的隐睾患儿有促进作用),而且能够改善患儿睾丸的生精功能,提高生育率。即使不能使睾丸下降,也能易化睾丸下降固定手术,有助于减少术后的睾丸萎缩。因此虽然欧洲泌尿外科协会指南仍未把激素治疗作为强烈推荐,但不少医生在临床上已经把术前的激素治疗作为首选治疗。

从改善生精、保护睾丸生育功能方面来看,激素治疗也有着重大的意义。传统观念认为,隐睾所处环境导致的温度升高引起了生殖细胞的大量凋亡,睾丸位置越高,以后越容易出现生精功能障碍和不育。现在还没有确切的证据表明温度升高是导致生精功能障碍和不育的主要原因,睾丸原发性的原因也可能导致生精功能障碍和不育。10余年前,有学者提出了迷你青春期的概念并得到了公认。所谓的迷你青春期是指患儿出生后的30～90 d,来自于母体的激素调控机制逐渐失效,患儿自身的激素调控机制逐渐建立。这一时期促性腺激素和睾酮会短暂、快速的增加,呈现"波涌"的现象。在这些激素的作用下,生殖母细胞转化为 Ad 暗精原细胞,男性生殖细胞的记忆和男性特异性 DNA 甲基化途径得到确立。换句话说,男性的生育潜力主要建立在小青春期。有研究发现,隐睾患儿在小青春期都有降低或不可探及的黄体生成素(LH)、睾酮波,萎缩的间质细胞,缺乏生殖母细胞向 Ad 暗精原细胞的转化。也有研究发现,隐睾患儿从 9 个月至 3 岁间,40% 的生殖细胞会因为生殖母细胞向精原细胞转化这一过程失败而丢失。对 1～2 岁的隐睾症患儿的睾丸进行组织病理学检查发现:睾丸间质细胞(Leydig 细胞)数量明显下降,支持细胞(Sertoli 细胞)变性,生殖母细胞延迟消失,Ad 暗精原细胞延迟出现,初级精母细胞发展失败、总的生殖细胞数量减少。以上变化可能才是导致将来生精功能障碍和不育的原因,而睾丸的位置可能不是主要原因,因为有研究把一侧隐睾,对侧正常的睾丸都进行病理活检,发现即使是正常侧的睾丸也存在上述病理改变。

如上所述,目前可以用来治疗隐睾的药物主要包括 hCG 和(LHRHa)。使用的时机主要在术前,部分高危患儿术后还应该继续使用。hCG 的剂量一般为 1 000～1 500 U,隔天肌肉注射,1 个月后随访。总量应＞10 000 U,20 000 U 并不增加疗效,相反会有促使睾丸萎缩的不良反应。LHRHa 剂量为 1.2 mg/d。每侧鼻孔 200 μg,3 次/d,经鼻雾化吸入,4 周为一个疗程,根据病情可以调整剂量。当然,也可以将 hCG 和 LHRHa 进行联用。使用激素治疗的同时应该密切观察其带来的不良反应,常见的如阴囊色素沉着、阴茎增粗、频繁勃起、体重和食欲增加、阴毛发育,这些不良反应在撤药后大都会逐渐消退。严重的不良反应可表现为患儿的攻击性行为,因此用药期间应该定期复查。

尽管激素治疗的地位得到提升,对于多数患儿来说外科手术仍然是不可豁免的。外科手术能够矫正外观的缺陷,改善心理状态的异常,也可能有助于改善生精功能和减少恶性变的概率。外科手术的方式包括开放性手术和腹腔镜手术。后者又可分为常规三孔腹腔镜、单孔腹腔镜、机器人腹腔镜等。传统开放手术的缺点是创伤大,一般要破坏腹股沟管结构,适用于腹股沟管及其平面以下的隐睾。腹腔镜手术则相对创伤较小,易于充分游离松解精索血管和输精管,对于探查高位隐睾,处理精索血管和输精管较短的隐睾优势较大。

第二节　隐睾症的腹腔镜诊断

隐睾的诊断手段包括术前的病史采集和体格检查、麻醉后的体格检查、影像学检查(超声、CT 和 MRI)、术中的开放探查和术中的腹腔镜探查。

病史采集的对象包括患儿父母双方,内容包括激素暴露、吸烟、遗传、内分泌紊乱等。如果以前睾丸降下来过,提示回缩性睾丸。如果以往有腹股沟手术史,则提示可能为医源性因素引起的继发性隐睾。

在进行术前体格检查时,应当给患儿营造一个温暖、舒适的环境,让患儿的父母协助安抚,避免其哭闹,因为患儿的紧张和哭闹都会引起睾丸回缩而不能获得满意的触诊。最好是在患儿入睡的状态下进行检查。医生的手掌也应温暖,涂抹适当的润滑剂以避免患儿的不适。一只手从患儿腹部、腹股沟区向下推挤、协助,另一只手以指尖轻轻触诊睾丸,可以感受到睾丸在指尖的回弹。阴囊扁平、两侧阴囊不对称往往提示存在隐睾。阴囊发育较好则往往提示没有隐睾,或睾丸曾经进入过阴囊。在检查患侧以后,还应该仔细检查健侧的睾丸。如果健侧的睾丸存在代偿性肥大,可能提示患者睾丸萎缩或阙如。在检查隐睾的同时,还要注意是否合并尿道下裂、阴茎发育不良、腹股沟疝等其余疾病。由于患儿多哭闹、不配合,术前的体格检查准确性往往较低,这时触诊的结果并不能反映真实情况。而在麻醉状态下,触诊的准确性能够得到提高,18％的不可触及隐睾会变得可以触及。

常见的影像学诊断措施包括超声、CT 和 MRI。超声,尤其是多普勒超声,可以发现大多数的隐睾,并了解睾丸的大小、血供、有无输精管、是否合并鞘状突未闭等信息。超声也因为其无创、花费小等优点而被广泛采用。由于睾丸的密度较低,同周围的软组织不易区分,CT 和 MRI 的诊断价值并不大,也不作为推荐的常规诊断手段。有研究报道,MRI 仅仅可探测出 37％的隐睾。

1976 年,Cortesi 等首次成功地应用腹腔镜对隐睾进行了定位和活检。经过几十年的发展,腹腔镜技术已经成为诊断不可触及睾丸的金标准,其准确性＞95％。它除了能够判断是否存在隐睾外,还能直观地给我们提供睾丸、附睾、输精管、精索血管、鞘状突等的信息,为制订下一步手术方案提供依据。对于体格检查、影像学检查均无法准确诊断的不可触及睾丸,腹腔镜是最后的诊断手段。在进行腹腔镜检查时,可能发现的几种情况如下:①精索血管进入了腹股沟管。②睾丸位于腹股沟管内或隐约可见睾丸。③精索血管盲端。④睾丸位于腹腔内。在隐睾症患儿人群中,约有 4％的单睾丸症和＜1％的无睾丸症,对这部分患儿进行开放手术探查会造成不必要的创伤,且得到的结果还不一定准确,但腹腔镜不失为一种微创、准确的手段。

第三节　隐睾症的腹腔镜治疗

一、适应证、禁忌证和并发症

(一)适应证

所有隐睾患儿,尤其是高位隐睾症患儿。

(二)禁忌证

同其他腹腔镜手术禁忌证相同,包括严重的心脑血管疾病、心功能障碍、严重肝肾疾病、肺功能低下、凝血机制障碍、既往多次腹腔手术史或腹腔内粘连严重、过度肥胖等。

(三)并发症

并发症包括血管损伤、肠道损伤、膀胱损伤、血肿、皮下气肿、睾丸萎缩、睾丸回缩、术后睾丸扭转、腹股沟神经损伤、输精管损伤等。最重要的手术并发症是睾丸萎缩,其发生原因有:睾丸血管过度解剖骨骼化、术后水肿、炎症、术中精索血管的扭转、固定张力过大等。

二、腹腔镜治疗的最佳时机

对于腹腔镜手术介入的时机存在一定的争议。过去多建议患儿在 2 岁之前接受手术（现在国内的本科教科书上仍然如此建议），因为认为 2 岁以后睾丸会发生不可逆的损害。黄澄如等认为，隐睾的最佳手术年龄是 1～2 岁。因为他们观察到，1～2 岁时高位隐睾的精索血管、输精管和睾丸引带等都较松弛，易牵拉松解；而更大龄儿童的输精管和精索血管较多是直线式地紧贴于腹壁，延长难度大。James 等也发现，如果在出生后 6～12 个月手术，游离睾丸时往往无须切断原始血管。而当患儿长大些时则可能需要行离断精索血管行Fowler-Stephen 睾丸下降术。

现在越来越多的国内外学者倾向于把最佳手术介入时机定于出生后 0.5～1 岁（最迟不超过 18 个月）。这一选择的理由是：大约 70％ 的隐睾会在出生后 3 个月内自然下降，到出生后 6 个月时睾丸几乎都不可能再进一步自然下降了。而 1 岁之前手术可以最大限度地减轻对患儿心理的影响，保护睾丸的生精功能和预防癌变。在瑞典的一项研究中，纳入了 17 000个隐睾手术患者进行随访观察，结果提示青春期前手术能降低睾丸癌的发生率。

三、腹腔镜治疗的方法

(一)常规三孔腹腔镜手术

术前常规禁食、禁饮、清洁肠道。术前半小时预防性使用抗生素。术中采用气管插管，静脉复合麻醉。患儿取仰卧位，适当头低足高，患侧抬高。消毒铺巾，留置尿管排空膀胱后，首先进行麻醉状态下的体格检查，在腹股沟区域触诊确定睾丸的位置。于肚脐上缘（或下缘）做 5 mm 的皮肤切口，以 Veress 气腹针穿刺腹腔，建立 CO_2 气腹。如果既往有腹腔手术史，怀疑肠管与腹壁粘连严重，则建议开放直视下建立气腹。气腹压力维持在 10～12 mmHg，气体流量为 3 L/min。退出 Veress 气腹针，置入 5 mm trocar 和微型腹腔镜。首先进行探查，充分暴露内环口、盆腔，了解睾丸、附睾、输精管、精索血管、鞘状突等的信息。确认为高位隐睾，决定行隐睾下降固定后，在腹腔镜监视下于双侧腹直肌外侧缘与髂嵴连线交界处分别穿刺 3 mm 或 5 mm trocar，置入抓钳、超声刀等操作器械。于精索血管两侧剪开侧腹膜，充分游离，必要时向上可达肾下极平面。同样于输精管两侧剪开腹膜，向膀胱后方向游离松解输精管。游离输精管时两侧的腹膜应当多保留一点，精索血管和输精管夹角处的腹膜也应该适当保留，以利于保护输精管动脉血供，为实施 Fowler-Stephens 技术提供机会。判断精索血管和输精管是否足够的方法是将隐睾牵拉向对侧，如果能够到达对侧内环口附近，则说明能够下降至阴囊底部。如果术中发现合并鞘状突未闭合，则需仔细缝扎未闭合的鞘状突，避免今后疝的发生。已被充分游离的隐睾可以通过内环口、腹股沟管途径进入阴囊，也可以在海氏三角（Hesselbach 三角）另外建立通道，获得到达阴囊底部的捷径。高位隐睾患儿的腹股沟管一般是发育不良的，内部空间狭小、粘连，分离过程中注意避免损伤管内神经，加重术后局部疼痛，影响阴囊的提睾反射与提睾保护。阴囊皮肤切口最好在阴囊最低位，切开后扩张建立一个能够容纳隐睾的肉膜外腔隙，将隐睾无扭转牵拉至此腔隙并牢固固定。减小气腹后检查腹腔内创面无活动出血，脏器无损伤，退出器械和 trocar，缝合伤口,结束手术。术后患儿清醒、无恶心、呕吐后即可少量进食流质,术后第2天饮食基本恢复正常,术后第3~4天可安排出院。

过去的手术学书籍上建议在隐睾上缝线,引出体外牵拉固定于对侧大腿,以防止睾丸回缩。事实上,没有任何证据证实这种办法能够避免睾丸回缩,相反会增加患儿的痛苦和感染的概率,国外也不推荐类似做法。

(二)单孔腹腔镜手术

其手术过程同常规三孔腹腔镜类似,不同的是需要借助专门的单孔装置或方法,在肚脐脐轮进行穿刺建孔,而不在其余腹壁建孔。脐部是由腹壁各层腱膜组织汇集而成的薄弱区域,脐内胎儿期的脐动静脉和脐尿管均闭合退化合入瘢痕,没有重要的、具有解剖意义的血管、神经。手术经此切口出血更少,创伤更小,不损伤腹壁运动肌肉,术后疼痛更轻,恢复活动更快。切口瘢痕与肚脐融为一体,几乎不可视;重复手术亦不增加腹壁瘢痕,因此是目前最接近术后无痛、无瘢痕、可重复利用的腹腔镜治疗方法,但是对术者提出了更高的要求。

(三)腹腔镜辅助下睾丸自体移植术

在腹腔镜下游离足够长的输精管及尽量长的精索血管,近心端切断精索血管,将睾丸及精索血管从同侧髂前上棘旁的trocar切口拖出腹腔。向内侧延长腹股沟切口,找到腹壁下动静脉,利用微血管吻合技术将精索动静脉分别与腹壁下动静脉吻合后,将睾丸固定到阴囊最低位。由于操作复杂,对技术储备要求高,这一技术始终无法得到推广。

(四)其他腹腔镜治疗技术

近年来随着达·芬奇机器人技术的兴起,部分单位将其试应用于隐睾的治疗。理论上,它相较于传统腹腔镜有许多优势,例如,它的三维视野可以增加视野角度;可以减少手部颤动;机器人"内腕"较腔镜更为灵活,能以不同角度在靶器官周围操作;较人手小,能够在有限狭窄空间工作;使术者在轻松工作环境工作,减少疲劳更集中精力等。但由于开展例数较少,其优劣暂时不宜评判。腹腔镜治疗隐睾技术的进步更多在于设备和器械的进步,创伤更小、更细的微型腹腔镜、迷你腹腔镜,更加清晰的3D显像系统等为更好的手术效果提供了保证。

四、腹腔镜治疗的优势

腹腔镜治疗的优势较多,主要包括:①可以更广泛地解剖血管,上至性腺血管的起始处。②解剖了近端血管,而不会干扰输精管和远端精索之间的腹膜,因此保存了采用Fowler-Stephens技术的机会。③游离近端精索血管和引带时腹腔镜下可放大,辨识度更高。④可以在腹壁下血管的内侧创建一个新的内环,获得到达阴囊的更短径路。⑤处理未闭合的鞘状突时,在内环口以上更容易游离,不像在腹股沟管内一样困难。⑥创伤更少,尤其是单孔腹腔镜技术创伤极小。已有大量的文献报道,腹腔镜睾丸固定术的成功率高于开放手术。

五、精索血管过短时的应对策略

相较于输精管,精索血管更容易出现长度过短的情况。当隐睾症患儿的精索血管较短,即使经过了充分的松解、游离，仍不能使睾丸满意下降至阴囊正常位置时，可以采用以下的各种技术来解决。

（一）Persky-Albert 分期固定技术

将手术分为两个阶段：第一阶段最大化游离睾丸，将其无张力固定于耻骨联合骨膜上。睾丸和精索均用特制的硅胶鞘包裹，以防止Ⅱ期手术时的粘连，便于游离。第二阶段在6～12个月后进行，待患儿精索血管进一步发育、延长后，再降睾丸下降至阴囊正常位置。

（二）Fowler-Stephens 技术

1959年被首次报道。Fowler 和 Stephen 研究了睾丸的血液供应，他们发现睾丸的血液供应除了来源于精索血管外，还来源于输精管血管、提睾肌血管、腹壁下动脉的侧支循环及睾丸引带血管。对一部分患者阻断精索血管，睾丸仍然可以获得来自于输精管血管、提睾肌、腹壁下动脉的侧支循环及睾丸引带的血供。所以当精索血管过短时可高位切断精索血管，保留侧支供应，从而为睾丸下降创造条件。从此以后，这种技术成为了高位隐睾的可选手术方式。需要注意的是：①不是所有的隐睾症患儿都适合采用 Fowler-Stephens 技术。在决定采用 Fowler-Stephens 技术前，必须以无损伤血管夹暂时阻断精索血管，观察睾丸的血供变化。②即使决定采用 Fowler-Stephens 技术，也应该尽可能高位地截断血管。③采用Fowler-Stephens 技术时，既可以Ⅰ期完成，也可以分期进行。Ⅰ期完成的缺点是：如果输精管动脉太细，容易血管痉挛，导致术后睾丸萎缩。分期手术提供了充足的时间来建立侧支循环，提供睾丸血供，只不过患儿要接受两次手术，痛苦和医疗费用也相应增加。国内黄明亮等研究发现，如果术中腹腔镜检查发现隐睾位于内环口上方 1.5 cm 以上，一般建议采用Fowler-Stephens 技术。

（三）Hesselbach 三角途径

Hesselbach 三角是腹前壁的结构，它由腹股沟镰、腹壁下动脉、腹股沟韧带构成。后面覆盖腹横筋膜，前方有精索通过。外侧以外环口和腹股沟管毗邻。内侧以脐内侧韧带和膀胱相隔。下方是阴囊。徐涛等测量了 274 例腹股沟斜疝男童的腹股沟管长度，发现腹股沟管长度与身高呈正相关关系。2 岁时腹股沟管长约 1.9 cm，3 岁时长约 2.7 cm，几乎相当于Hesselbach 三角到阴囊底的距离。而且，发育至膀胱后方的输精管经内环口、腹股沟管再到阴囊需要一个折回，是双倍的路径，这对隐睾本身就短的输精管是不合理的。放弃经内环口路径，通过 Hesselbach 三角新建一通路作为睾丸下降通道安全性好，路径更短，等于延长了输精管和精索。这对 3 岁以上的儿童作用更加明显。

（四）血管吻合手术

对于血管吻合手术开展较多，相应经验丰富的医疗机构，还可以考虑采用微血管自体移植术来解决精索血管过短的问题，即将腹壁下动脉的分支与睾丸动脉进行吻合。

（五）其他

如果上述方法均不能奏效，就只能将隐睾固定于 Hesselbach 三角以外的皮下区域了。术后需注意保护睾丸免于外伤，并且密切观察睾丸的发育情况，警惕恶性变的发生。

六、术后随访

接受了腹腔镜治疗的隐睾患儿术后应当定期至医院随访。早期随访的重点为手术并发症，如感染、血肿、睾丸萎缩和睾丸回缩等。如果术后接受激素治疗，还应该观察药物的不良反应和疗效，评估是否需要剂量调整。远期需关注的内容主要是：生育能力和癌变可能。必须教育患儿及其父母，上述两者对患儿的影响可能是长期甚至终身的。建议有隐睾病史的患儿每月做一次睾丸自我检查。

（孙中义　周波）

第三章　精囊镜与男性不育症

第一节　精囊疾病与不育症

多种精囊相关疾病可导致精子或精浆质量下降,严重者可引起不育。其中最常见的病因为精囊炎。精囊炎导致弱精子症的原因主要是炎症和阻塞导致精浆果糖浓度下降,精子失去主要能量来源。精浆果糖是由血液中的葡萄糖进入精囊后,通过多种酶促反应转变为果糖后由精囊腺分泌,果糖分解代谢释放能量,参与精子的轴丝收缩,是精子运动的主要能量来源。当精浆果糖含量较低时,精子得不到足够的能量供其运动,引起弱精子症的发生,降低精子和卵子的结合概率而致不育。另一方面,精囊炎会通过改变精囊液成分及生化特征间接影响精子质量。细菌等病原体产生的酸性代谢产物会改变精囊液的 pH 值,不利于精子存活,产生的毒素也会直接损伤精子。同时,炎症细胞聚集吞噬病原体的同时,会释放大量活性氧、蛋白酶及细胞因子等,对精子质量产生不利影响。

另外,精囊囊肿也可导致不育症。长期慢性精囊囊肿压迫作用导致精囊萎缩,功能严重减退,无法为精子活动提供充足的能量来源的底物——果糖,因此也会带来生育力的降低。先天性发育异常所致精囊缺如,常合并输精管缺如或输精管末端异位开口,也是不育的重要原因。

第二节　精囊镜的诊治

一、概述

临床上,精囊相关疾患如血精,精囊结石,射精管囊肿及梗阻等属于男科中较为常见的表现或疾病,目前对其诊断和评估主要依赖于传统的影像技术,如经直肠超声(transrectal ultrasound,TRUS)、计算机断层扫描(computed tomography,CT)、核磁共振(magnetic resonance imaging,MRI)及输精管精囊造影(vasoseminal vesiculography)等。但无一例外,这些方法都是"非直接"的手段因而存在一定的局限性。近年来,飞速发展的精囊镜技术因其直观,微创等显著特点,为罹患精囊相关疾病的患者带来了福音。精囊镜是指可用于检查或治疗远段精道内疾病的内窥镜。目前常用的精囊镜是口径为 F4.5~F7.5 的成人或小儿输尿管镜或特制的专用精囊镜。精囊镜技术是指借助直径纤细的精囊镜及其相关辅助器械设备,经尿道沿正常精道逆行进入射精管及精囊内以实现对射精管,精囊,输精管壶腹部及其周围结构进行直接观察,并进行包括冲洗、切开、烧灼、止血、活检、引流、清除结石、解除梗阻等操作或治疗的一整套临床技术。

因而,精囊镜技术既是一种对远段精道常见疾病的病因学诊断手段,又是一种针对病因的微创性手术治疗技术。同时,较传统的开放术式具有简单易行,并发症发生率低、创伤小、术后恢复快等特点。

二、诊断方式

精囊相关疾病的诊断往往依赖精液常规、精浆生化检测和经直肠超声(transrectal ultrasound,TRUS)、盆腔 MRI 等辅助检查,其中前两者为最基本的筛查手段。射精管梗阻(ejaculatory duct obstruction,EDO)作为引起男性不育的重要原因之一,筛查结果主要表现为"四低"特点:①精液量少。②少精子症或无精子症。③精液的 pH 值降低。④精浆果糖水平下降。其确诊则主要依靠影像学检查,TRUS 目前已成为诊断 EDO 首选的非侵入性方法。符合以下任意一种情况即可确诊 EDO:①精囊扩张(横径 >15 mm)。②射精管扩张(直径 >2.3 mm)。③在射精管或精阜内可见结石或钙化。④精阜附近的中线囊肿或偏心性囊肿(Mullerian 管囊肿或 Wolffian 管囊肿)。同时,鉴于 MRI 对于软组织的分辨率较高,如怀疑存在精囊肿瘤,精道出血等情况,可考虑行盆腔或精囊 MRI 检查。

三、术前准备

对符合手术适应证且无明显手术禁忌的患者,术前进行常规检查,如血、尿常规,肝肾功能,凝血功能,胸片,心电图等,以排除手术禁忌。同时备皮,沟通并签署知情同意书。

四、精囊镜检适应证

(一)血精待查
持续或反复发作血精 3 个月以上,经 4 周以上抗生素及规范药物治疗效果不佳者。

(二)男性不育症
精液量显著减少,水样精液伴无精子症、少精子症、弱精子症等精液异常,怀疑射精管存在梗阻者。

(三)会阴部顽固性疼痛
射精疼痛;睾丸疼痛;腰骶部,会阴部胀痛,不适,经保守治疗无效者。

(四)其他疾病
经相关检查高度怀疑存在射精管区域囊肿、结石及肿瘤等病变者。

五、精囊镜检禁忌证

(1)泌尿生殖系统的急性炎症,如急性膀胱炎、尿道炎、前列腺炎、精囊炎等。
(2)初发的血精或精囊炎,未经正规保守治疗者。

（3）近期服用过抗凝药物，严重出血倾向或全身出血性疾病，如白血病、血友病等。

（4）严重心、肺、肝、肾、脑血管系统疾病，恶性高血压，控制不佳、不能耐受手术者。

（5）严重包茎、尿道狭窄等疾病导致无法放置精囊镜者，根据情况可首先处理包茎，尿道狭窄，然后进行精囊镜检查和治疗。

六、精囊镜检手术操作

基本操作步骤：经尿道置入镜头，首先观察整个膀胱和尿道全程，排除其他部位病变，需注意留意前列腺部尿道区域有无出血、异常曲张血管、血管瘤及异位前列腺组织或息肉等，然后观察精阜区域及射精管开口情况，直视下有时可直接清晰地辨认射精管开口，生理情况下，射精管开口通常位于前列腺小囊开口的两侧约 2 mm 部位，与前列腺小囊开口形成正三角形，倒三角形或呈直线排列关系。若辨认射精管开口困难，则可采取经肛门双侧精囊按摩的方法，通过观察精囊液的溢出部位从而识别双侧射精管开口的准确位置，并可判断和确认血精的来源。正常情况下，精囊按摩时可观察到同侧射精管开口有明显的灰白色胶冻样精囊液溢出，而在存在射精管完全或不完全梗阻时，则可能观察到完全无精囊液溢出或精囊液溢出困难。

精囊镜进镜基本方式包括以下几个方面。

（一）经射精管自然开口逆行进镜

结合精囊按摩确认射精管开口位置后，将精囊镜（如 4.5/6F 小儿输尿管镜）前端置入精阜区域，直视下沿射精管开口插入斑马导丝，助手加压注水或应用压力泵灌注下扩张射精管开口起始部引导进镜，推镜动作宜缓慢而轻柔。一般镜头通过射精管口后，即可观察到射精管管腔，而一旦进入射精管，多可顺利进入精囊。经射精管精囊镜技术有较长的学习曲线。

（二）经前列腺小囊内异常开口进镜

极少数患者可能由于精道解剖异常或反复感染而出现单侧或双侧射精管开口于前列腺小囊内或射精管感染破溃于小囊内，此时可经精阜顶端的前列腺小囊开口置入斑马导丝，助手加压注水或应用压力泵灌注下，精囊镜沿导丝进入前列腺小囊内，有时在前列腺小囊侧后壁 4～5 点及 7～8 点方位可见到射精管的异常开口，那么，可直接沿该异常开口插入导丝，并沿导丝将精囊镜送入射精管及精囊内，进行观察冲洗等处理。

（三）经前列腺小囊内开窗进镜

按照前述方法将精囊镜置入前列腺小囊内，如观察到前列腺小囊内并没有射精管的异常开口，在前列腺小囊侧后方 4～5 点、7～8 点方位常常可观察到一个明显的局限性半透明膜状区域，该区域为射精管走行与前列腺小囊最为邻近的区域，可采用导丝将薄弱处戳开一小孔，或使用钬激光将薄弱处汽化形成一 1～2 mm 大小的异常短路开口，然后精囊镜可沿该开口在导丝引导下插入精囊内。

（四）射精管远端切开后进镜

如果通过上述多种方法尝试均存在困难，则可应用常规电切镜或等离子电切镜将精阜连同射精管开口进行去顶状电切，切除深度 3～5 mm，以将精阜切平或略微凹陷为宜，避免对切开区域尤其是邻近射精管开口区域进行电凝。此时,再结合精囊按摩,可明确显示切开后的射精管开口,然后应用斑马导丝引导,可顺利将精囊镜置入精囊内进行观察及处理。

上述多种进镜方式可根据术中具体情况进行选择性使用或联合使用。

七、精囊镜检的难点和技巧

精囊镜技术实施过程中最大的难点在于射精管开口的探索。罹患精囊相关疾病患者,位于精阜上的解剖标志如射精管开口、前列腺小囊等往往被脓苔或膜状物所覆盖,为射精管开口的辨别和进镜带来了困难,尤其是选择经射精管自然开口逆行进镜方式。当选择此方式进镜时,我们会首先定位前列腺小囊位置,预估射精管开口大致解剖区域,助手以延长管接注射器加快冲洗的速度,同时缓慢地在预估区域移动冲灌注的位点,或同时配合经直肠精囊按摩,多数病例均可显露出射精管口完成进镜操作。选择开窗或切开方式进镜时,进镜后应注意保持低压灌注,整个过程要动作轻柔,避免对精囊黏膜或临近组织器官造成创伤。

八、术后治疗

(1)常规留置导尿管及精囊内支架管 3~4 d,拔除支架管后至少 1 d 后再拔除尿管。

(2)常规预防性应用全身抗感染治疗 1~3 d,同时连续 3 d 经精囊支架管内灌注庆大霉素进行局部抗感染治疗,如术前有明显生殖道感染病史,可适当延长抗生素的应用时间。

(3)嘱咐患者于术后 2 周开始排精,每周 2 次,以保证精囊前列腺液的通畅引流,可减少术后射精管开口发生粘连和狭窄,再发精道梗阻的机会。

(4)术后患者应多饮水,禁忌憋尿,保持会阴部清洁、卫生。

九、国内外的进展

值得注意的是,精囊镜技术诊治精囊癌具有显著优越性。2016 年,Zeng 等首次报道了 4 例用精囊镜技术取活检确诊精囊癌的病例。术前传统血清肿瘤标志物及影像学检查均无法将精囊肿物与前列腺转移癌进行鉴别。尽管目前细针穿刺首选应用于精囊肿物的诊断与鉴别诊断,但因获取组织量过少存在一定比例的假阴性结果,而精囊镜下活检可获得足够的组织量用于病理检查而克服上述缺点。Sollini 等报道了 1 例经直肠细针穿刺阴性的患者,在 1 年后再次细针穿刺确诊为精囊腺癌的患者。因此,当前者结果为阴性或不确定时,可将精囊镜下活检作为补充或首选。对于顽固或复发性血精、EDO、射精管囊肿、精囊/前列腺结石等疾病,既往已有大量研究证实精囊镜技术较传统术式的优越性,此处不再赘述。尽管如此,由于精道远端疾病的病因和临床表现复杂多样,应用精道镜技术所进行的微创手术仍然存在少数进镜失败和治疗后病情反复复发的可能性。同时,由于精道纤细而脆弱,精道镜技术对精道仍然存在一定程度的损伤,如操作时对精阜的去顶状切除,出血点电灼,钬激光烧灼,内镜下扩张射精管等都对精道有一定程度损伤。即使手术恢复了精道的通畅性,炎性粘连也可能会使得精道再发狭窄或梗阻,导致症状迁延反复。需要充分认识到并非所有的精道疾病均可通过精道镜技术达到治愈的目的,这项技术仍然存在其局限性和面临的问题。

总之,精囊镜技术是通过人体自然腔道到达并直视下观察精阜、前列腺小囊、射精管及精囊腔等结构,不仅可以明确精囊及上述相关部位的病变,而且可以同时进行有效快捷的治疗。较传统的开放术式具有简单易行,并发症发生率低,创伤小,术后恢复快等特点;另一方面,精囊镜技术目前仍面临诸多局限性,诸多问题如专用精道镜的完善和创新、精囊镜技术的适应证和禁忌证、进镜方式,操作步骤及技巧的继续优化和技术普及、针对不同精道疾病的治疗选择和标准方案的制订、术后注意事项的个性化对待等,仍然有待通过大量临床经验的积累和提高来克服和解决。

(苏新军)

第四章 精索静脉曲张

第一节 精索静脉曲张与不育症

精索静脉曲张(以下简称"精曲")是指精索内静脉蔓状静脉丛的异常伸长、扩张和迂曲。按照病因可分为以下 3 种类型:①因发育不良、解剖因素等所致的原发性精曲。②临床无症状但彩超提示精索静脉管径超过 2 mm 的亚临床型精曲。③因肿瘤、肾积水、异位血管压迫上行的精索所致的继发性精曲。精曲的发病率占男性人群的 10%～15%,绝大多数发生于左侧,这与左侧精索静脉行程长呈直角灌入肾静脉,同时位于乙状结肠后方易受肠内粪便压迫影响回流有关。精曲在青春期之前较少发生,而在青春期后,发病率则随年龄增长而逐渐增高,可能与身体生长、睾丸体积增大及睾丸血供增多有关。依据曲张程度可将精曲分为 3 级。1 级:曲张静脉不能看到,仅在 Valsalva 动作可触及。2 级:曲张静脉不能看到,不须做 Valsalva 动作即可触及。3 级:可直接看到曲张静脉。(Valsalva 动作:深吸气后屏气,同时用力作呼气动作 10～15 s,从而增加胸腔内压力,显著减少静脉回流)

目前已公认可触及的精曲会影响生育,是导致男性不育的主要原因之一。但其引起不育的确切机制迄今尚未完全阐明,一般认为可能与下列因素有关:①睾丸内温度增高。精索静脉内血液滞留致使睾丸局部温度升高,生精小管变性影响精子发生。②缺氧。血液滞留影响睾丸血液循环,睾丸组织内 CO_2 蓄积影响精子发生。③肾和肾上腺代谢物逆流。左侧精索静脉反流来的肾静脉血液,将肾上腺和肾肾脏分泌的代谢产物如类固醇、儿茶酚胺、5-羟色胺等注入睾丸,可引起睾丸内血管收缩,造成精子过早脱离。④活性氧损伤。⑤睾丸微循环障碍。⑥一氧化氮(NO)机制。⑦其他:包括生殖毒素增加、抗氧化物水平增高、DNA 聚合酶活性降低、存在精子结合免疫球蛋白、抗精子抗体等综合病理生理学变化,可能最终导致睾丸生精障碍及睾丸功能逐渐减退,从而导致不育症。综上所述,精索静脉曲张所致的睾丸生精功能异常是一个错综复杂的病理过程,很可能是多种因素共同作用的结果。

第二节 精索静脉曲张的微创及显微手术治疗

一、概述

目前,精曲的外科治疗选择有多种,大体可分为两种类型:曲张静脉结扎术和经皮栓塞术。结扎术可经腹股沟下、腹股沟、腹膜后及腹腔镜途径。不同途径术式对生育的改善无明显差异,不同之处在于复发率及并发症情况。另一方面,栓塞术尽管复发率较高,但仍能带来与结扎术基本一致的精液参数改善及妊娠率。对于结扎术,可使用光学放大镜或手术显微镜并配合术中多普勒超声以达到精细辨认,避免遗漏结扎静脉或误扎动脉或淋巴管的目的,最大限度地减少并发症的发生及降低复发风险。

二、诊断方式

多数患者常规体检即可发现。立位时可观察到或触摸到精索表面有扩张的蔓状精索曲张静脉丛,平卧位时体征减轻或消失。如平卧后不缓解,则可能存在继发性病因,做 Valsalva 动作时,曲张更为明显。曲张较轻时仅在 Valsalva 动作可触及曲张静脉。应用彩色多普勒超声血流图,立位、仰卧位检查时,可发现精索蔓状静脉丛中有血液反流。若临床无异常发现,超声仅表现为血液反流,考虑为亚临床型精索静脉曲张。评估睾丸体积采用超声或模具,明确有无睾丸发育不良,其标准为青少年患侧睾丸较健侧小 2 ml,或减小 20%。

三、手术适应证

临床对于精曲的手术适应证因年龄群体不同而不同。分为儿童青少年或成人两部分来讲述。

对于儿童青少年来讲,AUA 建议对于单侧或双侧精曲患者,只要有客观的证据提示精曲引起了同侧睾丸萎缩,就建议手术。但是,其并未对"睾丸萎缩"进行明确定义。如睾丸体积缩小并不明显,则建议每年对睾丸体积及精液质量进行连续性地测量评估及早发现精曲相关性睾丸损伤。EAU 指南建议对于经连续临床检测发现睾丸发育进行性受损的青少年精曲患者,需要进行手术干预,有助于预防成年后不育。相比之下,欧洲小儿泌尿外科学会(european society of pediatric urology,ESPU)提出的手术适应证则较为具体:①精索静脉曲张相关性小睾丸。②睾丸并存其他影响生育的病变。③双侧可触及精索静脉曲张。④精液异常(青春后期)。⑤症状明显。

而对于成人来讲,ASRM(american society of reproductive medicine)、AUA(american urological association)均建议当怀疑夫妻双方中男方存在不育且符合以下条件时需手术干预:①阴囊体检可触及曲张静脉。②夫妻知晓不育。③女方生育力正常或其不育可潜在治愈,同时对怀孕时间要求不紧迫。④男方精液参数异常。而对于 EAU 指南,适应证的把握则更为严格:临床可触及曲张静脉,少精症,不育时长>2 年及夫妻存在其他无法解释的不育情况。禁忌证方面,包括精液质量正常,仅存在畸形精子症或为亚临床型精曲。

四、精索静脉结扎术的手术操作

以下将详细介绍各种结扎术的手术方式及注意事项。

(一)腹股沟外环下精索静脉结扎术

手术方式:此方式手术切口定位于腹股沟外环口下方,耻骨结节上方。取皮肤横切口,逐层向深部游离即可发现精索。自切口提出精索,以橡胶条衬垫于下方。以电刀依次打开精索外筋膜、提睾肌及精索内筋膜,一般在后方可发现输精管。为了减少误伤输精管的可能,建议向下方推挤已打开的层次结构及输精管,在上方再放置橡胶条,将其与精索内其他组织隔开。在游离结扎精索内静脉之前,原则上至少游离并保留1条睾丸动脉,以减少睾丸萎缩风险。以下几个方法可帮助定位睾丸动脉。第一,显微镜下仔细观察搏动最为显著的位置;第二,如未见明显搏动,可于远端钳夹或压迫精索,此时静脉可能塌陷变细,同时动脉远端阻力增大,搏动更易显现。第三,可与麻醉人员沟通,适当提升术中血压,有助于增加动脉压,动脉搏动会更明显。有条件的单位可以借助术中彩超鉴别睾丸动脉。游离保护好睾丸动脉后,将精索内静脉依次游离后以4-0丝线双重结扎并自中间剪断。一般来讲,淋巴管为透明的管道,往往与静脉伴行,结扎静脉时注意避开淋巴管,术后可减少淋巴水肿的风险。有时淋巴管与静脉单从外观上较难区分,可以器械轻柔钳夹或压迫管道,当松开时如管道无明显颜色变化,则为淋巴管,如管道颜色变蓝、变深则为静脉。处理完精索内静脉后,对于精索外筋膜附近的粗大静脉,也建议结扎并离断。关闭提睾肌及精索外筋膜后,为减少精索与周围组织粘连所致的术后疼痛不适,可酌情在其周围放置防粘连膜。显微镜外环下/腹股沟精索静脉结扎术对比目前所有可选术式,其复发率及术后鞘膜积液发生率(<1%)均最低。

(二)腹股沟精索静脉结扎术

手术方式:取腹股沟韧带上方两指平行腹股沟韧带的切口长3~4 cm,切开腹外斜肌,牵开腹内斜肌和腹横肌,显露睾丸动脉、淋巴管及曲张的精索内静脉和精索外侧支静脉,所有曲张静脉分别游离,两端结扎后中间切断。输精管静脉如曲张超过3 mm,则予以游离结扎并切断。经切口将睾丸提出,观察睾丸引带静脉,有曲张者结扎切断。对阴囊内明显曲张增粗之精索静脉应尽量切除。仔细止血后,逐层缝闭切口。术后卧床2 d,阴囊抬高,6~7 d后拆线。

(三)后腹膜高位结扎术

手术方式:取左下腹反麦氏点处斜切口,长3~5 cm,顺纤维方向切开腹外斜肌腱膜,再钝性分开腹内斜肌、腹横肌,切开腹横筋膜。将腹膜推向内侧,在腹膜后面找到扩张的精索静脉,常为1~2支。游离一小段静脉,将静脉双道结扎,中间切断,再将两断端的丝线结扎。分离过程中如可见搏动的精索内动脉,则予以避开,否则不再刻意寻找。仔细检查周围,如有充盈的静脉,则将其结扎,以免遗漏。止血后逐层关闭切口,不置引流。

(四)后腹膜保留动脉的高位结扎术

手术方式:自脐至髂前上棘中外1/3处向外水平切口约3 cm,依次切开皮肤、皮下组织和腹外斜肌腱膜,钝性分离腹内斜肌和腹横肌,直到腹膜。将腹膜推向内前方,在腰大肌前外侧缘即可找到精索内血管束。仔细辨认后即可分出曲张的精索内静脉和睾丸动脉。精索内静脉一般为1~3支,切断后结扎近端,远端切除3 cm后结扎,必要时可缝扎以防术后出血。一般情况下,根据血管有无曲张的外观和有无血管搏动,即可分清精索内静脉和睾丸动脉。有时,由于手术操作刺激,睾丸动脉呈痉挛状态,可在精索近端给予0.15%普鲁卡因封闭或温生理盐水纱布外敷,解除痉挛后即可分清;如同时在精索血管束远端用无损伤血管夹暂时阻断血流,则动脉搏动更加明显。因输精管不在手术野中,故无须特别注意保护。手术后缝合切口,不放引流。

(五)腹腔镜下精索静脉结扎术

手术方式:患者平卧,臀部垫高或略呈头低脚高斜位。取脐下缘 0.5 cm 处做 1 cm 长弧形切口,切开皮肤和前鞘,两把巾钳提起腹壁,将 Veress 针插入腹腔注入 4~5 L CO_2,建立人工气腹并保持腹内压在 12 mmHg 左右。拔除 Veress 针,插入 10 mm 套管针及内镜,观察腹腔情况。然后在右侧麦氏点及左侧相对应位置分别做 10 mm 和 5 mm 切口(后期改为 5 mm 和 3 mm),在内镜监视下放入相应口径的套管针及操作器械。于内环上方 1.5 cm 左右处可见输精管及其伴随血管呈"人"字形分叉。在此分叉近端 1.5~2.0 cm 处剪开后腹膜,暴露精索血管束。如见到明显搏动的精索内动脉,则将之分离而仅结扎精索静脉,否则将精索血管束予以集束结扎。所扎静脉均不切断。检查创面无出血后排空 CO_2 气体,撤出各器械,不置引流管,切口各缝合 1 针,术毕。

(六)后腹腔镜下精索静脉结扎术

手术方式:患者取右侧卧位,腰部抬高。第 1 套管针穿刺部位及腹膜后间隙制造方法同常规后腹腔镜手术。在窥镜监视下,于腋后线肋缘下插入 5 mm 套管针(2 孔法),或在腋前线上再做一切口,插入 3 mm 套管针(3 孔法),CO_2 灌注压为 15 mmHg。术者与助手并肩站在患者背侧,在脐水平剪开 Gerota 筋膜 2~3 cm,在此间隙内沿腰大肌表面向内侧分离,先见到输尿管,注意不要损伤。在输尿管内侧找到精索内静脉,上 2~3 枚钛夹或用血管闭合器将其夹闭,注意避开精索内动脉。检查创面无出血后排空 CO_2 气体,撤出各器械,同样不置引流管,切口各缝合 1 针。

五、术后治疗

术后一般无明显并发症,术后应尽量卧床,阴囊高位托起有助于水肿的恢复,每天多次轻揉患侧阴囊以促进血液回流防止静脉血栓形成。其次,少数患者由于手术时结扎或损伤睾丸动脉可能会引起术后睾丸萎缩及功能损害。同时,由于技术或解剖因素,漏扎或不能同时处理精索内外静脉系统可能会带来复发。因而,有条件时应尽可能选择应用显微解剖技术及术中多普勒系统处理所有的静脉,最大程度的减少复发率。

六、当前研究局限及未来研究方向

回顾当前已有文献,诊断方面,对于建立精曲诊断的确切临床标准及指标参数其证据强度仍有待提高,由于患者对分配入对照组的抗拒等原因致使 RCTs 的实施相当困难。治疗方面,对于严重少弱精及无精患者,精曲修复可带来精子数量的改善已被广泛证实。然而,其对于行试管授精/卵胞浆内单精子注射(IVF/ICSI)之前预防精子质量下降及其对于较差精子质量的改善是否有意义,仍须进一步研究明确。最后,尽管有研究指出精曲修复对于预防活性氧自由基(ROS)损伤及 DNA 片段化有保护作用,DNA 片段化及 ROS 在精曲诊断及治疗效果评价方面的意义仍需进一步阐明。

(苏新军)

第五章 输精管梗阻的显微外科诊疗

第一节 梗阻性无精子症

EAU 男性不育指南将梗阻性无精子症(obstructive azoospermia,OA)定义为双侧精道梗阻引起的精液或射精后尿液中缺失精子和生精细胞。2002 年 AUA 男性不育最佳实施方案委员会(the male infertility best practice policy committee of the american urologic association)报道 10%～15% 的不育男性存在无精子症,约 40% 的病例为输精管道梗阻。

一、病因概述

(一)射精管梗阻(ejaculatory duct obstruction,EDO)

射精管梗阻是 OA 较少见的原因,大约 1% 的 OA 是由于射精管梗阻引起。EDO 分类包括部分梗阻和完全性梗阻、功能性梗阻和解剖性梗阻等。完全性射精管梗阻的诊断主要依据是,患者精液量少、pH 值呈酸性和无精子,精浆生化中果糖(由精囊分泌)的缺失。EDO 有时可伴有射精疼痛。直肠指检可以发现增大的精囊和前列腺中央沟部位结节,但大多数情况下触诊并不明显。双侧睾丸大小正常,双侧输精管无缺失。实验室检查提示正常的促性腺激素和睾酮水平。通过检查射精后的尿液排出逆行射精。经直肠超声可以明确诊断并进一步确定病因,用 7～10 mHz 的腔内超声探头可以提供前列腺和其他辅助性器官极佳的影像。前后轴精囊扩张超过 1.5 cm,精囊抽吸物在每高倍镜视野下超过 10 个以上的精子明确诊断。为了协助诊断,患者应当在做超声检查前 24 h 内有射精行为。超声同时能看到射精管的扩张、射精管或前列腺内的钙化、前列腺小囊囊肿或 Müllerian 管囊肿等可导致射精管梗阻因素。

传统的治疗方法为经尿道射精管电切术(transurethral resection of ejaculatory ducts,TURED)。Yurdakul 等回顾性分析了对 12 例 EDO 引起的无精子症进行 TURED 的结果。发现 11 例在射精的精液中出现精子,这 11 例患者中,42%(5 例)精子浓度>20×10² 万/ml。3 对夫妻自然受孕,1 对夫妻通过 IUI,1 例精子浓度低于 5×10² 万/ml 的患者通过获取新鲜射精后的精子行 ICSI 使妻子受孕。最近精囊镜手术逐渐取代 TURED,采用 5-7F 的精囊镜在腔内直视下对射精管进行扩张并取出结石,是治疗 EDO 的一种有效方法和选择。

(二)Wolffian 管发育异常

先天性双侧输精管缺如(congenital bilateral absence of the vas deferens,CBAVD)通常

由于 CFTR 基因突变导致。阴囊体检时触不到输精管应当考虑该疾病,大多数患者睾丸大小正常,但精囊缺如或发育不良。少数患者合并有单侧肾脏发育不良。单侧输精管缺如是由于发育过程中 Wolffian 管形成器官失败,往往与肾发育不良相关。单侧或双侧输精管发育不良或单侧输精管缺如都是导致梗阻性无精子症的病因,即便是单侧输精管缺如的患者,存在较高比例的对侧精囊异常。Raviv 等对精液量少的无精子症男性进行 TRUS 检查发现 12 例患者中 10 例(83%)存在单侧输精管缺如和对侧精囊或射精管的异常。Anger 和 Goldstein 报道在阴囊探查时发现了 3 例男性存在着节段性输精管发育不良并进行了显微外科重建。

显微手术重建只适合少数单侧输精管缺如或发育不良的病例,CBAVD 的患者不推荐做显微外科手术。精子获取可以通过 PESA、MESA、TESA 和 TESE 等技术。

(三)Young's 综合征

Young's 综合征是一种与慢性呼吸道感染相关的梗阻性无精子症。最早在 1950 年由 David Young 描述,该疾病在现在已非常罕见,以至于有学者怀疑这种综合征是否真的存在。汞暴露被推测是导致 Young's 综合征的一个原因。Hendry 等证实在英国禁止使用含汞的药物(用于洁牙和治疗蛲虫)后,该综合征的男性发生率明显下降。有证据提示 Young's 综合征可能是 Kartagener's 综合征(又称为内脏逆位-鼻窦炎-支气管扩张综合征,或称家族性支气管扩张,属于先天性常染色体隐性遗传疾病或 CFTR 基因突变的变异体。但还有待于对 Young's 综合征患者进行遗传学检查来最终证实,只是目前这种疾病已难以遇到了。

(四)感染性疾病

附睾炎是常见的生殖道感染性疾病,梗阻性无精子症的病因诊断通常应该考虑到感染因素。淋病、衣原体、毛滴虫、布鲁氏分枝杆菌病、结核、解脲支原体、大肠杆菌、腺病毒和肠病毒等都可以导致附睾炎。附睾炎引起的强烈的炎性反应导致继发性的附睾瘢痕化和梗阻。体检可以发现增大变硬的附睾,与正常组织交界明显,该处通常被认为是梗阻部位。由附睾炎导致的梗阻性无精子症在非急性炎症期,精液量正常,且精液或尿液中并不一定白细胞增多。结核患者输精管呈串珠样改变,当结核累计精囊和前列腺,精液量会明显减少。在发达国家,由于附睾炎的治疗及时得当,炎症后梗阻的发生率相对较低。但在发展中国家,附睾炎引起的梗阻则在 OA 病因中占相当大的比例。

阴囊探查和显微外科重建是附睾感染后梗阻(除结核外)的一种治疗选择。结核患者选择显微外科重建的结果是不理想的,这是因为存在生殖道多水平的瘢痕狭窄。泌尿生殖道结核一旦确诊应尽早用药,这样才有可能控制炎症,射精中有精子存在。如经充分的抗结核治疗后,精液中依然无精子,这时应考虑人类辅助生殖技术。

(五)医源性损伤

各种腹股沟、阴囊和盆腔手术都可能导致输精管损伤,这些手术包括有疝修补术、精索鞘膜手术、阑尾切除术和肾移植等。输精管损伤的原因包括离断、压迫、纤维化、缺血性损伤等。输精管离断的现象在医源性损伤的病例中并不多,不超过 25%。

Sheynkin 等回顾性分析 472 例梗阻性无精子症的患者,在行阴囊探查过程中发现 7.2% 存在有医源性损伤,儿童期疝修补术是最常见原因(59%),成人腹股沟疝修补术其次(29%),其他包括肾移植(6%),阑尾切除术(3%)和精索囊肿切除术(3%)等。56% 的为双侧手术史,剩余 44% 为单侧手术史合并对侧异常,如输精管或附睾梗阻、睾丸萎缩或缺如、先天性附睾发育不良、先天性输精管缺如等。腹股沟疝修补术导致的输精管梗阻受手术方式如腹腔镜还是开放、儿童还是成年、手术方法和用于疝修补术的手术材料等因素的影响。Shin 等对 8 家不育中心的 14 例有聚丙烯网片疝修补术的患者进行研究发现,致密的纤维化组织包裹聚丙烯网材料导致部分患者的输精管受到压迫甚至闭锁。理论上,低分子网片材料不会引起太大的炎性反应,这样可以降低疝修补术后输精管梗阻的风险。

从阴囊到腹股沟段输精管的医源性损伤进行显微外科手术重建是可行的。

(六)节育手术

男性节育手术在欧美国家较为普遍,每年在美国差不多要完成 500 000 例输精管结扎术,其中 6% 的患者术后因为再婚或失孤等原因需要重新生育,这部分患者在接受男性显微重建手术人群中占相当大的比例,尤其是在输精管吻合术中绝大多数为男性节育术后的患者。由于显微外科重建手术与人类辅助生殖技术相比具有费用低且并发症少、能够自然怀孕、即便多次怀孕也不增加新的费用等优势,显微外科重建手术不失为梗阻性无精子症患者的一个很好的选择。但当女方合并有高龄、输卵管疾病等生殖问题需要依靠人工辅助技术时,这时局麻下的 PESA 获取精子应当是较为合理的选择。

二、治疗选择

在人类辅助生殖技术时代,梗阻性无精子症可以通过辅助生殖技术达到生育的目的,但同时也可选择显微手术重建。实际上显微手术除了从经济成本还是成功率上具有优势外,对于女性配偶而言,IVF/ICSI 可能导致卵巢过度刺激综合征,这在自然受孕情况下是不会存在该风险的。另外,IVF/ICSI 的出生缺陷率虽然较低,但同样要高于自然受孕;约 30% 的 IVF/ICSI 怀孕为多胎,给孕妇和胎儿带来风险,比如早产和低体重胎儿。

第二节 输精管梗阻的显微外科手术

输精管梗阻可以采用输精管吻合术进行复通。每年在美国差不多要完成 500 000 例输精管结扎术,而估计有 6% 的这些男性最终要求做复通手术。

一、输精管吻合术的历史

输精管结扎术(vasectomy)作为手术节育的方式之一已经有很悠久和激动人心的历史。1823 年 Sir Astley Cooper 在狗身上完成了第一例输精管结扎术。而 Harrison 是第一个在人身上完成输精管结扎术的人,不过其当时的目的是为了治疗前列腺增生。

宾夕法尼亚大学的 Edward Martin 被看作是现代男科学之父。他于 1902 年在一例因附睾炎导致的精道梗阻患者上完成了第一例输精管附睾吻合术。Martin 的做法是直接切开附睾,然后用 4 根银线将附睾与输精管进行吻合。在他报道的 11 例附睾梗阻的男性的系列手术结果中,达到的复通率和受孕率分别为 64％和 27％。另外他还在狗身上完成了输精管吻合术。1919 年 Quinby 在一例 8 年输精管切除史的患者身上成功地进行了首例输精管吻合术。其吻合的方法是放一股肠线在管腔里以后再拔除。Quinby 的助手 O'Conor 在几十年后(1938 年)报道 14 例采用该方法的手术治疗结果,复通率达到 64％。可能他意识到样本量过小,在同一篇文献上,他报道对全国 1 240 名泌尿外科医生针对输精管复通术进行调查,有 750 名医生回复,只有 135 名医生有做过该手术的经验,平均复通率只有 38％,远低于前面报道的概率。

在 20 世纪中期,放大镜下的输精管吻合术开始流行。Amelar、Dubin 和 Schmidt 先后报道在放大镜下完成输精管吻合术。通常术中还是放置支架来保证管道的通畅性。Dorsey 放置一个单丝 dermalon 缝线(一种非吸收的尼龙缝线)作为吻合支架,在术后 12～14 d 拔除。尽管采用支架这一异物增加了感染的风险,但在当时报道的一些小样本的结果显示出支架在术后复通率和受孕率方面显著的优势。这一技术一直持续了 30 多年,直到 1970 年显微外科输精管吻合术的出现。

第一例显微外科输精管吻合术的临床应用是 1977 年由 Owen 和 Silber 分别报道。尽管在动物实验上是采用的单层吻合技术,Sherman Silber 还是推荐采用双层吻合技术,因为他注意到近端的输精管由于梗阻而扩张,导致吻合部位两端的管腔口径不一致。采用双侧吻合技术有助于提高吻合效果和防止精液外漏。Silber 报道的技术包括用 Jeweler 钳扩张远睾端输精管腔,并在 16～25 倍的放大倍数下用 9-0 的尼龙线进行吻合。首先在黏膜层用 6-7 针精细吻合,防止撕裂、吻合不对称等。然后行浆肌层吻合保证水密封性。通过这项技术,Silber 在 42 例患者报道的复通率达 91％。尽管 Silber 的结果很有前景,但采用放大镜技术也获得了相似的复通率。为了直接比较放大镜技术和显微外科技术,Lee 和 McLoughlin。在 1980 年报道他们来自 87 例输精管复通的患者的研究结果,就学习曲线而言,显微外科技术并没有明显增加学习难度。采用放大镜单层吻合加内置支架的技术的复通率和受孕率分别为 90％和 46％;而采用显微外科双层吻合技术的复通率和受孕率分别为 96％和 54％。自从 Lee 的这篇标志性的文章发表后,后续大量的文献都肯定了显微外科修复在复通率和受孕率方面的优势。

二、适应证

尽管显微外科输精管吻合术比人类辅助生殖技术 IVF/ICSI 更为经济,但并不是所有梗阻性无精子症的患者都适合该项技术。AUA《针对不育的最佳实践申明》上确定影响显微外科输精管吻合术的主要因素包括:输精管梗阻时间超过 15 年以上,女性配偶年龄超过 37 岁,或女方有输卵管疾病或结扎史。存在这些不利条件时,在推荐做输精管吻合术时也应让患者仔细考虑选择人类辅助生殖技术,因为手术后的效果可能会不理想。

由于女性的生育力在 35 岁以后明显下降,应该详细与患者夫妇说明输精管吻合术和 IVF/ICSI 间的利弊,同样在女性 40 岁以后辅助生殖技术的成功率也明显下降。

输精管吻合术的适应证包括：因为失孤或再婚需要重新生育孩子；治疗输精管结扎术后疼痛；治疗由创伤或医源性（如疝修补术、隐睾手术和精索手术）的输精管梗阻导致的无精子症。

三、解剖

与输精管吻合术相关的大体解剖包括输精管、附睾和睾丸。精子生成在精曲小管里，通过睾丸网和输出小管进入附睾。在通过附睾的头、体和尾后，精子被运输到输精管的迁曲部然后再进入到直输精管部分。附睾是精子成熟和获能的部位。最后精子被输送到精囊和射精管与前列腺和精囊分泌的液体混合形成精液。

输精管的血液供应来自输精管动脉，与附睾下动脉一样同为髂内动脉的分支（图5-1）。在进行睾丸和输精管区域的手术时应对该部位的血液供应有充分的了解。附睾的血供来自睾丸动脉（附睾上动脉）和附睾下动脉。睾丸的血液供应包括来自主动脉的睾丸动脉、来自髂内动脉的输精管动脉和来自腹壁下动脉的提睾肌动脉。不小心损伤动脉血供，特别是既往有腹股沟手术史的患者，可能会导致睾丸萎缩。

在组织学上输精管明显分为3层，最内层为黏膜层，由表面有纤毛的假复层柱状上皮构成。包绕在黏膜层外的第2层为肌层，肌层较厚（1.0～1.5 mm），由内纵、中环和外纵三层平滑肌组成。最后外层输精管鞘为一层富含血管和神经的疏松结缔组织。输精管的自主节律性收缩受交感神经分泌的去甲肾上腺素控制。

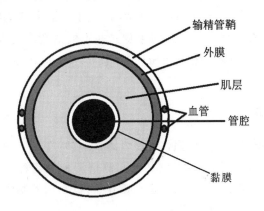

图5-1 输精管的组织学结构剖面图

四、术前评估

手术前应充分了解完整的病史和仔细的体检。有遗传病家族史或任何性腺功能低下症状或体征的患者不宜进行该手术。另外还应当了解输精管结扎术的时间，输精管结扎术的间隔时间对于复通术后的结果存在较大影响。以前盆腔、腹股沟或阴囊手术史及相关并发症（血肿或感染等），这些可能增加输精管第二部位的梗阻和手术的复杂性。Parekattil等根据术前患者的手术间隔和年龄等因素建立了一种模型来术前预判是否需要进行更为复杂的输精管附睾吻合术，显示为100%的敏感性和58%的特异性。女性配偶的年龄及任何可能导致不育的女性因素。与现在配偶的完整的生育史尤其是以前有过受孕的历史十分重要，因为与有过生育的相同配偶做输精管复通术后的效果会更理想。对于行输精管结扎前无生育的患者在行输精管复通术前应该做睾丸活检，活检也可以在术中进行。

体检除了评估患者的全身状况外，更主要的是注重生殖系统的检查。检查以前的手术瘢痕，触摸输精管的缺损和睾丸端残留的长度对于手术规划很重要。以前的阴囊手术、较长的输精管缺损、睾丸端残留过短等都会增加手术的复杂性。同时注意睾丸的大小和两侧是否一致。生精功能受损害的患者睾丸一般会较小、质软。变硬形态不规则的附睾可能为继发于附睾梗阻导致的梗阻性无精子症，可能需要行输精管附睾吻合术。是否存在精子肉芽肿也应该进行仔细评估，精子肉芽肿是输精管节育手术后精液外溢到输精管外导致，说明睾丸和附睾管处于一种低压状态。是否存在精子肉芽肿的预后价值还不确定，但一些学者认为当存在精子肉芽肿代表输精管吻合术后的生育恢复预后较好。是否合并有精索静脉曲张也应当注意，精索静脉曲张可以考虑在输精管复通术一期同时进行或延期半年以后再进行。

实验室检查对于评估输精管吻合术是否合适是有意义的。单纯精液分析可排除输精管结扎术后的远端再通。事实上，Lemack 和 Goldstein 承认 10% 接受输精管复通术的患者行精液离心的颗粒中可以找到完整的精子。这种少精子精液（定义为在离心颗粒中可以找到精子但在最初的精液分析中找不到）提示输精管吻合术后的效果较好。精液量少的患者应当进一步做经直肠超声排除射精管梗阻。但是一般做输精管复通术的患者都没有做影像学检查。大多数输精管结扎术后的患者都会出现抗精子抗体，抗精子抗体与复通术后生育力的关系仍存在争议。康奈尔大学的 Lee 等认为，存在于血清中的抗精子抗体高度提示生精功能活跃。但是术前检查抗精子抗体的临床意义并不太清楚。血清 FSH 用于评估原发性的睾丸功能，当做输精管复通术前检查 FSH 升高提示术后采用人类辅助生殖技术的可能性较高。

五、影像学检查

在考虑输精管炎性梗阻、医源性损伤的患者，可能在术中需要做输精管造影来了解腹侧远端梗阻的情况。造影可以了解远端输精管、同侧精囊和射精管的梗阻部位和情况。由于输精管造影可能会导致瘢痕形成，因而只是在重建手术中，用靛胭脂冲洗后尿管中尿液无变色，临时采取造影检查。

六、麻醉

输精管吻合术通常采用全麻，这可以为手术医生提供一个最佳的环境进行最佳的显微外科吻合，特别是当遇到很复杂的修复时。区域性麻醉，比如腰麻和硬膜外麻醉也可以考虑采用。但局面手术是不推荐的，因为在显微镜下，患者轻微的活动都会被放大，这不利于进行成功的吻合。

七、体位

所有患者采取平卧位，在受压点用硅胶垫避免长时间手术造成局部的损伤。患者的上肢均内收,将手术显微镜和手术椅放置在合适的位置,保障手术医生能够较为舒适的姿势进行操作。阴茎阴囊备皮消毒铺巾后,将阴茎翻向头侧用铺巾压住,这样能够更好地显露手术视野。手术者的脚踏应放置在容易控制的位置,同时术者的肘部和腕部都有支撑,便于术者的稳定操作。

八、切口部位的选择

在外环口做标记。最常用的切口是两侧阴囊高位的直切口,大约距离阴茎根部两侧1 cm。在大多数病例采用该切口可以达到很好的暴露。这一切口可以很容易在必要时向外环口延伸。在该切口暴露进入阴囊部分的输精管和附睾时,可以将睾丸挤上来。当输精管的腹侧端很短,可以做耻骨下切口。这一切口较阴囊高位切口更容易向腹股沟延伸。如果怀疑输精管梗阻水平在腹股沟段输精管,比如患者以前有睾丸固定术或疝修补术,应当从原手术切口切开。同样腹股沟切口也可以将睾丸拖上来显露输精管和附睾。无论是哪种切口,尽量做到吻合口无张力是基本原则。Jarvi 等采用了一种无手术刀技术(no-scalpel technique),可以减少切口的长度。在该技术中,输精管用"C"形钳连同皮肤一起抓起,与无手术刀输精管结扎术相类似,使用尖端锋利的止血钳来穿破皮肤和皮下的肉膜,再用"C"形钳将输精管拖出皮肤表面,一旦双侧输精管从切口显露,即可进行标准的吻合。

九、吻合的原则

第一个原则是保障组织良好的血供,注意夹持组织时的无创原则;其次是注意吻合断面为健康的黏膜和肌层组织;第三是精准的黏膜与黏膜的对位吻合;第四是水密封性原则,可以减少术后吻合口精子肉芽肿的形成再次压迫阻塞管腔;第五是吻合无张力原则。

十、手术特殊器械

对于任何的专科医生,精细的设备至关重要。首先手术显微镜是必不可少的。手术中的扶手座椅可以减少手术医生的疲劳和便于精细操作。使用 Goldstein Microspike Approximator clamp(ASSI Corp,NY,USA)可以通过稳定的夹持输精管使其两端靠拢,吻合会更加容易。另外这种钳夹帮助可以预防吻合时产生张力。开槽的神经夹持钳和超快的显微外科手术刀可以准确地垂直90°横断输精管用于吻合。当使用无手术刀技术时,尖端锋利的止血钳和悬挂式"C"形钳是必要的。止血一般使用双极电凝避免单极电凝对周围阻止的热损伤。

十一、输精管的准备

输精管一旦切开后,第一步是要充分游离输精管获得足够的长度进行无张力吻合。在确定以前手术结扎部位后,由此分别向睾丸端和外环端进行游离,采取纱布包裹指间或编成纱布球钝性分离,主要的是注意不能剥脱输精管的外鞘,这样会导致输精管的血供遭到破坏。应避免结扎可能供应输精管的血管,此时采取透光法可以很清楚地看到输精管周边的血管情况。

当缺失距离较大,获取足够长度还可以进一步向腹股沟管延伸游离输精管,这与睾丸下降固定手术中分离输精管的方法和原理相类似,可以把腹侧端呈一定角度的输精管拉直来满足吻合的需要。另一种获取足够长度的选择是将输精管的迂曲部从附睾尾开始进行游离,这样也有助于增加一部分长度,尤其是在以前结扎手术导致睾丸端的输精管断端留存过短的情况下。

输精管断端用开槽的神经夹持钳和显微外科手术刀 90°切断以保障精确的吻合,尤其在输尿管迂曲部进行横断时应当注意不能切成过大的斜面,导致近远睾端吻合口径相差过大(图 5-2)。当然现在也有采取斜面开槽的夹持钳,保障吻合口呈斜面精准吻合的报道(图 5-3),这与输尿管、尿道或肠道等其他斜面吻合一样,可以避免因瘢痕导致的吻合后狭窄,保障术后吻合部位的通畅性。当然输精管吻合本身由于对位精准,加上水密封性的吻合,术后瘢痕的影响是很小的。观察输精管的断面,黏膜、肌层组织是否健康、血供是否良好。如果断端的出血影响到手术操作,可以用 6-0 的尼龙线结扎。

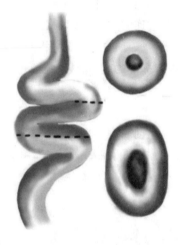

图 5-2 输精管迂曲部不同部位横断后的断面口径的差异

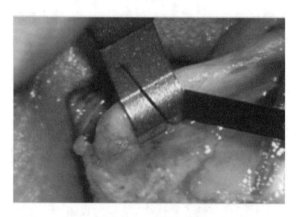

图 5-3 呈 15°斜面 3 mm 开槽的输精管夹持钳

下一步应当评估腹侧输精管的远端通畅情况。可以有多种方法,第一种方法是用 24 g 的血管导管插管,用 1 ml 的注射器注入盐水,如果无阻力且无反流说明远端是通畅的;如果尝试失败,可从尿道上 16F 的气囊导尿管,气囊注射 5 ml 盐水,轻轻牵拉膀胱颈,从输精管腹侧断端注入 1 ml 靛胭脂,如尿液变蓝,说明是通畅的。第二种方法是用 2-0 的聚丙烯缝线的无针端插入输精管内,如通过很顺利说明远端是通畅的。第三种方法是还可以注入水溶性的造影剂通过 X 光下输精管造影来确定输精管远端是否通畅。

睾丸端的输精管应该评估是否存在精子,睾丸端流出的液体用消毒后的载玻片收集并在显微镜下观察。如果没有液体流出,可以用 24 g 的血管导管插管后轻柔的注射盐水产生的鼓泡可以用载玻片收集后放置在显微镜下查找有无精子。表 5-1 显示了几种可能的流出液体情况和推荐的手术方式。关于输精管附睾吻合技术参见下一章节。

表 5-1 输精管流出液体表现

肉眼观	镜下发现	推荐手术
清亮、浑浊或奶酪状液体	活动精子	输精管吻合术
	无活动的完整精子	输精管吻合术
	精子头和无活动的完整精子	输精管吻合术
	只有精子头	输精管吻合术
较多透明液体	泡沫中无精子	输精管吻合术
奶酪或牙膏状液体	泡沫中无精子	输精管附睾吻合术
无液体、无肉芽肿	泡沫中无精子	输精管附睾吻合术

十二、腹侧输精管的处理

吻合前对腹侧端输精管的处理可以有效地解决远近睾端输精管口径不一致的问题。首先腹侧的输精管被牵拉后切断,这种方式使腹侧的输精管管腔有更多的黏膜,或者在输精管横断后用显微镊夹持输精管外膜牵拉后剪断也可达到类似的效果。其次,用 1～3 ml 的盐酸罂粟碱(30 mg/ml)在切口表面滴注,可以使管腔的肌肉和黏膜的松弛,易于扩张来适应更多的缝针(图 5-4)。

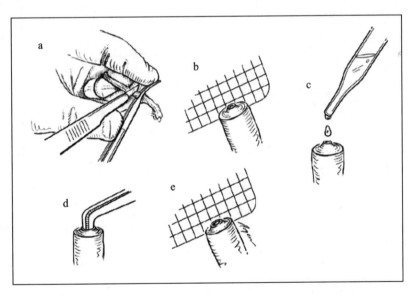

图 5-4 吻合前腹侧输精管的处理

a.用止血钳在输精管瘢痕处夹住,如图的手法带张力牵拉输精管并在瘢痕以外的位置切断;b.当输精管横断后可以看到更多的黏膜从管腔内凸起;c.1～3 ml 的盐酸罂粟碱(30 mg/ml)在切口表面滴注;d.用 jeweler's 钳扩张输精管;e.管腔扩大一倍,适合进行更多的缝针

十三、单层吻合技术

单层技术的优势在于简单,手术时间短,对显微外科技术要求相对较低,不需要较长的学习曲线。这项技术的缺点是在吻合口径不一致时复通率较低。真正的单层吻合是输精管两端的全层缝合。1979 年 Leary 等介绍的"微汤匙"技术("microscoop"technique)是沿用至今的进行输精管全层缝合的主要技术方式(图 5-5)。改良的技术是在全层缝合完毕后增加间断的浆肌层缝合。尽管这项技术相对简单,做该手术前还是应正规地接受显微外科训练。Nyame 等报道采用改良单层吻合技术与双层技术相比较术后精液质量没有显著性差异,但成本明显降低,手术时间也明显缩短。进入到机器人辅助手术时代,Michael 等报道 60 例机器人辅助单层输精管吻合术,梗阻间隔时间为(5.7±2.2)年,平均手术时间为 192 min,术后平均 4.3 个月,有 42 例复诊做精液评估,结果显示成功率为 88%(37/42),术后平均精子浓度为 31×10² 万/ml,平均精子活率为 29.1%。这一结果与其他显微外科技术报道的结果类似。

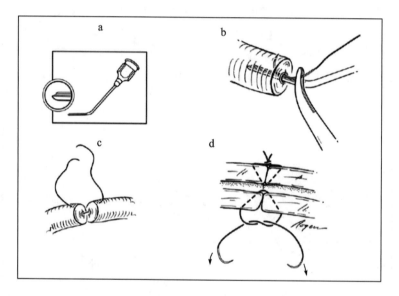

图 5-5 "微汤匙"技术

a.25G 针头的尖端和前面被锉掉;b.钝头插入到输精管腔作为导针器;c.用 9-0 或 10-0 的缝线全层(黏膜＋肌层)缝合,不会缝到对侧壁;d.打结成三角形,很少的黏膜和较多的肌层,这样可以保障黏膜良好的对位(黏膜不内翻,保障最大的通畅)和适度肌肉挤压的内翻(减少外漏)

十四、双层吻合技术

首先内层进行黏膜的对位吻合,然后外层给予浆肌层缝合。尽管 VV 研究小组研究证实与单层吻合技术的结果相似,完成双侧吻合需要更高的显微外科技术技能。理论上双层吻合技术对于吻合口径不一致的情况较为适合,水密封性也比单层技术要好。双层吻合技术也是后来多层吻合的基础。

十五、微点多层吻合技术（microdot multilayer technique）

威尔康奈尔医学院的 Goldstein 等在 1998 年描述了微点标记技术。这项技术是在输精管断端显微描记进针和出针的部位，这样有利于吻合口径不一致时黏膜的准确对位吻合，避免的吻合口"狗耳"的发生和精液外漏，不同口径输精管缝针的熟练见表 5-2。

表 5-2　不同口径输精管管腔的缝针数量

管腔直径（mm）	周长（mm）	缝针数
1	3.14	4～5
1.25	3.93	5～6
1.5	4.71	6～7
1.75	5.47	7～8
2	6.28	8～9

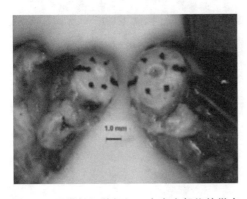

图 5-6　显微标记笔标记 6 个出生部位的微点

当输精管准备妥当，一般用一种显微标记笔（Covidien，Mansfield，MA，USA）在输尿管断端均匀标记 6 处出针点（图 5-6）。标记点大约在管腔到输精管外膜的内 1/3 处的肌层上。第一层用 10-0 的单丝缝线吻合黏膜，采用双头针避免缝合时缝到对侧壁（图 5-7）。第二层用 9-0 的单丝缝线吻合深部的肌层。注意不要缝到黏膜层甚至不小心缝闭管腔（图 5-8）。一般先缝合后壁黏膜 2 针并第二层肌层加固，然后翻转过来缝合正面的黏膜和肌层（图 5-9、图 5-10）。第三层用 9-0 的单丝缝线吻合输精管外膜，注意与肌层缝合部位错开吻合，达到水密封性（图 5-11）。所有的缝合是采用间断缝合的方式。最后输尿管鞘用 9-0 或 7-0 的聚丙烯缝线缝合 6 针以减少吻合部位的张力（图 5-12）。Goldstein 的输精管多层吻合的手术示意图见图 5-13。

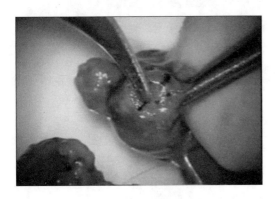

图 5-7　缝合后壁的黏膜

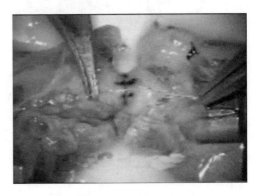

图 5-8　第二层肌层加固

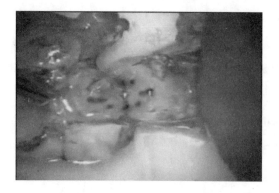

图 5-9　翻转到正面观察输精管管腔

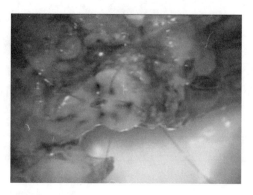

图 5-10　继续完成正面的第一层黏膜对位缝合

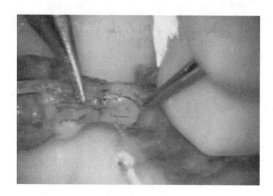

图 5-11　第三层输精管外膜的缝合

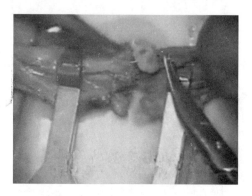

图 5-12　第四层关闭输精管鞘

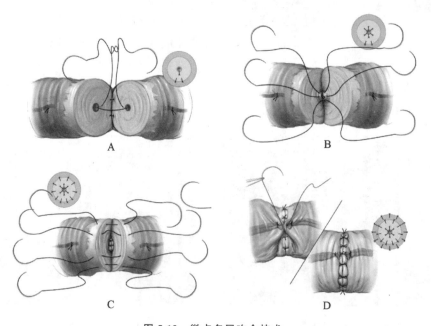

图 5-13　微点多层吻合技术

十六、特殊考虑

在使用附睾尾输精管迂曲部作为吻合部位时,首先充分游离附睾尾,在横断输精管时要注意保证 90°切断,不能钝角切开,这样输精管断面较大,很难保障吻合后的水密封性。在输精腹侧端长度过短时,除了前述的一些方法外,还可考虑腹腔镜下游离输精管残端,将输精管转位至腹壁下血管的内侧进入后再行吻合。

当遇到多处输精管狭窄的情况,比如做输精管结扎的患者同时有疝修补术病史,一根输精管一次做两次输精管吻合是不行的,因为中间段的输精管没有血供。因此遇到这种情况时,中间段的输精管是不要的。有此引起的长段输精管缺损可以用前述游离输精管的方法来弥补。

当输精管复通术的患者同时有精索静脉曲张,同时做两种手术可能会导致静脉回流差,睾丸萎缩或丢失。在进行完整的显微外科精索静脉结扎术时,除了输精管静脉未结扎,所有的睾丸回流静脉都被结扎。当患者有输精管结扎史,在行精索静脉曲张手术时,应注意保留一些回流静脉血管,如提睾肌静脉等。由于提睾肌静脉没有结扎,这部分患者精索静脉曲张的复发率高达 22%。推荐精索静脉曲张手术最好在输精管复通术后半年以上再进行。

一侧输精管腹股沟高位梗阻,另一侧睾丸萎缩但输精管正常的情况下,可以将睾丸端的输精管与对侧的腹侧端输精管进行交叉吻合。吻合的方式主要以将对侧的腹侧端输精管从阴茎根部下发穿过睾丸纵隔与健康的睾丸端输精管进行吻合。极少数情况,对侧的输精管长度不足,需将健康的睾丸固定到对侧进行吻合。

十七、术后管理

术后一般穿戴阴囊托 6 周以上。术后 3 d 可进行轻微的活动,运动和重体力劳动至少在两周后才能进行。禁欲一般至少 1 个月。术后 2 个月、4 个月、6 个月进行精液分析检查,如果持续 6 个月仍为无精子症,应考虑重新做输精管吻合术。

十八、并发症

输精管吻合术的并发症很少。阴囊血肿可能是最常见的并发症。在 2 500 例的系列手术中只发生了 7 例阴囊血肿。这些阴囊血肿并不需要进一步的处理,而且也无一例发生感染。保守治疗阴囊血肿的吸收一般需要 6～12 周。

梗阻、再狭窄和再次无精子症,是另外一种可能的远期并发症。Kolettis 等报道这种短暂的输精管通畅发生率占 2.9%～5.3%,吻合口的精液外漏形成精子肉芽肿预示着手术失败。当射出的精液中含有精子,应及时进行冷冻保存,以免遇到远期再次不通的情况。

十九、显微输精管吻合术的结果

在当今在 IVF/ICSI 辅助生殖技术飞速发展的时代,了解输精管吻合术后的复通和受孕效果及影响因素是十分重要的,这样患者夫妇才能通过对预期结果的比较做出正确的选择。简要复习文献,输精管吻合术后的复通率范围为 69.2%～97.8%,受孕率范围为 36.8%～

92.5%。从输精管吻合术研究小组的多中心研究结果,显微外科输精管吻合术的复通率为86%。受孕率为52%。之所以结果差别如此之大,是因为显微输精管吻合术的结果受到多种因素的影响。输精管吻合术的影响因素如下。

(一)梗阻时间

超过10年以上的梗阻时间预示着输精管重建的结果较差。最近的文献报道,虽然长期梗阻超过10年的患者的受孕率低,但手术后的通畅率不低。输精管吻合术研究小组(the vasovasostomy study group)报道,随着输精管结扎术后的时间延长,复通率和受孕率下降,但受孕率下降更为明显。根据梗阻时间进行分组,小于3年的复通率和受孕率分别是97%和76%;3~8年的复通率和受孕率分别是88%和53%;9~14年的复通率和受孕率分别是79%和44%;15年以上的复通率和受孕率分别是71%和30%。Boorjian对17年单个外科医生做的双侧输精管重建手术的病例中随机选取了213例进行回顾性分析。通畅性(定义为射出的精液中有完整的精子)在90%的患者达到。在梗阻时间上复通率并没有统计学意义上的差别。但是梗阻时间对受孕率的影响却十分明显,受孕率从梗阻时间少于15年的85%下降到梗阻时间超过15年的44%($p<0.05$)。Magheli等对单个外科医生手术系列的334例输精管复通术进行回顾性分析,报道复通率和受孕率不受梗阻时间的影响,长的梗阻时间只是增加了选择做VE的趋势。Kolettis等从3位外科医生的手术结果发现74例梗阻时间超过10年以上的患者术后复通率和受孕率都还是可以接受,10~15年分别为74%和40%,16~19年分别为87%和36%,20年以上分别为75%和27%。作者认为梗阻时间超过20年以上与IVF/ICSI的受孕率相当。

(二)年龄

女性配偶的年龄显著影响受孕率,因为40岁以上女性的生育力会明显下降。Gerrard等在249例输精管复通术的研究中证实女方年龄超过40岁,受孕率发生陡降。女方年龄20~24岁的复通率和受孕率分别为90%和67%;25~29岁的复通率和受孕率分别为89%和52%;20~34岁的复通率和受孕率分别为90%和57%;35~39岁的复通率和受孕率分别为85%和54%;40岁以上的复通率和受孕率则分别为83%和14%。Kolettis等观察46例妻子年龄在35岁以上的患者行输精管复通术后的结果,妻子年龄超过40岁的受孕率明显下降。总体复通率和受孕率分别为81%和35%,但妻子35~39岁的受孕率为46%,而40岁以上只有14%。Hinz等对单个医生212例输精管复通术的结果进行多变量回归分析研究,女性年龄是影响术后受孕率的一个独立的因素,年龄超过40岁与年轻组相比受孕率明显下降(42%和74%)。

与之相反,男性年龄对复通率和受孕率没有太大影响。只是年龄越大,相对梗阻的时间也越长,选择做VE的概率会更高。

(三)夫妻既往怀孕史

几项研究证实夫妻既往有怀孕历史的,输精管复通术后的受孕率要高。输精管吻合术研究小组报道失孤作为输精管复通术原因的夫妻复通率和受孕率分别为86%和75%。Chan等将27对既往有过孩子的夫妻与100例历史对照组进行比较,以前有孩子的夫妻术后复通率和受孕率分别达到 100％ 和 86％。与历史对照组相比,复通率无显著性差别,研究组的受孕率远远高于对照组的 54％,即便研究组的平均年龄也要显著高于对照组(37.2 vs 29.9,$p<0.01$)。Hernandez 和 Sabanegh 观察 41 例重复输精管重建的病例,既往有过孩子的夫妻受孕率达 80％,而找新对象再婚的受孕率只有 17％。与之相反,Kim 等对 44 例重复输精管重建的病例观察,并没有发现存在这种差别。作者认为只有女性年龄是否小于 35 岁是重复输精管吻合术后的受孕率的预测因子。

(四)精子肉芽肿

关于精子肉芽肿目前的文献报道存在矛盾。平衡所有证据,精子肉芽肿对于术后受孕率和复通率无太大影响。这一点得到输精管吻合术研究小组的证实。Magheli 也认为精子肉芽肿对术后的复通率和受孕率均无太大影响。Boorjian 等观察 213 例输精管复通术病例,他们发现精子肉芽肿只是增加了少量输精管附睾吻合术的概率,对术后的复通率和受孕率无影响。相反,Bolduc 等在 747 例输精管复通术病例中发现精子肉芽肿与复通率间存在关系。Hinz 等回顾 351 例输精管复通术的病例发现,存在精子肉芽肿可提高复通率,但不影响受孕率。

(五)既往重建手术

重复输精管的复通率和受孕率仍是令人鼓舞的。Piack 报道 66 例前期输精管吻合术失败再次行输精管复通术的患者的复通率和自然生育率分别是 92％ 和 52％,而且作者并没有在意输精管流出液的质量和是否存在精子。Hollingsworth 等报道 49 例行重复输精管复通术的患者的复通率和受孕率分别是 85％ 和 44％。其中 34％ 的患者行单侧或者双侧 VE。Hernandez 和 Sabanegh 报道 41 例重复输精管复通术的患者的复通率和受孕率分别是 79％ 和 31％。其中单侧或双侧输精管附睾吻合术达 73％。Pasqualotto 等报道 18 例既往输精管附睾吻合术失败的患者行单侧或双侧输精管附睾吻合术,复通率和受孕率分别为 66.7％ 和 25％。这些证据建议开展重复输精管复通术的医生必须能熟练的完成输精管附睾吻合术。

第三节　机器人辅助输精管复通术

正如手术显微镜的引入带来了男性生殖的显微外科时代,同样将机器人辅助技术引入到男性生殖手术同样具有划时代的意义。机器人辅助技术优势包括具有高清的 3D 视野,通过消除手的震颤和 5∶1 的移动比例可显著增强手术的精准性。不断改进的人体工程学及可以同时控制多种器械,这可以缩短学习曲线周期,同时也不再需要有一个技术熟练的助手来共同完成手术。2004 年 Kuang 等完成了首例离体的人输精管吻合术。第一项随机前瞻性研究比较机器人辅助输精管吻合术(RAVV)和纯显微外科输精管吻合术(MVV)显示手术时间明显缩短,吻合口的精子肉芽肿发生率降低。同年,Fleming 等报道首次在两例患者身上完成双侧机器人辅助输精管吻合术,通畅性十分理想。2007 年 De Naeyer 报道一例 34 岁男性采用 8-0 聚丙烯缝线输精管单层吻合,术后重新恢复生育力。Parekattil 等对 20 例采用 RAVV 和 7 例采用 MVV 进行比较,手术均采用 10-0 和 9-0 缝线的三层吻合技术,两组的复通率均为 100%,手术时间上无统计学差异($p>0.05$)。Santomauro 等进行了 20 例机器人辅助输精管吻合术,其中 17 例采用单层吻合技术,3 例采用双层吻合技术,术后的通畅率为 93%,平均精子浓度为 $14×10^2$ 万/ml,精子活率为 26.4%,认为机器人辅助技术可以达到与显微外科技术相当的临床效果。2014 年 Trost 等第一次报道经腹入路治疗双侧腹股沟疝补片引起的输精管梗阻的机器人辅助盆腔输精管吻合技术,这项技术可以解决输精管高位长段的输精管梗阻或缺损,这是传统显微外科技术难以做到的。

一、术前准备

术前 5~7 d 适当给予阿司匹林和维生素 E,术中切开皮肤后 30 min 一次性给予广谱抗生素。下肢穿弹力袜预防下肢深静脉血栓形成。

二、手术室的准备和患者体位

图 5-14 显示手术室的准备情况,四臂达·芬奇系统放在患者的右侧,高清监视器放在患者的足侧便于手术医生助手和护士观看手术野,准备器械和每一步所需要的缝线。患者取标准的仰卧位,切开皮肤病保留手术野。

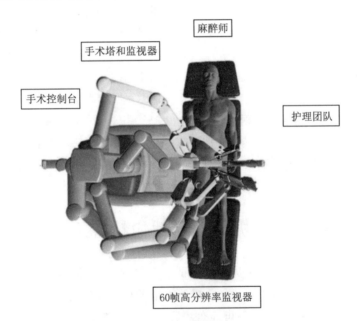

图 5-14　手术室的准备和患者体位

图 5-15 显示 trocar、机械臂和高清摄像头的位置,为了让器械活动的范围达到最佳,一般将手术器械伸出超过 trocar 尖端 4~5 cm。第 4 机械臂通常放在左侧机械臂的旁边以减少操作时发生碰撞。摄像头一般使用 0°镜获得最佳视野。一个附加的第 5 臂(nitrogen powered,Karl-Storz,Inc.,Tuttlingen)装载第二个高清摄像头(VITOM,Karl-Storz,Inc.,Tuttlingen),该摄像头具有增强的光学放大功能(16~18 倍),这样能够给手术控制台一个

双增强的放大视野。如果需要台式显微镜下检查输精管流出液体,同样可以将显微镜下视野转到手术控制台,手术医生在控制台可以同时看到 3 个视野(图 5-16)。

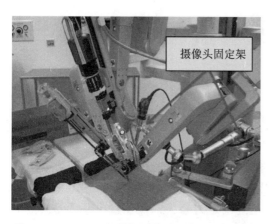

图 5-15　trocar、机械臂和 2 个高清摄像头的位置

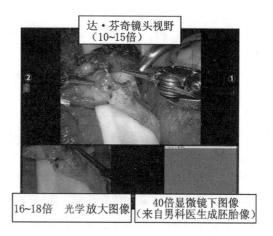

图 5-16　手术控制台可以看到 3 个视野

三、机器人辅助输精管吻合术

　　机器人辅助输精管吻合术前的准备工作与显微外科是相同的。一般先做左侧的输精管吻合,黑钻显微钳装载在机器人的左右臂,0°镜装载在机器人摄像臂,显微 Potts 剪装载在第 4 臂。输精管的两端放置在 1/4″ 的烟卷引流条上。助手用 18 g 1 ml 的注射器用盐水冲洗视野,用海绵吸水去除视野过多的水分,在缝合时将拆包装后的针线放入手术野。整个吻合的程序与显微手术是一样的。

(张　茨)

第六章　附睾梗阻的显微外科诊疗

第一节　附睾梗阻所致的男性不育

附睾原因导致男性不育除了存在明显的附睾感染病史,阴囊体检触及硬化的附睾结节也可以大致判断梗阻部位在附睾。对于输精管结扎术后复通的患者是否存在附睾梗阻需要在术中进行判断。无论是什么原因导致的梗阻,最终确定附睾为部位梗阻还是需要通过术中探查的方式,并在术中来决定是采用输精管吻合术还是输精管附睾吻合术。

术中判断梗阻的部位主要通过解剖附睾尾部输精管迂曲部与直部的连接部,并在此部位用15°显微刀切开输精管显露管腔,对输精管睾丸端流出的液体进行肉眼和400×台式显微镜下评估。如果存在厚牙膏样液体且无精子或很少的液体且无精子肉芽肿或在冲洗的泡沫中没有精子的情况,都提示为附睾梗阻,需要行输精管附睾吻合术。事实上附睾存在梗阻时,梗阻部位上下的附睾管在显微镜下表现明显不同,梗阻近睾端的附睾管会明显扩张,而梗阻部位以下的远睾端附睾管会塌陷,这也可以帮助我们判断梗阻部位在附睾的哪一个部位。

第二节　输精管附睾显微吻合术

第一例输精管附睾吻合术是1902年由宾夕法尼亚大学的Dr Edward Martin完成的。他的技术包括多水平地切开附睾管,并用4根银线将输精管和附睾白膜以端端的方式进行吻合。通畅与否主要依赖瘘管的形成。在1909年,Martin报道了共11例附睾梗阻患者的手术,其复通率为64%,受孕率为27%。他证实输精管附睾吻合在技术上是存在可行性的,也成为后续研究的基础。

随着显微外科技术的不断进展,在输精管附睾吻合术中我们已经能够将单根附睾管黏膜与输精管黏膜间进行准确的对位吻合。这种吻合精准性的增加,使术后能够达到更高的复通率和受孕率。但显微外科输精管附睾吻合术对外科医生而言依然是显微外科手术领域中最具有挑战性的技术,因而手术最终效果更依赖于手术医生技术的完美程度。因此在进行显微外科输精管附睾吻合术前,应当接受足够的显微外科训练和积累足够的临床显微手术经验,如输精管吻合术。

一、适应证

输精管附睾吻合术的适应证是附睾梗阻引起的梗阻性无精子症。如前节所述,附睾的梗阻往往需要在术中来判定。在输精管结扎术后复通的手术中,对输精管睾丸端流出的液体进行肉眼和400×台式显微镜下评估。如果存在厚牙膏样液体且无精子或很少的液体且无精子肉芽肿或在冲洗的泡沫中没有精子都构成进行输精管附睾吻合术的指针。对于非输精管结扎术相关的梗阻,输精管附睾吻合术的适应证是睾丸活检存在完整的生精过程,而输精管近睾端无精液或冲洗的泡沫中无精子,腹侧远端精道通畅。

二、显微手术野的建立

现代输精管附睾吻合术的革新无论是早期 Silber 描述的端端吻合、还是 Wagenknech 描述的端侧吻合、到 Berger 描述的端侧套叠吻合技术等,所有这些技术在开始的显微手术野暴露和建立是相似的。

首先做向腹股沟外环口的 3～4 cm 长的高位阴囊切口(图 6-1)。这一切口的好处在于,对于输精管长度不足的病例,可以将切口延伸至外环口的上方腹股沟管进行输精管的解剖。切开阴囊皮肤和肉膜后,可以将睾丸连同鞘膜从切口中完整挤出。用 Badcock 钳将输精管提起并游离,输精管周围采用烟卷引流。将手术显微镜移入术野。对输精管的直部和迂曲部的连接处进行游离。在显微镜下将输精管从输精管鞘和血管中剥离,暴露一段干净的裸输精管。用 15°的超快刀片将输精管半切开至看到管腔。载玻片收集的输精管的液体用 400×台式显微镜检查,如果没有发现精子,则向睾丸端注射 0.1～0.2 ml 盐水冲洗,并挤压睾丸和附睾再次检查回流的液体中是否存在精子。当正常睾丸或抗精子抗体阳性的男性显微镜下精子缺失则肯定附睾梗阻的诊断。

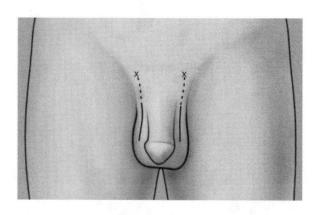

图 6-1　输精管附睾吻合术采用的阴囊高位切口

注:X 标记为外环口,虚线为可延伸的切口示意

进一步对输精管的腹侧端采用 24 g 血管导管插管并注射 1 ml 的乳酸林格氏液检查腹侧远端的通畅性。无阻力、无反流提示输精管腹侧远端通畅。如果尝试失败,可从尿道上 16F 的气囊导尿管气囊注射 5 ml 盐水,轻轻牵拉膀胱颈,从输精管腹侧断端注入 1 ml 靛胭

脂,如尿液变紫,说明是通畅的。

确定完腹侧远端通畅后就可以开始进行输精管附睾吻合术,输精管断端的准备工作是采用 2 mm、2.5 mm 或 3 mm 的带槽的神经固定钳和超快刀进行输精管的横断,保障完美的90°吻合断面和健康的输精管组织。输精管断面在 15~25 倍放大下可以看到清晰的 3 层结构,像一只牛眼。在轻微扩张弹回后可以看到健康的白色黏膜环。该层周围的肌层应该是光滑和质地均匀的。沙砾样的肌层说明存在有瘢痕和纤维化。在切缘黏膜端和肌层表面均应存在新鲜的出血。如果血供差且肌层为沙砾样,输精管应该进一步向腹侧方向横断,直到看到正常健康的组织断面。输精管动脉和静脉一般用 6-0 的薇乔线结扎。小的出血可以用显微双极电凝在低能量下进行控制。接着打开附睾白膜显露附睾管。对于输精管结扎术复通的患者,一般不会有太大变异,整个过程都较为类似。

三、端端吻合技术

这是最早由 Silber 描述的显微外科技术。该技术较之前的瘘管技术而言有极大的优势。先将附睾与迂曲部输精管的连接处解剖出来。然后对附睾管进行逐层横断直到看到有较多液体涌出的附睾管(图 6-2)。确定有液体涌出的单根附睾管后,用 3~5 针 10-0 的缝线间断缝合至输精管。然后用 9-0 的尼龙线将输精管外层和附睾管白膜进行吻合(图 6-3)。

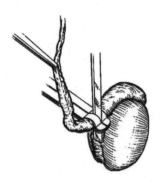

图 6-2　Silber 的端端吻合技术中附睾的横断方法

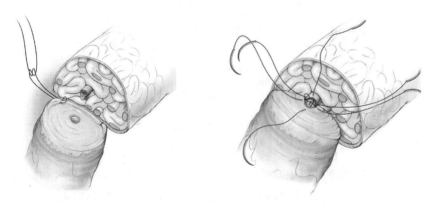

图 6-3　输精管附睾的端端吻合技术

这项技术的优势是可以充分游离附睾并使之展开拉直,这样可以增加额外的长度来弥补输精管长度的不足。缺点是因为附睾白膜的外径远大于输精管的外径,很难做到水密封性的关闭。在横断附睾后由于血管也被切断,想要获取无血干净的精子用于冷冻保存很困难。

1990 年 Marmar 通过一种"悬吊和覆盖"技术对 Silber 的端端吻合技术进行改良。他在附睾尾部横断时,保留附睾的白膜,然后沿附睾管逐级向上切断,直到漏出含精子液体的附睾管与输精管腔吻合。吻合部位的前后四周都被保留的白膜包盖,在覆盖的同时也起到了悬吊的作用(图 6-4)。Marmar 提到尽管目前临床很少再采用端端吻合的手术方式,但在某些特殊情况下,如输精管与附睾间的缺损距离过大,采用端端吻合的方式才有可能获得无张力吻合。

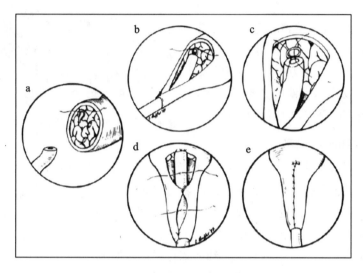

图 6-4　端端吻合的"悬吊和覆盖"技术

a.在标准的端端吻合技术中,附睾垂直横断确定漏液的终末附睾管,输精管和附睾的外径大小差异很明显;b."悬吊和覆盖"技术中,较多的附睾白膜被保留并作为输精管的悬吊支撑;c.附睾管与输精管进行端端吻合;d.关闭输精管前壁的白膜;e.关闭的白膜像穿的裤子一样覆盖在输精管上

四、端侧吻合技术

输精管附睾吻合术的端侧技术较端端技术而言,具有对附睾创伤小和几乎无出血的优势。只需要开窗对附睾管进行轻微的解剖,对附睾管开口的大小也容易定制。同时这种方法能够保护睾丸动脉的附睾分支。假如在进行输精管附睾吻合术的同时还需要进行其他部位的输精管吻合术,该血管的保护可以保障近睾端中间段输精管的血液供应。在睾丸动脉的完整性值得怀疑的情形下,比如以前的睾丸固定术、精索静脉结扎术和疝修补术等,为了维持睾丸的血供,保留输精管动脉是需要的。

吻合部位的选择与端侧吻合的技术相关,当输精管准备妥当时,打开睾丸鞘膜并挤出睾丸。在手术显微镜下观察附睾,可以看到梗阻部位清晰的界限,上方的附睾管明显扩张而下方的附睾管塌陷。如果梗阻水平不能确定时,用 10-0 的显微缝线的圆针针头(直径70 μm)

穿刺附睾管,从远睾端向近睾端逐步穿刺,直到穿刺部位有液体流出并在台式显微镜下看到精子,用显微双极电凝封住穿刺部位,然后在该部位进行下一步吻合。

吻合部位选择在附睾管明显扩张的部位,在无血管区域用 jeweler's 止血钳将附睾包膜向上提起成帐篷状,用显微剪刀根据输精管外径的大小开一 3～4 mm 的窗孔。然后轻柔地解剖附睾管直到扩张的附睾管环清晰地显露出来。

用 6-0 的聚丙烯线间断缝合 2～3 针将输精管断端与附睾白膜固定,这样能够使输精管腔靠近吻合部位和保障吻合时无张力。附睾白膜窗孔的后缘与输精管肌层和外膜的后缘用 9-0 的双头针间断缝合 2～3 针进一步固定(图 6-5)。此时输精管管腔已非常接近预吻合的附睾管部位。在合适部位的固定对于维持持久的无张力吻合至关重要。

输精管附睾吻合术端侧吻合技术较多,包括经典的端侧吻合和各种套叠吻合技术。

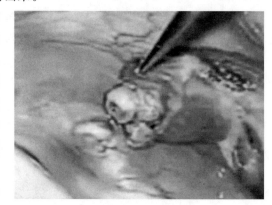

图 6-5　吻合前将输精管断端与附睾白膜固定

(一)早期端侧吻合技术

经典的端侧吻合方式是在(25～32)×显微放大下,沿选好的附睾管走形纵向切开附睾管。附睾管流出的液体放至台式显微镜下观察有无精子。如无精子,则用 10-0 的缝线关闭附睾管和 9-0 的尼龙线关闭附睾白膜。并继续向近睾端寻找吻合部位,直至显微镜下发现流出液中存在精子,才能进行下一步吻合。附睾管流出的液体可以用毛细玻璃管抽吸冷冻保存。由于亚甲蓝和放射造影剂对精子细胞都存在毒副作用,而靛胭脂安全无毒,一般用乳酸林格氏液将靛胭脂稀释 50% 滴入到视野,可以很好地增强附睾管和输精管边缘的显示。

为了保持纤细的附睾管处于持续开放状态和看到切口的边缘,需要持续性地灌注盐水或乳酸林格氏液。切开的附睾管黏膜后缘与输精管后缘用外径为 70 μm 双头圆针的 10-0 缝线间断缝合 2 针;然后用双头圆针的 10-0 缝线继续缝合 2～4 针完成前缘的吻合。输精管的肌层和外膜与附睾管的白膜切缘进行吻合。用外径为 100 μm 的双头圆针 9-0 尼龙线间断缝合 6～10 针。输精管鞘与白膜用 9-0 的缝线缝合 3～5 针。鞘膜用 5-0 的薇乔线缝合关闭;肉膜采用可吸收线缝合关闭,阴囊皮肤采用皮内缝合。

(二)端侧套叠技术

输精管附睾吻合技术的一大进展就是套叠吻合技术的出现。这项技术最早在 1998 年由 Berger 首先介绍,也称为三角形三针套叠技术(triangulation 3-suture intussusception vasoepididymostomy)。吻合前的准备工作与其他技术方式是相同的。将输精管固定在附睾白膜开口部位后在输精管标记 6 个微点的出针部位(图 6-6)。对吻合部位的附睾管进行充分的游离。滴加靛胭脂强化附睾管边缘。用外径 70 μm 双头圆针 10-0 的尼龙线,以三角形的方式在附睾管上缝合 3 针(图 6-7)。由于针头的直径为 70μm,但缝线的直径只有 17 μm,这样一旦出针过早,附睾管内液体和精子会从针眼漏出导致附睾管塌陷,从而导致后续的切开、吻合都变得很困难。一般在切开附睾管之前保持不出针。当 3 针布置妥当，Berger 最初描述用 9-0 的三角针向上挑开附睾管。现在可以用 15° 的显微手术刀在三角的中心直接切开附睾管。然后将 3 针拉出，将 6 根针头放好避免缠绕。流出液在镜下观察有无精子，如果发现有精子，6 根针头依次从预先标记的微点出针（图 6-8）。缝线打结后将附睾管套叠入输精管管腔形成一种水密封性的吻合。套叠技术可以允许附睾管流出液流向输精管并将附睾管的边缘推向输精管黏膜，从而增强了这种吻合的水密封性。输精管边缘用 9-0 的尼龙线间断缝合关闭。三角形套叠技术的局限性主要是需要相对大的附睾管才能够放置 3 针，因而该技术不适合于输出小管和近端附睾头很细的附睾管。而事实上太细的附睾管采用什么技术都会比较困难。

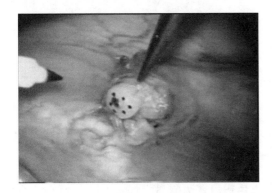

图 6-6　在输精管断面标记 6 个微点

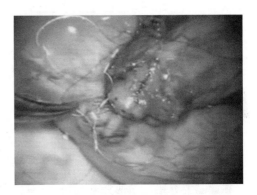

图 6-7　三角形套叠技术中附睾管切开前三角形缝合 3 针

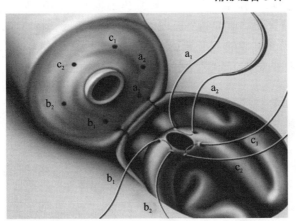

图 6-8　三角形套叠技术微点对位示意图

（三）两针套叠技术

现代输精管附睾吻合术的方法一般采用两针套叠技术。包括横向两针套叠技术（transverse 2-suture intussusception vasoepididymostomy）和纵向两针套叠技术（longitudinal 2-suture intussusception vasoepididymostomy），横向两针套叠技术 2000 年由 Marmar 提出，随后在 2003 年 Chan 等提出了纵向两针套叠技术。并且 Chan 等对三针套叠技术在动物实验上进行比较,认为从复通率和吻合口精子肉芽肿的发生率看,纵向两针技术要优于其他两项技术;手术时间上两针法要比三针法短;同时还从手术原理上说明了与横向两针技术相比的优势(图6-9)。但至今技术上仍存在有争议,Marmar也指出纵向两针存在不能保持同步进针的缺点,这样有可能存在附睾管上缝针距离不对称而导致的套叠效果的不理想。Marmar建议用单持针器双针的方式保持同步横向进针,这一技术被继续应用于改良的横向两针套叠技术中。

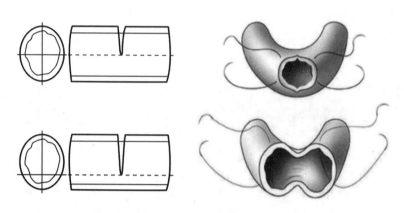

图6-9 横向两针技术的局限性

在此主要介绍纵向两针套叠技术。这项技术在输精管断端只需标记做4个微点。两根双头圆针10-0的缝线沿着附睾管纵向缝合两针,再用15°的显微手术刀在两针之间切开后再出针。当显微镜下确定存在精子后,4根针头由内向外从输精管表的微点处出针。用一根9-0的缝线牵拉输精管断端前部和外膜向附睾管开口靠近。在打紧缝线之前管腔用肝素化生理盐水灌注。最后将黏膜缝线收紧(图6-10),使附睾管套叠入输精管。外层用9-0的尼龙线间断缝合,注意不能缝合太深,要小心不要将附睾管带入(图6-11)。

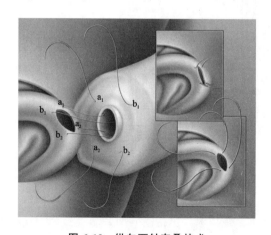

图6-10 纵向两针套叠技术

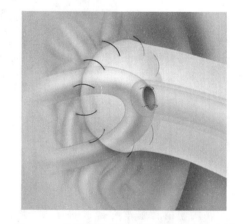

图6-11 外膜缝合关闭后的套叠效果示意图

从节约成本的角度,采用单头圆针缝线代替双头圆针缝线,发现该技术的效果与双头圆针是相似的,只是缝合的次序有所改变(图6-12)。进而也出现了采用单根双头圆针缝线替代两根缝线的技术(图 6-13)。

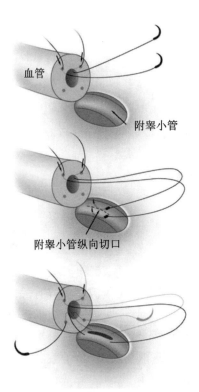

血管

附睾小管

附睾小管纵向切口

图 6-12　两根单头圆针缝线纵向两针套叠技术　　　　**图 6-13　单根双头圆针缝线纵向两针套叠技术**

(四)输精管长度严重不足时的处理技术

输精管附睾吻合术一个常见的问题是输精管的长度不足,通常是输精管结扎术破坏的范围较广或位置较高引起。由于输精管附睾吻合术要求无张力吻合。通过一系列外科技术可以用于解决该问题,包括增加附睾长度、腹股沟游离增加输精管长度、向上固定睾丸或使用对侧的输精管等方式。

附睾的游离技术对于过长的输精管缺损是较为重要的。原理上附睾的体尾部可以进行游离。通常可以在睾丸和附睾间找到正确的无血管平面以避免损伤附睾血供。睾丸动脉附睾的中下分支在必要时可以结扎,这样使附睾游离到足够的长度。进入到附睾头的上支通常保留,由于附睾为双血流供应,对于附睾而言是足够的(图 6-14)。

(五)长期随访评估的结果

一个熟练有经验的显微外科医生完成的输精管附睾吻合术可以让 50%～85% 的男性射出的精液中含有精子。经典的端侧吻合和端端吻合技术随访两年的复通率和受孕率分别为 70% 和 43%。在使用套叠技术后,复通率提高到 70%～90%,受孕率达 40%～45%。无论是什么技术,吻合部位越靠近附睾尾端,受孕率越高。

另外一个棘手的问题是迟发性的吻合失败。采用端端吻合和端侧吻合的方法,在术后

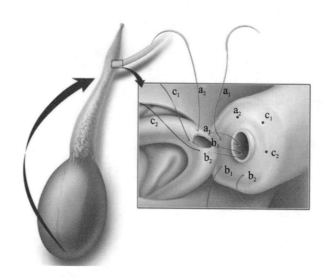

图 6-14　附睾体尾部游离

14 个月 25% 最初吻合通畅的病例最后又闭塞，这与精液外漏形成精子肉芽肿等有关。随着套叠技术的应用，这种迟发性的闭塞发生率降低到 10% 以下。但长期随访的结果还有待了解。因此，推荐在术中收集精子在精子库保存，或者在输精管附睾吻合术术后射出的精液中存在活动精子时冷冻保存。无论采用何种技术，对于在术后精液质量差、精子数量少或依然是无精子症的患者，术中冷冻保存的精子能够进一步用作 IVF 和 ICSI。

（六）机器人辅助输精管附睾吻合术（robotic-assisted vaso-epididymostomy）

将机器臂安装到手术野前的暴露与显微手术是相同的。左右机械臂分别装载黑钻显微钳，摄像系统装载 0° 镜。第四臂用黑钻显微钳夹持显微手术刀或 Potts 剪。纵向两针套叠技术与显微操作是相同的，只不过是通过机械臂来完成的。（图 6-15～图 6-17）。

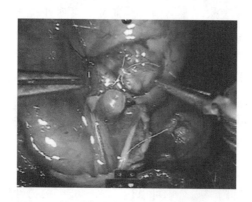

图 6-15　用双头圆针 10-0 缝线纵向缝合两针

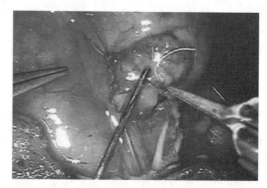

图 6-16　用显微手术刀在两针之间切开附睾管

在 2007 年 8 月到 2011 年 11 月间 145 例输精管复通术病例的前瞻性对照研究中，包含有 59 例双侧机器人辅助输精管吻合术（RAVV）和 41 例至少一侧机器人辅助输精管附睾吻合术（RAVE）、28 例双侧显微输精管吻合术（MVV）和 17 例至少一侧显微输精管附睾吻合

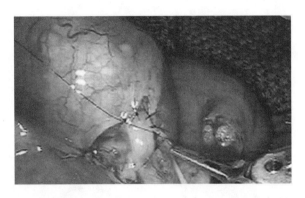

图 6-17　套叠完成后用 9-0 的尼龙线缝合输精管鞘和附睾白膜

术（MVE）。手术方式的选择由患者自行决定。术前患者的人口学特征是相似的。手术由相同的手术医生采用相同的缝线和相同的技术（输精管吻合术采用 10-0 和 9-0 尼龙线双层缝合，输精管附睾吻合术采用双头圆针 10-0 缝线纵向两针套叠术）来完成。平均随访 16.5 个月（1～50 个月）。RAVV 获得了更高的复通率（98％），MVV 为 80％（评判标准为＞100 万精子/每高倍镜下视野）。平均手术时间 RAVV 也明显缩短，平均 90 min（40～180 min），MVV 为 120 min（60～180 min），$p=0.0002$；RAVE 的手术时间同样明显缩短，平均 120 min（60～180 min），而 MVE 为 161 min（120～240 min），$p=0.0005$。机器人辅助手术与显微外科手术在平均术后总活动精子数量上无统计学差异，但在机器人辅助手术后活动精子记数恢复率要显著高于显微手术。手术效率的提高和无须技术熟练的助手大大地降低了机器人辅助手术的成本。

（张茨）

第七章　显微取精技术

第一节　概　　述

一、睾丸和附睾外科取精的概况

显微外科技术在男性不育症中最严重的一类——非梗阻性无精子症（NOA）的治疗始于美国康奈尔大学，Peter N. Schlegel 最早 1999 年在《人类生殖》期刊报道了睾丸显微取精技术（microdissection testicular sperm extraction，Micro-TESE）。这是随着辅助生殖技术的发展，尤其是单精子卵浆内注射（ICSI）和体外授精-胚胎移植技术（IVF-ET）的进步而发展起来的新技术，使得即使获得非常少的睾丸精子也有可能实现生育的目的。

在 Micro-TESE 结合 ICSI＋IVF-ET 之前，NOA 患者只能靠供精人工授精（AID）使配偶生育非自己遗传学的后代。然而，在 Micro-TESE 应用之前，其他获得睾丸精子的方式包括：经皮睾丸细针穿刺（FNA），经皮睾丸活检，开放式睾丸活检或睾丸精子取出术（TESE）。虽然细针穿刺及经皮睾丸活检的主要优点是技术简单、成本低、侵袭性小，但是相较常规 TESE，有报道已经证明精子获取率（SRR）显著降低。一个常规的 TESE 需要在睾丸白膜上开一个或数个随机的切口，为了找到精子，一个不确定体积的睾丸组织要被切除，这种随机多个切口或大组织块的切除可能导致睾丸缺血性损伤甚至睾丸萎缩。此外，术后睾丸内出血和瘢痕形成会导致精子受损及影响激素产生。Micro-TESE 能够同时满足精子获取、微创、安全和降低睾丸功能受损，而且具有很高的精子获取率以供 ICSI 治疗。在手术显微镜的指导下，睾丸探查中的血液供应是可视化的保护，最有可能包含精子的生精小管容易识别，便于精准提取精子。有回顾性比较研究证实 Micro-TESE 的 SRR 显著高于常规 TESE。此外，Micro-TESE 的并发症发生率与其他睾丸取精术比较更低。超声检查的比较研究也证实 Micro-TESE 相较于常规 TESE，患者睾丸结构有较少的急性和慢性的变异。Micro-TESE 术后睾丸功能的评价试验表明：血清睾酮浓度在术后 3～6 个月下降 20％，随后术后 18 个月反弹至术前睾酮水平的 95％。

对于梗阻性无精子症（OA）的男性，显微外科附睾精子抽吸术（MESA）被大多数男科医生认为是精子获取的黄金标准程序。手术中，使用手术显微镜选择附睾的最佳区域抽取含有精子的附睾液。因此，在 MESA 之前必须明确患者是 OA 而非 NOA，否则，很难在附睾找到精子。

MESA 之前，无精子症患者的临床评价应集中评估夫妇的生殖目标，确认无精子症的病因为梗阻性,并识别医学上重要的或基因遗传疾病(囊性纤维化)。每一对夫妇都应该被问到对辅助生殖技术的感觉和认识。对于那些不愿意采取辅助生殖技术的患者,可以考虑选择显微外科生精管道重建手术绕过梗阻(如果有适应证)而避免附睾手术提取精子用于IC-SI。另一个重要的讨论点是患者夫妇对生育几个孩子的问题,因为各种技术的精子获取数量、获取的可能性、精子冷冻和辅助生殖的重复周期都是不同的。一般来说,经皮穿刺通常不能为多个周期提供足够的精子。

关于不同解剖来源的精子用于ICSI是否影响生殖的结果存在争议。2004年有荟萃分析报道比较了利用附睾和睾丸精子进行ICSI治疗周期的结果,并未发现受精率、临床妊娠率或活胎率有任何差异。但是,有回顾性和单中心研究报道发现利用附睾精子,ICSI结局更好。这项对171例OA患者使用睾丸精子的368个ICSI周期的结果分析发现妊娠失败率更高,表明优先使用附睾精子在OA患者辅助生殖技术治疗中更好。此外,某单中心研究报告发现MESA在适当选择患者时,囊性纤维化输精管缺如(CBAVD)的OA患者活胎率为100%,说明这项技术具有良好的疗效和潜在的优势。另一个常被提出的重要的相关问题是ICSI结局是否取决于使用新鲜的附睾精子和冷冻的附睾精子。Cayan等研究表明,冷冻和解冻后的附睾精子与新鲜精子用于ICSI的成功率相似。他们没有发现受精率(58.4%为新鲜精子,62%为冻融精子)、临床妊娠率(31.6%为新鲜精子,36.8%为冻融精子)或活产率(21.1%为新鲜精子,36.8%为冻融精子)有显著性差异。

二、无精子症的鉴别诊断

无精子症的诊断和鉴别诊断非常重要,直接决定了后续治疗方案的制订和治疗效果。

(一)精液分析的诊断作用

NOA患者通常射出精液量呈现正常体积(> 1.5 ml)和pH值(> 7.2),表示精囊功能性正常和射精管通畅。鉴于无精子症的诊断是基于射出精液中有无精子,在分析精液标本中适当的实验室技术是降低分析误差和提高精确度的关键。

正常射精量初步评估之后,应遵循精液离心颗粒检查以排除隐匿性精子症,这是根据精液中存在极少的活精子来定义的。精液离心需要高速,低于$1\ 000 \times G$在射出精液中找到精子都是不确定的。发现活的精子可以用于ICSI,从而避免外科手术取精。Esteves等建议采取高速离心($3\ 000 \times G$)15 min,再仔细在显微镜下检查离心沉淀。他们的患者中最初为无精子症的精液标本经过离心后仔细观察,高达10%的病例找到精子用于ICSI。

由于短暂的无精子症可能继发于中毒、环境污染、感染或医源性疾病,无精子症的确定应根据至少3次精液标本检查。鉴于相同个体精液标本检测存在较大的生物学差异,射出精液的评估需要在多个场合进行。当精液量偏低时,果糖的降低或检测不到可以提示射精管或精囊水平的病变;当精液量正常时,往往没有必要检测果糖。精浆α-葡萄糖苷酶主要由附睾分泌,所以精浆α-葡萄糖苷酶显著降低可以考虑附睾梗阻。在这里也需要注意睾丸生精障碍合并生精管道的梗阻特殊病例。

(二)临床检查的诊断作用

在绝大多数患者中,临床上NOA患者可以通过深入分析诊断参数(包括病史、体格检查和激素分析)与 OA 患者鉴别。这些参数对鉴别 NOA 和 OA 具有 90％以上的预测作用(表 7-1)。这种差异是重要的,因为 OA 不同于 NOA,这类患者的睾丸生精功能并未中断,被认为对男性不育症具有积极的预后条件。OA 是由于生殖道的任何地方发生机械性阻塞,包括输精管、附睾和射精管。对于 OA 来说,生精管道的重建和精子获取率的成功率都是很高的。而 NOA 是与睾丸内在损害相关的一系列严重的和难以治愈的病症。

表 7-1　无精子症诊断参数

诊断参数	NOA		OA
	生精障碍	低促性腺性性腺功能减退	
最常见病因	Y 染色体微缺失、克氏综合征、隐睾症、感染(如腮腺炎性睾丸炎)、放疗/化疗、睾丸创伤、特发性	先天性(如卡曼氏综合征、嗅觉正常的 HH、Prader-Willi 综合征),获得性(如垂体肿瘤、滥用类固醇)	术后(如输精管结扎、附睾囊肿切除、疝修补、阴囊手术、前列腺切除);CBAVD;感染;射精管梗阻;医源性(如泌尿内窥镜检查);特发性
体格检查	小睾丸(体积＜15 ml 或长轴＜4.6 cm)或正常睾丸体积;正常附睾和可触及正常输精管	小睾丸(体积＜15 ml 或长轴＜4.6 cm);小附睾,输精管可触及	正常睾丸(≥15 ml 和长轴＞4.6 cm),体积正常或增大的附睾,可触及或不可触及输精管(如 CBAVD)
精液分析	精液体积正常(＞1.5 ml),pH 值＞7.2;精液不足症(体积＜1.5 ml)可见于性腺功能低下男子	射精量低(＜1.5 ml),pH 值正常	精液量正常或低于 1.5 ml,pH 值正常或偏低(如 CBAVD 和射精管梗阻)
内分泌	FSH 升高(＞7.6 mIU/ml)或正常水平;LH 升高或正常水平;总睾酮降低(＜300 ng/dl)或正常水平	FSH 和 LH 均降低(＜1.2 mIU/ml);总睾酮降低(＜300 ng/dl)	正常 FSH(＜7.6 mIU/ml)和正常 LH;正常总睾酮水平(＞300 ng/dl)
遗传学检查	非嵌合型(47,XXY)和嵌合型(46,XY/47,XXY)克氏综合征,和大约 15％病例可见 Y 染色体微缺失	先天性 HH 可见 KAL-1,FG-FR-1,PROK-2,PROKR-2,CHD-7 和 FGF-8 基因突变	CFTR 基因突变通常在男性输精管缺如男性病例可见
睾丸活检	精子发生过少;成熟停滞;唯支持细胞综合征;生精小管萎缩;混合型	不合适	正常精子发生

　　一个值得注意的例外是低促性腺激素性性腺功能减退(HH),这是一种罕见的以睾丸生精障碍为特征的内分泌紊乱。由于缺乏适当的促性腺激素的刺激,HH 患者表现为脑垂体促性腺激素和雄激素的水平低下(FSH 和 LH＜1.2 mIU/ml;T＜300 ng/dl),以及男性

化体征的缺如或低下。这类 NOA 患者包括先天性和后天性 HH,如那些精子生成被外源性雄激素药物过度抑制者。采用外源性促性腺激素或促性腺激素释放激素(GnRH)治疗的 HH 患者往往表现出显著的生精功能恢复。除了 HH 之外,NOA 几乎就是睾丸生精功能障碍(SF)的同义词。

NOA 常见病因包括遗传(如 Y 染色体微缺失和克氏综合征)和先天畸形(如隐睾症)、感染后(如流行性腮腺炎性睾丸炎)、暴露于性腺有害物(如放疗/化疗)、睾丸损伤,以及特发性。因此,应该对所有无精子症患者获得详细的病史和体格检查以识别那些 NOA 有关的信息。在体检过程中,应特别注意性特征的发育。不完全男性化的男子,如那些 KS 患者,典型的特征表现为肢体过长及体毛分布减少。双侧睾丸的触诊和测量是重要的,因为 NOA 通常表现为小而柔软的睾丸。考虑到大约 85% 的睾丸实质参与精子发生,睾丸体积越小说明精子产生越少。值得注意的是,睾丸生精成熟停滞(MA)的患者通常发育较好,睾丸的大小正常。在这种情况下,睾丸的大小不是 NOA 的可靠临床标志。治疗过和未治疗过的双侧隐睾患者伴有 NOA 的分别为 30% 和 80%,由于他们具有患睾丸癌较高的风险,任何与睾丸异常相关的小结节的存在都应进一步完成阴囊超声检查评估。男性 NOA 患者通常可以触及平软的附睾并可以触摸到输精管。在体格检查中,一个明显的精索静脉曲张的存在应该引起重视。

所有的无精子症患者,血清 FSH、LH 水平和总睾酮(T)需要检查。无精子症伴有性功能障碍或有垂体疾病的临床证据时还需要测定催乳素水平。大约 89% 的 NOA 男性患者的 FSH >7.6 mIU/ml,但只有当 FSH 水平大于正常上限两倍以上才能提供一个睾丸生精障碍的合理和准确的诊断。这类患者 LH 水平通常升高或在正常上限之内。鉴于 FSH 和 LH 分泌的反馈控制分别由精原细胞和间质细胞的数量驱动,因此,这些患者中 FSH 和 LH 值可能会在正常范围内。

大约一半的 NOA 患者存在 T 水平低(<300 ng/dl)所表现的性腺功能减退,反映普遍存在间质细胞的不足。低 T 水平也可能导致肥胖,这是芳香化酶使末梢循环中 C19 睾酮芳香化增加导致血清雌二醇水平增加所致。增加的雌二醇水平(>60 pg/ml)抑制 LH 和 FSH 的分泌,也直接抑制 T 的生物合成。肥胖男性低 T 水平也可能反映性激素结合球蛋白(SHBG)水平的适应性改变,而并非真正的 T 缺乏。因此,评估超重/肥胖 NOA 患者血清雌二醇和 SHBG 水平有助于决定睾丸取精术的术前药物治疗。由于昼夜变化,用于测量 T 的血液样本应该在上午 10 点之前抽取。基于总 T 和 SHBG 水平,可以计算游离 T 及生物可利用 T 含量。

(三)睾丸活检

一直以来睾丸活检被认为是 NOA 诊断的"金标准"。活检标本的病理组织学检查显示下列任何一种:①生精障碍(hypospermatogenesis)。②生殖细胞成熟停滞(MA)。③生殖细胞发育不全(唯支持细胞综合征)。④生精小管硬化或混合型。活检结果已不仅用于 NOA 的确诊,而且用于预测获取睾丸精子的可能性。Esteves 等在评估 356 例 NOA 患者病理结果中发现唯支持细胞综合征(SCO)和 MA 患者精子获取率分别为 19.5% 和 40.3% ($p=0.007$)。生精障碍患者的精子获取率(SRRS)显著高于其他各组(SRR:100%;$p<$

0.001)。虽然病理组织学表型对精子获取具有一定预后预测价值，但是，孤立的诊断性睾丸活检很少能提供一个明确的是否会发现精子的证据，特别是在 SCO 和 MA 中。此外，为了睾丸组织病理学评价的唯一目的而提取组织可能会摘除局灶性生精位点，这将危及未来的睾丸取精机会。一般来说，诊断性睾丸活检应该仅在当临床和内分泌参数无法鉴别 OA 和 NOA 的诊断时才采用。现在有的医生主张分步骤睾丸取精，即第一步进行经皮睾丸穿刺，立即送 IVF 实验室检查，如果发现精子，马上采用液氮冷冻保存；第二步，如果没有精子，可以在局麻下小切口切开睾丸白膜，在手术显微镜下选取扩张的生精小管送 IVF 实验室检查，如果找到精子立刻液氮冷冻或者直接体外授精；第三步，上述措施仍无精子时，全身麻醉下，扩大睾丸白膜切口，翻开睾丸两极，常规显微取精搜索局灶性生精位点。术中选取少量睾丸组织放在 Bouin 液体中固定，用于术后睾丸活检，明确诊断。

三、确定睾丸取精的条件

由于大部分 NOA 难以治愈，取精术人工辅助生殖技术（ART）对这类希望生育自己生物学后代的患者成为唯一的选择。但是，精子采集的不确定性使预判因素非常复杂。

（一）临床和激素数据

Esteves 等对 60 例准备进行取精术的 NOA 患者进行了术前标记物的评估以判断精子获取（SR）的准确度。血清 FSH 和 T 及睾丸体积的预测能力很小，受试者工作特征曲线（ROC）下面积分别为 0.53、0.59 和 0.52。在另一项研究，诊断的准确度非常低（0.74），即使结合了临床和实验室参数，如睾丸体积和 FSH 水平及组织病理学结果。

病因也不能预测 SR 的成功。一个值得注意的例外是 YCMD，将在后续介绍。Esteves 等对 176 例 NOA 患者的分析发现：隐睾症病史的患者精子获取率可达 63.1%，接受过放射或化疗的男性可达 50%，特发性 NOA 可达 52.4%。其他有关睾丸炎后和 KS 病例的 SR 的报道分别从 25% 到 70%。尽管睾丸体积和血清垂体促性腺激素水平可能反映了总的生精功能，它们并不能准确地确定患者是否应接受取精术或具有更高取精成功的预判作用。

（二）分子遗传学检测

分子诊断和 YCMD 的分型已经被作为有用的术前标记物，不仅能检测 NOA 男子是否由 Y 染色体微缺失所致，而且也可用于告知患者夫妇 SR 的成功机会。染色体微缺失通常只跨越几个基因，由于太小而不能使用常规的细胞遗传学方法检测如核型分析检查发现。Y 染色体的长臂包含一个在 Yq11 的区域，其中有 26 个基因参与精子发生的调节。这个地区被称为"AZF"，因为在这个区间的微缺失往往与无精子症有关。分子生物学诊断已经识别 3 个 AZF 区域，并命名为 AZFa、AZFb 和 AZFc，每一个区域包含一个主要的 AZF 候选基因。大约 10% 的 NOA 患者在 AZF 区域内存在微缺失，可以解释他们无精子的原因。

在男性 NOA 患者中最常见缺失的亚型是 AZFc（约占 80%），其后是 AZFb（1%～5%），AZFa（0.5%～4%）和 AZFbc（1%～3%）。AZF 亚区内不同程度的差异导致生殖细胞发育的特异性的破坏。整段 AZFa 的缺失总是与完全性唯支持细胞综合征的睾丸组织病理学表型密切相关，没有活动精子发生的残留区。尽管部分 AZFa 缺失已被描述，可能存在残余精子发生,但这种事件是极为罕见的或仅仅代表单个核苷酸多态性的一个假阳性。因此,发现 AZFa 微缺失提示 SR 成功的机会几乎不存在。完全性 AZFbc 和 AZFb 缺失的临床特征类似于 AZFa,SR 成功率接近于零。MA 是 AZFb 和 AZFbc 缺失最常见的睾丸组织病理表型,但 SCO 也可能碰到。令人惊讶是,严重少精症患者中也发现完整的 AZFbc 和 AZFb 缺失。罕见的情况下,精子发生还在部分 AZFb 和 AZFbc 缺失患者的射出精液中找到。然而,鉴于目前还难以解释这些不寻常表型的生物学性质,合理的假设是完全 AZFb 和 AZFbc 缺失的诊断意味着睾丸 SR 的机会几乎为零。

相反,AZFc 区缺失的患者通常有残留的精子发生,有报道称他们的 SR 成功率在 50%～70%。虽然胚胎发育受损已引起一些研究者的注意,但是,这些男子借助 ICSI 做父亲的概率似乎不会因 AZFc 微缺失的存在而改变。男性后代将遗传 AZFc 微缺失父亲的 YCMD 而患不育症。然而,AZFc 缺失可能损害 Y 染色体的完整性从而诱发染色体丢失和性反转,确切的睾丸表型还无法预测。有一个产生 45,X0 核型和嵌合型 45,X/46,XY 的潜在风险,这可能导致自然流产或外生殖器畸形。因此,遗传咨询是强制性的,应向患者提供有关生一个不育症的儿子及其他遗传风险的信息。

四、非梗阻性无精子症的术前干预

一般来说,遗传学检查之后就应该决定是否需要在取精术之前进行药物治疗或者手术治疗。任何有可能改善生精的治疗都是值得尝试的,因为一旦取精失败,患者的治疗都会终止。

(一)药物治疗

外源性促性腺激素治疗 HH 的结果是有良好效果的,而一般认为,经验治疗男性生精障碍是无效的,特别是对高血浆促性腺激素存在的患者。然而,内源性促性腺激素对支持细胞和间质细胞的弱刺激有可能对男性 NOA 治疗有潜在的作用。促性腺激素的分泌取决于其分泌脉冲的频率、振幅和持续时间,由于大多数男性 NOA 患者体内内源性促性腺激素基线水平高,FSH 和 LH 的相对振幅较低。此外,约有 50% 的这类患者的内源性总睾酮水平 (<300 ng/dl)偏低,他们可能缺乏适当水平的睾丸内睾酮(ITT)。因此,结合适当的支持细胞生精刺激因子 FSH 是必要的。

常用的药物包括氯米芬(CC)、促性腺激素和芳香酶抑制剂(AIS)。CC 是一种选择性雌激素受体调节剂,它与下丘脑和垂体的雌激素受体结合竞争性调节雌激素的作用。CC 给药之后,垂体接收到减少的雌激素的刺激,使雌激素依赖性 FSH 和 LH 的分泌增加。LH 结合到睾丸间质细胞上的 LH 受体而诱导雄激素的产生。因此,导致睾酮水平的提高。人绒毛膜促性腺激素(hCG)是一种类似于天然 LH 的糖蛋白,但具有更高的受体亲和力和半衰期。hCG 结合到睾丸间质细胞上 LH 相同的受体,也刺激雄激素的生产。此外,AIS 阻断存在于脂肪组织、肝脏、睾丸和皮肤中的芳香化酶,它负责将睾酮和其他雄激素转变为雌二醇。肥胖男性通常有睾酮和雌二醇比例(T/E)失衡,通过口服 AIS 往往可以逆转这种状况。

即使在高促性腺激素水平的情况下,这些药物治疗都能有效增加内源性睾酮水平,就精子发生来说,经验治疗已经获得不同程度的成功。在一项研究中,hCG 治疗后,ITT 的水平提高了 5 倍[治疗后:(1 348.1±505.4) ng/ml;治疗前:(273.6±134.4) ng/ml;$p<0.000\,1$]。由于血清睾酮水平升高的负反馈机制的作用,大约一半采用过 hCG 治疗的男子表现为内源性 FSH 的抑制。这样的效果可能是有益的,因为高血浆 FSH 水平导致 FSH 受体的下调,这个与生精小管的功能受损有关。事实上,NOA 患者通过注射 GnRH 类似物降低 FSH 浓度,可以改善支持细胞的功能。支持细胞是睾酮的主要目标,睾酮信号通过激活其细胞核雄激素受体而起作用,与正常精子发生的男子比较,NOA 患者的细胞核雄激素受体是上调的。由于支持细胞对男性生殖细胞的发育和存活起支持作用,其功能可以通过增加内源性睾酮而恢复,睾丸内睾酮水平通常是血清中睾酮的 100 倍以上。

虽然有益的药物治疗潜在作用机制仍不清楚,据推测是通过刺激了那些还残留生精灶的 NOA 患者精原细胞 DNA 合成和精子释出,导致了 ITT 的水平升高所致。这些影响可能会导致分化良好的生精小管形成,这在取精过程中可以观察到。上述药物增强内源性睾酮的产生,由于尚缺乏精心设计的临床试验,关于精子产生的确切结论还不能过早下定论。

(二)手术治疗

大约 5% 的男性 NOA 患者发现有精索静脉曲张,精索静脉曲张的修复可以作为取精前干预的另一个目标。关于精索静脉曲张与 NOA 是巧合或影响精子发生仍存在争议,所以旨在提高精子产量的手术治疗是否必要意见不一致。精索静脉修复手术的治疗目标要么是使精液中出现少量精子而避免睾丸取精术,要么是提高取精成功的可能性。一项涉及 233 例 NOA 合并临床型精索静脉曲张队列研究的荟萃分析发现,显微精索静脉曲张修复术后平均随访 13 个月,39% 的患者射出精液中找到活动的精子,他们的平均精子计数为 160 万/ml,其中 26% 的患者获得自然和辅助受孕。精索静脉曲张手术之前或术中睾丸活检的分析表明,相比 SCO,生精障碍和成熟停滞与术后射出精子有显著相关性(比值比为 9.4;95% 置信区间为 3.2~27.3)。虽然上述研究表明,精索静脉曲张修复术后 1/3 的 NOA 患者精子的产生有所改善,但是,大多数患者仍然是无精症。基于文献数据,取精术前采取显微外科精索静脉曲张修复,特别是年轻人(小于 35 岁)的双侧精索静脉曲张,经过适当的咨询后值得推荐。

第二节　显微睾丸取精术

一、相关的解剖特征

(一)阴囊的解剖与功能

阴囊是一个突起的由皮肤和肉膜组成的双腔结构,包裹着睾丸、附睾和精索下端。它可以看作是含有类似结构的下腹前壁延伸袋。它由一个中心隔分成两部分。阴囊是会阴的一个延伸,位于阴茎和肛门之间。

1. 阴囊结构　阴囊壁由许多层组成,包括如下几层。

（1）皮肤：阴囊皮肤薄，有皱纹，色素沉着。它在整个外表形成一个袋状。在中间，有一个略隆起的脊，这表明两侧阴唇肿胀融合。而在女性，此一横向隆起分开并形成大阴唇。

（2）浅筋膜：由腹壁筋膜的脂肪层和膜层延续而来。在这一地区的脂肪层是由称为肉膜肌的平滑肌所取代，受交感神经纤维支配，它主要负责使皮肤形成皱纹。在阴囊区筋膜膜层是 Colle 筋膜。它前面是连续的 Scarpa 筋膜（前腹壁筋膜膜层）。两层浅筋膜向下汇集形成正中分隔，穿过阴囊，将两侧的睾丸分开。

（3）精索筋膜：位于浅筋膜下面，来自前腹壁的 3 层结构。①精索外筋膜：来自腹外斜肌腱膜。②提睾肌筋膜：来自内部斜肌。这包含两筋膜结缔组织和肌纤维，形成提睾肌。③精索内筋膜：来自腹横筋膜。

（4）鞘膜：位于 3 层精索筋膜内，覆盖每侧睾丸表面的前面、内侧和外侧。鞘膜事实上是鞘状突的下部扩展部分，出生前才关闭。因此，鞘膜是一个封闭的囊，由后向前呈凹状包绕两边的睾丸。见图 7-1。

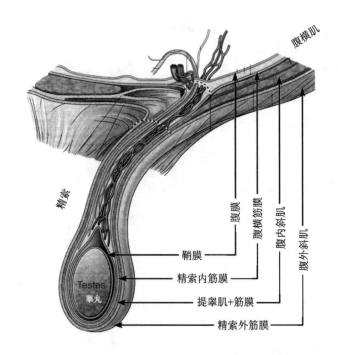

图 7-1　阴囊的解剖

2. 阴囊的血供　阴囊接受阴囊前动脉（深阴部外动脉的分支）和阴囊后动脉（阴部内动脉的分支）的血液供应。静脉血通过睾丸静脉进入下腔静脉。

3. 阴囊的神经　阴囊神经供应相当丰富，包括：①阴囊前神经和阴囊后神经。②生殖股神经的生殖支（供应提睾肌）。③股后皮神经会阴支。

4. 阴囊淋巴引流　淋巴液从皮肤、筋膜和阴囊鞘膜汇入腹股沟浅淋巴结。必须记住，从睾丸和附睾（阴囊内的结构）的淋巴引流到第一腰椎水平的主动脉旁淋巴结。这是因为在发育过程中，睾丸是从高位的后腹壁迁移而来。

5. 阴囊的功能   阴囊的主要功能是为睾丸提供一个凉爽的环境。对于精子发生,睾丸必须处于一个略低于体温 1~2℃的条件。提睾肌具有控制温度的作用。它可以收缩阴囊,使睾丸靠近腹部;或扩张阴囊,使睾丸远离腹部。阴囊靠近腹部时体温会升高,其他情况会下降。阴囊的另一个功能是保护睾丸。

(二)睾丸的解剖

双侧睾丸开始位于后腹壁,通常在受孕后的第 7 个月完成下降到阴囊,从精索上悬于阴囊内。每侧睾丸正常长轴为 4~5 cm,位于一个封闭的称为白膜的纤维囊中。这个囊内面为血管膜,含有血管网络,外面是鞘膜,这是来自于腹部和骨盆的延续膜。白膜扩展进入每一个睾丸内,将睾丸内划分为大约 250 个睾丸小叶。每个小叶包含一个或多个曲细精管,精子在其中发生。这些生精小管拉直可达 70 cm。精子形成的多个阶段一共需要 60 d,从最外层的精原细胞开始分化,沿着生精小管内壁向管腔中间发育。见图 7-2。

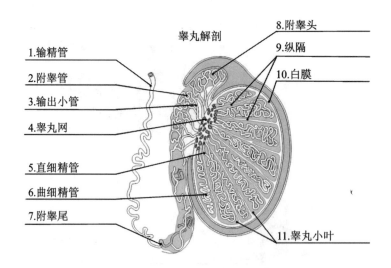

图 7-2   睾丸的解剖

睾丸动脉供应主要来自睾丸动脉,睾丸动脉起始于肾动脉下方的腹主动脉前面。睾丸动脉在输尿管和髂外动脉下部横穿腹股沟管内环进入腹股沟管,成为精索的一部分。睾丸动脉通过睾丸的后中部进入睾丸中,或其分支吻合输精管动脉。引流睾丸和附睾的静脉由 8~12 支静脉网络形成,称为蔓状静脉丛,位于输精管前面和睾丸动脉周围。静脉汇合后通过腹股沟管深环,形成睾丸静脉。右睾丸静脉进入下腔静脉,左睾丸静脉流入左肾静脉。睾丸的淋巴引流循着左(精索)、右腰(腔静脉/主动脉)到达第二腰椎水平的主动脉前淋巴结。睾丸的自主神经支配来自于睾丸动脉上的睾丸神经丛,其中包含迷走神经副交感神经和内脏传入纤维及来自于脊髓的 T7 段的交感神经纤维。

(三)精道的结构

附睾、输精管和射精管形成精道。它们从睾丸延伸到尿道的前列腺部。精子沿着大约 20 个输出小管穿越纤维囊进入附睾。输出小管由直细逐渐扩张卷曲,进入附睾头形成独特的腔隙。每个输出小管进入单一高度卷曲的附睾管道,附睾组成为头、体和尾部。附睾由结缔组织联结起来,如果拉直可达将近 6 m。附睾管在尾部扩张,管壁变厚,与输精管相连。睾丸输出小管有一薄层肌膜及由带纤毛柱状细胞和无纤毛低柱状细胞组成的内壁。纤毛辅助精子在附睾内的前向活动。附睾的血供由睾丸动脉进入睾丸之前的分支提供。

输精管是附睾的延续。由附睾尾部开始沿着睾丸的后缘向上,形成精索的一部分,延伸进入深部的腹股沟管环。输精管在外环处与精索的其他结构(血管、神经、淋巴管)分离,进入盆腔到达前列腺底部,与精囊腺汇合构成射精管。在膀胱底部,输精管扩张并高度屈曲形成输精管壶腹部。输精管有较厚的平滑肌外膜,触摸时具有条索状感觉的特征。其纵形肌纤维发育良好,使输精管的蠕动能将精子移向壶腹部。输精管内壁呈纵向褶皱,主要覆盖着非纤毛柱状细胞。壶腹部壁薄,可能具有储备精子的作用。

二、手术适应证和禁忌证

(一)适应证

(1)排除 Y 染色体 A、B 段或者 B～C 段微缺失,包含几乎所有非梗阻性无精子症(NOA)患者。

(2)医生充分告知可能风险和可能的取精成功率后,患者及家属知情同意并签字。

(3)对于具有已知遗传学风险的 NOA 患者(如克氏综合征、Y 染色体 C 段微缺失等),遗传咨询后仍要求手术取精者。

(4)睾丸体积过小(如小于 3 ml),术后可能影响雄激素分泌。

(二)禁忌证

(1)患者及家属意见不统一,心理上准备不充分者。

(2)已知取精成功率极低或不可能找到局灶性生精位点的病例(如 Y 染色体 A、B 段或B～C 段微缺失)。

(3)患者存在严重全身性疾病,可能难以耐受手术和麻醉者,如严重心肺疾病、出血性疾病或其他全身性疾病者。

(4)精神心理疾病患者,可能对睾丸手术产生心理负担或误解者,过度担心性功能受损副作用者。

三、手术前准备

(一)术前干预

根据 NOA 患者病因或性激素情况给予药物治疗或手术治疗(隐睾牵引术、精索静脉修复术等),详见前述。

(二)心理准备

医生向 NOA 患者介绍睾丸显微取精术在睾丸不同类型病理情况下可能的取精成功率、可能的妊娠率及出生率和风险。

（三）术前检查

（1）完成 NOA 的相关诊断检查：包括精液常规三次、精浆生化、男性生殖系统超声检查、性激素、染色体核型、Y 染色体微缺失，必要时检测囊性纤维化基因（CFTR）、抑制素 B、抗苗勒氏激素（AMH）。

（2）完成 ICSI 相关的检查：血型、血常规、乙肝两对半、丙肝抗体、梅毒抗体（TRUST 或 PRP）、艾滋病抗体（HIV）、支原体、衣原体、淋球菌、TORCH。

（3）完成手术前相关检查：心电图、拍胸片、凝血四项、肝肾功能。

（四）术前知情书同意签署

一般提前 1 d 入院完成术前检查之后，临床医生和麻醉医生需要向患者介绍手术和麻醉存在的可能风险，完成术前知情同意书的签署。

（五）术前医疗流程

临床医师分析各项术前检查，完成术前讨论，开医嘱，提前通知相关科室（包括手术室、胚胎实验室和精子库）。

四、手术方式

（一）麻醉方式

可以选择局部麻醉、硬膜外麻醉、腰麻或气管插管全身麻醉。

局部麻醉比较简单，但是，由于手术时间较长，需要术中补充麻醉，术中患者会经历一定程度的疼痛。

硬膜外麻醉或腰麻在基层医院开展较多，可以满足手术的要求，对于麻醉技术有一定的要求，否则麻醉阶段不准确会导致麻醉效果不佳而影响手术操作和效果。

气管插管全身麻醉：随着全身麻醉药物的安全性提高，以及全身麻醉的广泛开展，现在气管插管全身麻醉的安全性和效果明显提高，术后患者神志恢复快，一般没有不良的感受，已经成为普遍采用的麻醉方式。

（二）手术方式

（1）常规消毒皮肤，范围上至平脐水平，下至大腿中段，阴茎（包皮内外和阴茎头）、阴囊和会阴皮肤全部消毒。

（2）切口：经阴囊正中线纵行切开皮肤 2～3 cm，逐层切开皮肤、电刀切开浅筋膜、睾丸鞘膜壁层，暴露睾丸，检查睾丸和附睾；在睾丸中段延赤道方向切开睾丸鞘膜脏层和睾丸白膜。有人主张分步取精法，可以先切开 0.5～1 cm，在局部选取少量生精小管，快速找精子，如果发现精子，可以快速结束手术，减少对睾丸的损伤。如果未见精子，再按常规将白膜切口扩大，最大可以占睾丸周径大约 2/3，以不损伤睾丸后部血管为原则。向两侧牵拉睾丸白膜，充分暴露睾丸生精小叶。

（3）取精过程：当睾丸生精组织暴露之后，将手术显微镜定位，开始在手术显微镜下观察生精小管，从放大倍数 10 倍开始观察整个睾丸截面内整体生精小管的情况，初步判断睾丸的生精状态。随后，将手术显微镜倍数放大，按顺时针方向或逆时针方向，仔细观察各个生精小叶,当发现相对较粗或浑浊的生精小管,用显微镊取出,放入输卵管培养液中送检。

(4)术中找精子:胚胎实验室技师在立体显微镜下,用注射针头将医生选取的生精小管撕破,然后在倒置显微镜下(400倍)仔细观察培养皿。当发现精子时,离心洗涤,显微注射针吸取精子。当未发现精子时,术者可以用手指轻轻外翻睾丸的上极或下极,尽量暴露深层的睾丸生精小管,继续选取可以操作的局灶性生精位点。术中注意使用显微双极电凝镊止血,尽量减少对睾丸组织的损伤。

(5)精子的处理:①如果与女方取卵同步,可及时进行ICSI;剩余精子可以分装超低温冷藏。②如果在女方取卵前,可以将培养液中的精子直接分装超低温冷藏或者单精子冻存。

(6)取精术完成后,4-0可吸收线逐层缝合睾丸白膜、睾丸鞘膜、浅筋膜和皮肤。患者术后麻醉完全清醒后送入病房。阴囊伤口盐袋加压,嘱咐患者术后第1天卧床休息,避免过早下床活动。

五、术后注意事项

睾丸显微取精术的主要并发症包括睾丸血肿、鞘膜血肿和阴囊皮下血肿形成。所以,除了术中注意止血外,术后要注意阴囊适度加压包扎,避免过早下床活动。

(一)血肿形成

(1)当患者术后阴囊疼痛时,及时超声检查,定位血肿的部位。当血肿较大或疼痛难以忍受时,应及时手术清除血肿,橡皮条引流,加压包扎,止血药物治疗,抗生素预防感染。

(2)对于疼痛可以耐受,血肿较小时,可以保守治疗,早期采用抬高阴囊,减少活动,口服抗生素和活血化瘀的药物。

(二)感染

一般不会发生感染,但是,当术后过早或过度活动,阴囊血肿形成或伤口出血未及时治疗时,可能发生阴囊皮肤或阴囊内感染。所以,术后阴囊加压包扎和减少活动、预防性使用抗生素、保持伤口干燥有利于避免感染的发生。

六、特殊非梗阻性无精子症的取精

(一)非嵌合型克氏综合征(non-mosaic klinfelter's syndrome,KS)

KS是由于减数分裂错误导致染色体核型异常的一种性腺疾病。最常见的染色体异常为47,XXY,分别占男性不育症患者和无精子症男子的3%和11%。大约15%为嵌合型病例,通常为47,XXY和46,XY的两个细胞系,其严重性与异常细胞数量的比例平行。过去非嵌合型47,XXY KS无精子症患者被认为完全无生育力。随着睾丸取精术和ICSI技术的出现,部分KS患者具备了生育的潜力。Harari等在1995年首次报道了采用KS患者精子受精成功,次年Tournaye等报道了首例KS患者睾丸取精成功,2年后Palermo等报道了第一例KS利用ICSI/TESE技术受孕成功。随后的十几年,KS患者利用辅助生殖技术成功生育的报道相继出现。Westlander等和Madgar等报道的睾丸取精成功率分别为21%和45%,micro-TESE的取精率高于TESE。Koga等和Schiff等采用micro-TESE检测到活精子率分别为 50% 和 72%。非嵌合型 KSmicro-TESE 检测到精子取决于睾丸组织中找到未发生纤维化的生精小管,术前尚无可以成功预判精子存在与否的因子。另外,Madgar 等建议所有 KS 患者在睾丸取精之前应该接受 hCG 治疗至少 6 个月。

KS 患者获取的精子受精率和胚胎发育是主要关注点。Friedler 等和 Ulug 等报道的受精率分别为 66% 和 54.2%。可见大多数精子能够有效受精。他们还发现新鲜和冻存精子的前核受精率未见统计学上的显著性差异(66%:58%)。Ulug 等和 Kahraman 等报道的每个胚胎移植妊娠率分别为 27.2% 和 50%。其他关注点还包括 KS 患者采取辅助生殖技术是否增加染色体异常的发生率,产前诊断是否应该进行。近年有关 KS 患者射出精子染色体异常的研究发现超单倍体性染色体精子细胞发生率升高。然而,外周血细胞染色体异常既不能预测睾丸细胞的染色体结构也不能判断精子发生的有无。47,XXY 生殖细胞系是否完成减数分裂并不确定,因此,非嵌合型 KS 男子的精子是否具有产生染色体异常的妊娠风险并未确立。Greco 等研究认为对非嵌合型 KS 来源精子妊娠的胚胎进行 PGD 检测指导意义不大,而且 PGD 可能对极少 KS 患者精子通过 ICSI 产生的珍贵胚胎存在负面影响。此外,他们建议在结论性信息出现之前,还是应该为这些夫妇提供翔实的遗传学咨询。KS 患者采用 micro-TESE 取精时其他方面重要的问题是睾丸组织块的保存,避免患者雄激素状况的进一步恶化。有人报道 micro-TESE 术后 3 个月、6 个月、12 个月平均血清睾酮较基线下降 20%~25%,术后 18 个月恢复到术前水平的 85%。尽管睾酮的恢复受益于 micro-TESE 操作的保护,医生在进行 micro-TESE 手术时应该尽量保存睾丸组织,时刻留意睾酮水平下降的可能性,因为这些患者睾丸体积通常很小。

(二)Y 染色体微缺失

Y 染色体微缺失(Yq)导致无精子症或少弱畸精子症,大约占男性不育症的 10%。对于少精子症可以通过射出精子进行 ICSI 治疗生育后代,而对于无精子症则可以通过睾丸显微取精结合 ICSI 生育自己的生物学后代。由于 ICSI 是将精子直接注射进入卵母细胞,ICSI 可能将父亲的遗传缺陷传给儿子。而且,有研究报道认为 ICSI 可以将 Yq 微缺失传给男性后代。从父亲到不育症儿子,Yq 微缺失被认为可引起新的缺失并在 AZF 区域内转移。虽然通常认为 Yq 微缺失从父亲到儿子是垂直遗传,但是 Lee 等报道通过 ICSI,Yq 微缺失能传播和扩大,并观察到新的微缺失。新的微缺失可能反映了不育症父亲存在合子后有丝分裂的误差,可能由生殖细胞系嵌合所引起。这种嵌合型父亲可能不能通过 ICSI 传递微缺失,这取决于原始生殖细胞嵌合的程度。他们还发现完全新的 AZFb+c 缺失通常与完全的减数分裂停滞和生精细胞缺失有关。从 AZFb 区域扩展到 AZFa 区域的男子的表现型通常为生精细胞停滞或唯支持细胞综合征。

聚合酶链式反应(PCR)利用序列标记位点的探针提供了简单和快速的 AZF 位点扫描。然而,涉及 DAZ 基因 Yq 微缺失与不同的表型有关联。所以,限制性内切酶片段长度、Southern 印迹杂交或原位杂交可能对 DAZ 基因微缺失的扫描更有效。因此,还需要更大的数据分析才能下确切的结论。但是,Yq 微缺失通过 ICSI 从父亲传递到儿子是比较肯定的,是否会扩大或者产生新的微缺失值得继续研究。因此,NOA 患者检查 Yq 微缺失是必需的,而对于 Yq 微缺失的不育症患者,告知他们显微取精结合 ICSI 存在遗传缺陷传播的风险是重要的。

第三节　显微附睾取精术

一、附睾的解剖生理

（一）附睾的结构

附睾由扩张的上极附睾头、中间的附睾体及下极尖角状的附睾尾三部分组成。在睾丸和附睾体之间有一个覆盖着鞘膜脏层的槽状结构被称作附睾窦。附睾是储存精子并从睾丸输出小管延续而来的螺旋管道。附睾虽然与睾丸有一些表面上的相似之处，但附睾体积较小，且管大而密。靠近睾丸顶端的是附睾头，它储存精子，直到精子成熟为止。接下来是一个长而扭曲的管道（附睾体），精子在附睾体内成熟大约需要 1 周的时间。最后是附睾尾，它连接到输精管，从这里精子被输送到射精管。附睾的壁衬以假复层柱状上皮组织，虽然它只一层，却呈现两层的外观。当附睾管被拉长时可达 5 m 左右，输精管从附睾尾延伸进入精索。

（二）附睾的功能

绵长的附睾为精子提供了储存空间，使精子在释放之前得以成熟。附睾的主要功能是液体的吸收和提供精子成熟需要的营养成分。

（三）附睾的血液供应

附睾与睾丸共享血液供应。主要的血供来源于成对的睾丸动脉，它是腹主动脉的分支。这些动脉是精索的一部分，穿过腹股沟管进入睾丸和附睾。静脉回流起源于蔓状静脉丛，汇于称为精索内静脉的单支静脉，最后在右侧回流至下腔静脉，在左侧回流至左侧肾静脉。

（四）附睾的淋巴回流

睾丸和附睾的淋巴管向上经精索汇入第一腰椎水平的腹主动脉旁淋巴结。由于睾丸和附睾是经过腹股沟管从高位的腹膜后下降而来，它们的血供和淋巴管也是随着迁移而造成这种解剖特征。

二、显微附睾取精术的术前评估

1. 病种的选择　对于无精子症患者首先要确认是梗阻性无精子症，识别梗阻的病因，明确基因遗传疾病（囊性纤维化）。附睾显微取精术（microsurgical epididymal sperm aspiration，MESE）不适合非梗阻性无精子症患者的治疗。因为对于睾丸生精功能严重受损的患者，附睾小管内很难找到精子。

2. 患者夫妇的生育目标　患者夫妇对于辅助生殖技术的认识往往决定是采取生精管道的修复显微手术还是显微附睾取精术。他们生育的胎数也决定了选择。比如经皮附睾穿刺难以保证足够的精子用于冷冻。

3. 病史　病史也是鉴别 NOA 和 OA 的重要依据，患者青春期延迟、隐睾和化疗或放疗治疗癌症的病史多半提示 NOA 的风险。针对 OA 的病史包括输精管结扎术史、腹股沟或阴囊附睾手术史或性传播性疾病感染。患者还应询问慢性支气管肺感染或胃肠道紊乱,这可能与先天性双侧输精管缺失(CBAVD)相关,这些也是 OA 的常见原因。

4. 体格检查 体检应着重于每个睾丸体积、附睾和输精管的连续性及是否存在。小而软的睾丸提示精子发生障碍,而硬化的附睾炎或不可触及输精管,睾丸体积正常时,则提示 OA 的可能性大。经直肠影像学检查可评估精囊扩张和明显的前列腺中线异常,提示射精管梗阻。

5. 实验室检查

(1)精液分析:对于隐匿性无精子症的患者,通过精液离心可以找到极少量精子直接用于 ICSI,从而避免手术取精。此外,精液的体积和 pH 值也可判断。因为精囊分泌的液体占精液大多数(50%~80%)的射精量,呈碱性,果糖阳性。因此,低体积(1.5 ml)、酸性(pH 值为 7)、果糖阴性的无精子症表明为 OA,这个发现意味着射精阻塞或精囊的发育障碍或畸形,常伴有 CBAVD。与此相反,正常体积、正常 pH 值、果糖阳性的无精子症提示为 NOA。

(2)性激素水平检查:应包括睾酮血清试验(T)和促卵泡素(FSH)。正常人的血清性激素水平表明为 OA,特别是在睾丸体积正常时。虽然个别实验室的正常范围差异较大,年轻健康男性正常精子生产者血清 FSH 应低于 7.6 IU/L,清晨血清总 T 大于 300 ng/dl。即使有明显的梗阻原因,对于所有考虑精子采集程序的无精子症患者需要常规检测血清 T、FSH 水平。

(3)囊性纤维化跨膜传导调节基因(CBAVD)检测:在体检或不明原因的 OA 患者,精液量低下时,有必要检测。它编码一个跨膜离子通道,对精囊、输精管和附睾的发育起着至关重要的作用。50%~82% 的男性在一个或两个囊性纤维化跨膜电导调节等位基因中检测到突变。即使男性测试为阴性,女性伴侣的测试也是至关重要的,因为大多数临床可用筛选的测试在大约 1 900 个已被描述的突变中只有 30~50。CBAVD 测试在适当选择的无精子症患者孕前遗传咨询至关重要的,因为这些人的后代可能有明显的囊性纤维化或不育的风险。

三、手术适应证和禁忌证

(一)适应证

(1)确诊为梗阻性无精子症的患者。

(2)对于先天性输精管缺如(CBAVD)患者,夫妻双方需要检查囊性纤维化基因有无突变,医生充分告知可能风险后,患者及家属知情同意并签字。

(二)禁忌证

(1)患者及家属意见不统一,心理上准备不充分者。

(2)患者存在严重全身性疾病,可能难以耐受手术和麻醉者,如急性全身性感染、严重心肺疾病、出血性疾病或其他全身性疾病者。

(3)精神心理疾病患者,可能对手术产生心理负担或误解者,过度担心性功能受损副作用者。

四、手术方式

(一)麻醉方式

可以选择全身麻醉、局部麻醉和硬膜外麻醉或者腰麻。全身麻醉效果相对最好,因为患者的轻微活动会影响显微手术的操作。

(二)手术用品

(1)显微镜:手术显微镜(放大倍数 6~30 倍);相差倒置显微镜(术中观察精子)。

(2)手术器械:常规显微手术器械包括双击电凝器,眼科显微手术刀,5 μl 玻璃吸管(收集附睾液),连接吸管和注射器的硅胶管,玻片和盖玻片。

(3)人输卵管培养液(HTF)。

(三)手术步骤

常规消毒皮肤铺无菌巾,经阴囊正中线切开皮肤,肉膜和鞘膜壁层暴露一侧睾丸和附睾。外科医生用拇指和食指固定附睾,手术显微镜观察,放大 10~20 倍,选择扩张的附睾管,往往在附睾头部有黄色半透明附睾液充盈。在抽吸附睾液时,浑浊的黄色液体中多为精子头和碎片。首先切开附睾外膜,显露附睾管,双击电凝器小心止血,避免血液与附睾液混合,止血时避免高热对附睾管的损害。用眼科显微手术刀刺破附睾管,实时检测附睾液中精子的质量和数量。重复和连续探查收集,从附睾体向附睾头的方向进行。附睾头部的精子活动力往往较好。必要时可以探查睾丸和附睾之间的输出小管,从单个管中抽吸,同时挤压睾丸。

当确定有足够附睾液存在时,将玻璃吸管放在外流附睾切口处,毛细管作用下液体可以自动吸入。显微玻璃吸管通过硅胶管与 1 ml 注射器连接,充满 HTF,或者用含有 HTF 的 1 ml 注射器直接抽吸附睾液。最后双击电凝关闭附睾管口,止血后将睾丸和附睾复位到正常解剖位置,可吸收线缝合鞘膜、肉膜和皮肤。术后阴囊的吊带可为患者改善舒适度,最大限度地减少阴囊水肿。

五、术中附睾精子的评估

术中附睾精子质量的评估决定了手术的时间和步骤。当标本免受血液污染的时候,观察评估比较容易。快速观察可以将附睾液直接滴在玻片上,用倒置显微镜观察。一般将附睾液与 HTF 混合后,取 10 μl 滴在载玻片上,盖上盖玻片,在倒置显微镜(200~400 倍)下观察。最后,将附睾液与 HTF 混合液分装,至少每管应含数千精子。可以立即送胚胎实验室进行体外受精-胚胎移植,或者液氮冷冻保存以备择期单精子卵浆内注射、体外受精-胚胎移植。分装的数量根据患者夫妇生育目标和辅助生殖的次数决定。

(黄勋彬)

第八章　介入治疗在男性不育症中的应用

第一节　精索静脉曲张的介入治疗

一、概述

精索静脉曲张是精索静脉回流受阻,或静脉瓣膜因为先天缺陷或功能不全,失去作用,引起精索内蔓状静脉丛呈不同程度的迂曲、扩张和血液逆流造成,常见于中青年男性。蔓状静脉丛由精索内静脉、精索外静脉和输精管静脉构成。精索静脉曲张患者常伴有不同程度的精液参数异常、疼痛和阴囊坠胀。在男性人群中发病率大约为15%,约35%的不育男性患者有精索静脉曲张,被认为是男性不育的最常见原因。研究表明,治疗精索静脉曲张可以提高不育男性的精液质量,进而可使不育夫妇的妊娠率得到提高。精索静脉曲张治疗方法主要有保守治疗、手术治疗及介入治疗,对症状较轻患者一般采取保守治疗,对已影响日常生活或经非手术治疗症状不缓解者及精索静脉曲张患者精液异常伴不育者应尽早手术治疗或介入治疗。

二、适应证

介入治疗技术(interventional therapy)是20世纪末引进我国,并迅速发展起来的一门新型学科,其具有简单、微创、安全、经济、并发症少、重复性强等特点。大大丰富了外科的临床治疗内容和方法。精索静脉曲张介入治疗的适应证在国内外尚无统一的标准,原则上有以下几点。

(1)重度精索静脉曲张患者。

(2)精索静脉曲张伴不育患者。

(3)轻、中度精索静脉曲张伴精液质量异常或症状明显患者。

同时具备以下两点之一者。

(1)对美观要求较高,或因为参军飞行员等原因,身体不能留瘢患者。

(2)患者有全麻、腰麻或硬脊膜外麻醉禁忌证者。

三、禁忌证

(1)对碘造影剂过敏患者。

(2)短期生育要求患者。

四、术前准备

(1)术前体格检查,精索静脉彩超,明确精索静脉曲张情况。

(2)患者精液常规检查,留作术后对照。

(3)手术区域清洁、备皮。

(4)术前宣教。

五、手术步骤

患者仰卧于 DSA 手术床上,局麻下采用 Seldinger 法经皮穿刺右侧股静脉,超滑导丝引导下沿下腔静脉将 4F 导管植入左肾静脉开口处行逆行造影(造影剂 10～15 ml,速率 3 ml/s),了解精索静脉开口形态和解剖关系,选择恰当的栓塞部位。如没有其他分支,则将导管送置至骶髂关节缘,近侧如有分支,则将导管送置至分支起始部的下方,如远侧有分支,则将导管送置至汇合部的上方。在可视情况下慢慢注入栓塞剂,栓塞后将导管退至精索静脉上端,再次行造影,通过观察造影剂止于精索内静脉盲端说明手术成功,观察 15 min 后拔管(图 8-1)。按压穿刺点 10～15 min,对伤口采用"8"字法行绷带包扎。如患者为双侧,则先行左侧栓塞,然后经下腔静脉至右侧精索静脉,行右侧栓塞治疗。

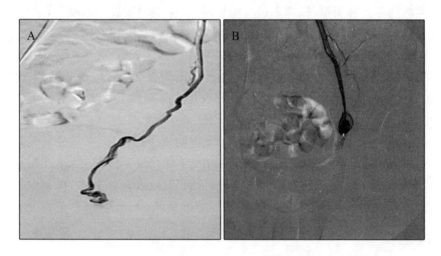

图 8-1　介入栓塞治疗的患者术毕再次造影

在 DSA 下,曲张的精索静脉(A);介入栓塞后造影显示栓塞确切,造影剂止于精索内静脉盲端(B)

六、术后处理

患者 24 h 内穿刺侧肢体制动,术后第 2 天出院。

七、并发症

(1)穿刺部位渗血或皮下血肿,术后 12 h 密切观察穿刺处敷料情况,如有出血重新压迫止血。

(2)栓子脱落。

(3)精索静脉曲张复发。

第二节　静脉性勃起功能障碍的介入治疗

一、概述

勃起功能障碍(ED)是指近 3 个月内,阴茎持续不能达到和维持足够的勃起以进行满意的性交。勃起的程度取决于动脉流入血量和静脉流出血量之间的平衡,而静脉漏性 ED(venous erectile dysfunction,VED)约占血管性 ED 70％以上,静脉闭合是阴茎勃起的基本过程,其功能正常发挥,需要充足的动脉血流入海绵体、海绵体平滑肌正常舒张及白膜功能正常,上述任何一个功能异常,静脉闭合机制将失效,大量的血液将从未关闭的静脉漏出阴茎外。长期以来,对于静脉漏性 ED 的治疗进展甚少,目前多限于口服药 PDE-5 抑制剂、海绵体白膜收缩、阴茎海绵体静脉结扎\剥离\埋藏术、阴茎假体置入术;口服药物治疗对于轻度 VED 有一定的效果,但对于中、重度 VED 效果欠佳,而且长期服用,费用不菲,个别患者对于 PDE-5 抑制剂还会有头晕、眼部不适等副反应;就阴茎假体置入术而言,手术效果确切,对于中、重度 VED 都有很好的效果,患者反馈夫妻双方满意度很高,但对于此类手术,国人接受程度不高,且花费巨大,一旦出现感染,必须取出假体装置;而关于静脉结扎手术的手术方式和疗效各家报道不一。自从 2000 年 Peskircioglu 等首先尝试应用 5 ml 组织胶、N-丁基氰基丙烯酸酯及碘油混合剂栓塞阴茎背深静脉治疗静脉漏性 ED 以来,介入手术治疗静脉漏性 ED 在临床上得到了越来越多的关注。

介入治疗技术(interventional therapy)是 20 世纪末引进我国,并迅速发展起来的一门新型学科,其具有简单、微创、安全、经济、并发症少、重复性强等特点。大大丰富了外科的临床治疗内容和方法。静脉漏性 ED 的介入治疗目前仍是一项创新技术,仅在少数有条件的三甲医院进行,其远期疗效还有待进一步观察。

二、适应证

静脉漏性 ED 介入治疗尚未国内外统一的适应证标准,原则上有以下几点。

(1)轻度静脉漏性 ED 患者,诊断标准为联合海绵体内压测压时,记录灌注维持速率(FTM),并记录从停止灌注起始的 30 s 内 ICP 的压力下降情况(PD),满足 $1.0 \leqslant FTM < 1.5$ 和 $40 \leqslant PD < 70$,同时阴茎海绵体造影检查有静脉漏存在。

(2)PDE5 抑制剂药物治疗无效。

(3)暂不愿意阴茎假体植入术。

三、禁忌证

(1)对碘造影剂过敏患者。

（2）严重的静脉漏患者。

（3）有阴茎异常勃起者。

四、术前准备

（1）经阴茎海绵体动态灌注测压及造影（DICC）检查明确为静脉性勃起功能障碍。

（2）手术区域清洁、备皮。

（3）术前宣教。

五、手术步骤

患者仰卧于 DSA 手术床上，局麻下穿刺右侧股静脉，置入 4F 血管鞘，引入 4F Cobra 导管，将导管插入对侧或同侧的髂内静脉，再用微导管在分步路图的引导下超选进入阴茎背深静脉与前列腺静脉丛交界处（或经 DICC 确认存在的异位静脉）。经阴茎海绵体造影确认位置后，根据回流血流速度、流量的不同，用 Glubran-2 胶和超液态碘化油按比例（1∶3）～（1∶4），配制成 Glubran-2 胶浓度为 20％～25％混合物 4～10 ml 备用。用 5％葡萄糖注射液充分冲洗微导管后在透视监视下经微导管缓慢注胶栓塞，先使微导管对侧的前列腺静脉丛及相关侧支回流静脉充分弥散、凝固，然后慢慢回撤微导管使微导管一侧的前列腺静脉丛及相关侧支回流静脉也充分弥散、凝固，注胶过程中严格控制胶的弥散及反流距离，直至栓塞至快汇入髂内静脉处停止注胶，迅速拔出微导管。最后行海绵体造影观察栓塞效果（图 8-2）。观察 15 min 后拔管。按压穿刺点 10～15 min，对伤口采用"8"字法行绷带包扎。

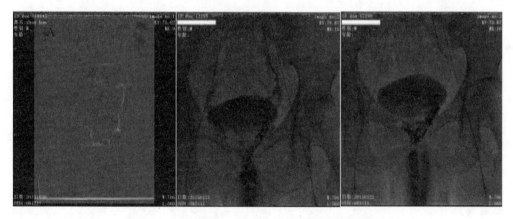

图 8-2　介入栓塞治疗的患者术毕同时行海绵体造影

在 DSA 下，（A）；介入栓塞前海绵体造影显示双侧阴部内静脉（B）；介入栓塞后海绵体造影显示栓塞确切，双侧阴部内静脉不显影（C）

六、术后处理

患者 24 h 内穿刺侧肢体制动，术后第 2 天出院。

七、并发症

(1)穿刺部位渗血或皮下血肿:术后12 h密切观察穿刺处敷料情况,如有出血重新压迫止血。

(2)栓子脱落,引起下肢血栓、肺栓塞等意外。

(3)阴茎包皮组织水肿。

(陈赟　高庆强)

第二篇　女　性　篇

第九章　不孕与微创术的基础

第一节　女性不孕微创术相关解剖

微创手术在不孕的诊治过程中起着非常重要的作用,其中准确的解剖学知识是手术顺利进行的基础。本节主要介绍不孕微创手术所涉及的女性盆腔及腹腔的解剖知识。

一、腹腔镜手术的相关解剖

(一)腹前壁

1. 脐　脐部是腹壁最薄之处,由外到内依次为皮肤、腹直肌前鞘、腹直肌后鞘及腹膜,各层连接紧密。无皮下脂肪组织及肌肉组织,术后较少形成皮肤瘢痕;且因血管分布少,术后穿刺孔出血的机会也少。因而是妇科腹腔镜手术时最理想的穿刺进镜处。脐的位置和形态可因年龄、体态、胖瘦程度和腹肌张力等情况而有所变化,通过脐部可以帮助判断腹壁、腹腔及腹后壁一些重要脏器和血管的大体位置。通常情况下,脐的左下方正对腹主动脉分叉处和下腔静脉,脐部左下方1 cm斜向外至腹股沟中点作一连线,此线的上1/3代表髂总动脉的体表投影,下2/3代表髂外动脉的体表投影。脐部穿刺时,应从中线斜向盆腔方向,以80°~85°进针,不要偏向左下方,这样可避免插入腹膜间隙损伤腹膜后血管。

2. 皮肤和皮下组织　腹壁皮肤真皮层纤维走向主要是横向,皮肤和肌肉筋膜层之间是皮下组织,由表浅筋膜及深筋膜组成,其内有表浅腹部血管,也是手术后伤口感染的主要部位。

3. 肌肉筋膜层　腹壁肌肉有位于腹中线两侧的腹直肌和耻骨上方的锥状肌,二者的外侧是腹斜肌,包括腹外斜肌、腹内斜肌和腹横肌。这些肌肉的片状肌腱和对侧相应肌腱联合后形成腱膜,在腹直肌上方形成一层致密的白色组织,为腹直肌鞘。腹直肌下1/4段,腹直肌鞘只位于前方,上3/4段腹直肌的腹侧和背侧均有腹直肌鞘。这两段之间的转变位于脐耻之间,称为弓状线。在弓状线上腹直肌鞘中线形成隆起称为腹白线。腹白线将两侧腹直肌鞘联合在一起。腹直肌两侧以腹直肌鞘形成的半月线为界[图9-1(a)(b)]。

4. 血管　腹前壁的主要血管分为深浅两个部分,腹壁浅血管在皮下组织中为斜行走向,从股动脉发出至脐孔。浅血管包括腹壁浅动脉和旋髂浅动脉(图9-2)。走行于腹壁皮下组织中,并向头侧延伸的过程中发出分支。腹壁浅动脉位于皮肤和筋膜层之间,股动脉搏动点和脐孔之间的连线上。旋髂浅动脉从股动脉外侧至腹斜肌。

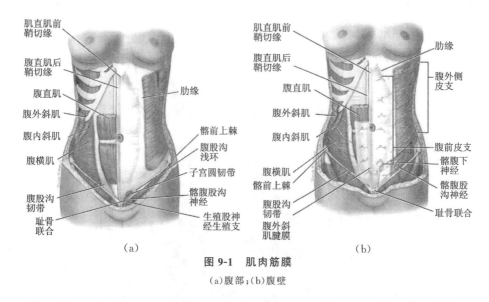

图 9-1　肌肉筋膜

(a)腹部；(b)腹壁

　　为避免损伤，可在腹腔镜光源透视下避开。深血管包括腹壁下动脉和旋髂深动脉（图 9-3），也是双侧分布。腹壁下动脉起于髂外动脉，体表投影在腹股沟韧带内，气腹使得腹壁膨隆后与常规的操作孔穿刺点相邻，为最易损伤的血管。旋髂深动脉与腹壁下动脉在同一水平起于髂外动脉，向外上方走行，其中一分支穿行于腹横肌与腹内斜肌之间，下腹部穿刺孔过低时容易损伤。一旦损伤到这两根血管可导致致命血肿，须迅速电凝止血或精准的缝合止血。

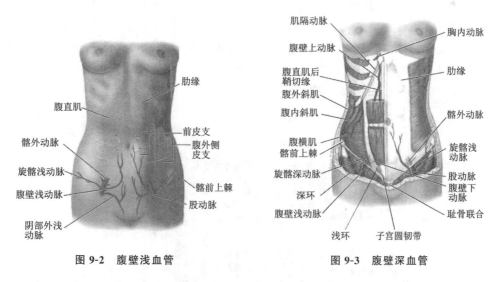

图 9-2　腹壁浅血管　　　　　　　　图 9-3　腹壁深血管

　　5. 神经　支配腹前壁的共有 4 组神经（图 9-4），每一组都包含运动和感觉神经，来自第 7～11 肋间神经、肋下神经、髂腹下神经和髂腹股沟神经的延伸支。这些神经走行在腹内斜肌和腹横肌之间。髂腹下神经支配脐以上的腹壁外侧面。髂腹股沟神经进入腹股沟管，出浅环，传递大阴唇、大腿内侧、会阴部感觉。了解这些神经在腹前壁的走行，可帮助避免在剖腹或腹腔镜手术中的损伤。尸体研究显示,腹腔镜手术中科通过做横行切口或者将腹腔镜穿刺点选在髂前上棘水平或以上,减少对这些神经的损伤。

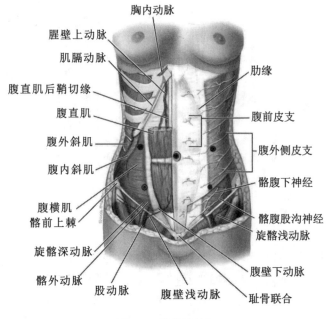

图 9-4　腹前壁神经

(二)腹后壁和侧盆壁

1. 血管　盆腔内主要血管是最重要的结构,盆腔手术的成功有赖于详细地了解血管的解剖。主动脉在第 4 腰椎体前左方下缘附近分为左、右髂总动脉(图 9-5),髂总动脉走行在髂总静脉的前方,行向两侧至骨盆边缘。在第 5 腰椎下缘水平,髂总动脉分支为髂内和髂外动脉。髂外动脉只有两个分支即腹壁下动脉和旋髂深动脉。髂外动脉在腹股沟韧带下方穿过后为股动脉,是下肢的主要血供来源。

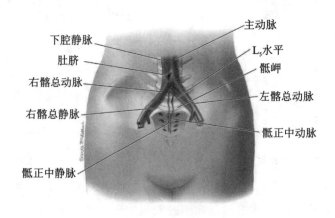

图 9-5　盆腔内血管

髂内动脉供应盆腔内全部器官,发出分支穿过坐骨大孔供应臀肌,分支出坐骨大孔后进入坐骨小孔供应会阴部。髂内动脉在跨过骨盆缘后分为前干和后干。后干由髂腰动脉、骶外侧动脉和臀上动脉组成。臀上动脉是髂内动脉最大的分支,营养臀部的肌肉和皮肤,若子宫肌瘤栓塞术中不慎闭塞此动脉将导致臀部肌肉坏死。

髂内动脉前干的几个分支在腹腔镜中常会看到。闭塞的脐动脉是一段纤维条索,可在前腹壁作为脐内侧襞看到,子宫动脉从髂内动脉中间发出。膀胱上动脉也是从这点附近发出,走行于中间内侧供应膀胱上部和远端输尿管。子宫动脉走行与输卵管平行,在宫颈水平、阔韧带的基底部跨过输尿管进入子宫。阴道动脉多数从子宫动脉发出,也有可能从髂内动脉独立发出。髂内动脉前干其他的重要分支还有闭孔动脉、直肠中动脉、阴部内动脉和臀下动脉,其中臀下动脉是前干最大分支(图9-6)。

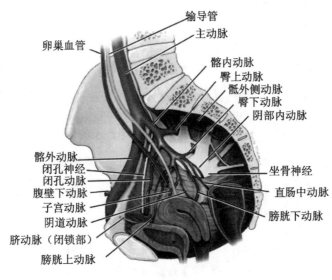

图 9-6　盆腔内血管

2. 肌肉　腹后壁脊柱旁有多组重要肌肉。膈肌组成了腹部的顶并向下延伸成腹后壁最上缘。腰大肌纵形走行,起自上部腰椎横突,止于股骨小转子,并组成了后侧壁的大部分。腰小肌肌腱位于腰大肌前方,可在分离髂外血管附近区域时见到。腰方肌在腰大肌后外侧,起自腰椎横突和肋骨,止于髂嵴。髂肌跨越髂窝。梨状肌起于骶椎前方,穿过坐骨大孔,止于股骨大转子,恰好位于髂内血管下方。

3. 神经　盆腔深部神经,如臀上、下神经,支配多种盆部肌肉,但在生殖外科不可见。闭孔神经起源于第2～4腰椎水平,先在腰大肌内下行,至骨盆边缘由腰大肌内侧缘、髂内动脉内侧穿出并发出分支(图9-7)。它在闭孔内肌下降进入闭孔管,由大腿穿出,传递股部内侧感觉,支配股内侧肌群运动。

生殖股神经位于腰大肌前表面(图9-8),有两个分支,股支和生殖支,前者从腹股沟韧带的下方进入股部,后者进入腹股沟管。此神经支配股前区表面皮肤的感觉。

股神经在盆腔手术不常见,可在开腹手术中由于腰而损伤。它是腰丛的一个分支,在腰大肌内下降,从其外下侧边界处穿出,继续在腰大肌和髂肌之间走行,穿过腹股沟韧带的后方,支配股前区的皮肤及股部前半部分的肌肉。

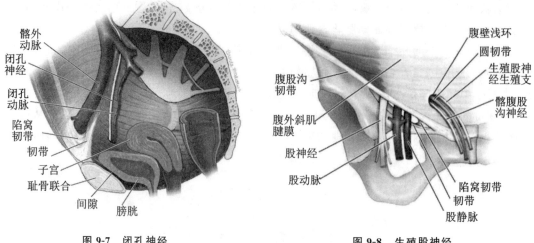

图 9-7　闭孔神经　　　　　　　　　图 9-8　生殖股神经

骶尾神经丛位于梨状肌的前方,在髂内动脉分支的下方,这一区域最重要的神经是坐骨神经和阴部神经。坐骨神经位于梨状肌的前方,从坐骨大孔出盆腔,位于肌肉下方。阴部神经也位于梨状肌的前方,从坐骨大孔出盆腔,后走行于梨状肌下方,在骶棘韧带和坐骨棘周边走行,再次进入坐骨小孔,继续走行进入腹膜。子宫内膜异位症可能在这个水平累及坐骨神经,导致与走行相关的疼痛。

二、女性内生殖系统相关解剖

女性内生殖器(internal genitalia)位于女性真骨盆内,包括阴道、子宫、输卵管、卵巢(图9-9)。其前靠膀胱,后邻直肠。这些器官的主要功能包括分泌激素、排卵、受精、妊娠和分娩等。

(一)阴道(vigina)

阴道是性交器官,也是月经血排出及胎儿娩出的通道。

阴道为连接子宫和外生殖器的肌性管道,上端环绕宫颈,下端开口于阴道前庭后部,前壁为 6~7 cm,后壁为 7.5~9 cm,阴道前壁和后壁在宫颈处形成阴道穹隆,在腹膜内,阴道和直肠通过子宫直肠陷凹分隔,通过膀胱子宫陷凹与膀胱分隔。

阴道壁自内向外由黏膜、肌层和纤维层构成。黏膜层由非角化的复层鳞状上皮覆盖,无腺体,受性激素影响有周期性变化。肌层由内环、外纵两层平滑肌构成,纤维组织与肌肉层紧密相连。阴道上部有子宫动脉的阴道支分布,中部有膀胱下动脉的分支分布,下部有肛门动脉及直肠动脉下支的分支分布,阴道壁富有静脉丛,损伤后易出血或形成血肿。

(二)子宫(uterus)

子宫是孕育胚胎、胎儿和产生月经的器官。

1. 子宫位置与形态　　子宫为一壁厚、腔小、以肌肉为主的器官,位于盆腔中央、膀胱与直

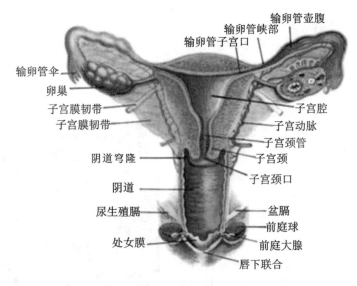

图 9-9　女性内生殖器官示意图

肠之间,下端接阴道,两侧有输卵管和卵巢。成年人子宫是前后略扁的倒置梨形,重约50 g,长7~8 cm,宽 4~5 cm,厚 2~3 cm,子宫腔容量约 5 ml。分为子宫颈、子宫体两大部分。

2. 组织结构　宫体表面覆有薄层的腹膜,中间为很厚的肌层,内层为子宫内膜。子宫肌层较厚,由平滑肌束及弹力纤维所组成。肌束纵横交错如网状,外层多纵行,内层环行,中层多各方交织。肌层内含血管,是子宫肌瘤的好发部位。腹腔镜下行肌瘤剔除时,于肌层注射垂体后叶素或催产素,促使子宫收缩,压迫血管,能有效地减少术中出血。子宫内膜又分为功能层和基底层。功能层由上皮及腺体构成,可随激素的变化而发生明显的周期性变化,月经期功能层子宫内膜发生剥脱即产生月经;而基底层不发生剥脱,在月经后生发出新的功能层。

宫颈上端与子宫峡部相连,解剖上狭窄,因此称之为解剖学内口。宫腔内膜开始转变为宫颈黏膜,称为组织学内口。宫颈腔呈梭形,未生育女性宫颈管长 2.5~3 cm。宫颈管内黏膜呈纵形皱襞,宫颈下端为宫颈外口。宫颈管黏膜为单层高柱状上皮,黏膜层腺体可分泌碱性黏液,形成宫颈管内黏液栓。宫颈黏液由黏蛋白和水溶性成分两部分组成。黏蛋白是一种富含碳水化合物的糖蛋白;水溶性成分指无机盐,如氯化钠、蛋白质、小分子有机物,如葡萄糖、氨基酸、多肽类和脂质等。宫颈黏液和性质受卵巢激素的影响,在排卵期由于雌激素占主导,黏液中水分含量增加(达95%),黏液稀薄,大分子纤维形成平行状微胶粒,其间隙足以使精子通过;在黄体期,由于孕激素占主导,黏液水分含量减少,黏液变黏稠,失去平行状微胶粒结构而不利于精子穿过。

宫颈是精子进入宫腔的主要屏障之一。动物实验观察到,交配时射入阴道的精子,2 h后仅有 0~6% 进入子宫,12 h 后其数目增加到 1%~74%。进入宫颈黏液的精子分布并非均匀,主要集中在黏膜表面附近,大多数精子进入宫颈的陷凹中储存起来。精子在宫颈黏液中可存活 5~7 d,在宫颈陷凹中的精子仅为活动的精子,因此死精子不能穿过宫颈黏液,而被黏液中的白细胞吞噬或被排出阴道。随后活动的精子缓慢地由此陷凹释出并向上运送,以保证数小时内受精部位有一定数量的活动精子存在。

由于精子在月经中期宫颈黏液中的运动速度为 2～3 mm/min,而性交后很快便可在输卵管中发现精子的存在。可见,性交时阴道和子宫收缩形成的负压对精子穿过宫颈可能起到重要作用。

3. 子宫韧带 共 4 对,维持子宫正常解剖位置。

(1)圆韧带(图 9-10):长 12～14 cm,起于子宫角的前面,输卵管近端的下方,向下伸展达两侧骨盆壁。穿过腹股沟管止于大阴唇前端。

(2)子宫阔韧带、卵巢骨盆漏斗韧带及卵巢固有韧带(图 9-11):阔韧带分前、后叶,上缘游离,内 2/3 包围输尿管,外 1/3 部分移行为骨盆漏斗韧带,卵巢血管由此穿过。卵巢内侧与子宫角之间的阔韧带稍增厚部分称卵巢固有韧带。子宫动、静脉和输尿管均从阔韧带基底部穿过。腹腔镜保留附件手术时近子宫角侧切断固有韧带,切除附件时,近卵巢门切断骨盆漏斗韧带。

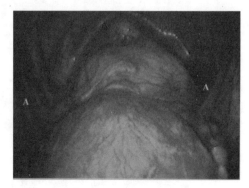

图 9-10 子宫圆韧带

(3)子宫骶韧带(图 9-12):从子宫颈后面的上方,向两侧绕过直肠到达第 2～3 骶椎前面的筋膜,长为 4～5 cm。腹腔镜单纯全子宫切除时,靠近子宫颈切断骶韧带;广泛全子宫切除时,剪开直肠腹膜返折,推开直肠,分离直肠侧窝,靠近骶骨离断骶韧带。

(4)主韧带:在阔韧带的下部,横行于子宫颈的两侧,止于骨盆侧壁,又称子宫颈横韧带。内有子宫动脉、阴道动脉及其静脉丛。腹腔镜全子宫切除术时,靠近子宫颈管切断;广泛全子宫切除时,先游离输尿管,暴露膀胱侧窝,然后靠近盆壁离断。

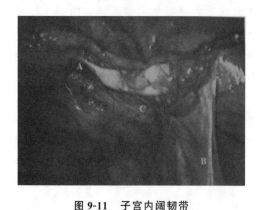

图 9-11 子宫内阔韧带

A. 卵巢固有韧带;B. 骨盆漏斗韧带;C. 子宫阔韧带

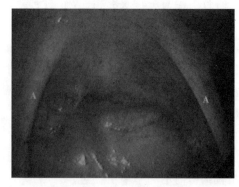

图 9-12 镜下子宫骶韧带

(三)输卵管(fallopian tube)

输卵管是女性生殖系统的主要组成部分之一,具有运送精子、拾卵、营养胚胎及提供精子储存、获能、顶体反应和受精场所等生理功能。输卵管长为 6～15 cm,由黏膜和环状平滑肌组成。左、右输卵管各位于子宫一侧,它们由子宫底外侧角部向外平行伸展,先达卵巢的子宫端,再沿卵巢系膜缘上行至卵巢的输卵管端,呈弓形面覆盖于其上,然后向下向内行,终止于卵巢的游离缘。在解剖上分为5个部分。

1. 输卵管开口　宫腔镜检查中可发现进入输卵管前的宫腔膨大似漏斗状,称为子宫输卵管漏斗状膨大,这有利于输卵管镜插管时寻找输卵管口。输卵管口正好位于漏斗状结构的顶点,宫腔镜下见一直径为 0.8～1.2 mm 的锐性膜样环。子宫内膜于输卵管口的膜样环变成输卵管上皮,这种改变很容易经宫腔镜及输卵管镜看到,其重要性在于月经的增生晚期或分泌期,子宫内膜的变厚不易看到输卵管口而影响插管,在促卵泡发育治疗周期这种影响更明显,这时正确估计输卵管开口方向及与漏斗轴的关系对于准确地插入导管十分重要。

2. 输卵管间质部　为输卵管位于子宫肌壁内的部分,正常输卵管间质部长为 1.5～2.5 cm,直径为 0.8～1.4 mm,除在子宫－输卵管结合处稍弯曲外,余为直形,此段于子宫-输卵管结合处最窄,HSG 证实间质部近端有一膨胀部分,其底部是内侧输卵管开口瓣膜。插管时需沿输卵管长轴方向进入,不然导管或导丝在膨胀处可弯曲,甚至过度弯曲而通过开口再返回宫腔,若无韧性的导管或内镜通过此处时可穿入壁间。

3. 输卵管峡部　由子宫壁向外延伸的输卵管部分。长 2～3 cm,壁厚而腔窄,官腔变窄,管腔直径 1～2 mm,最小处直径有 0.23 mm。由内纵、中环及外纵 3 层平滑肌组织。在输卵管间质部后有一 40°～60°的弯曲,然后斜向卵巢前方直行。峡部是精子获能、顶体反应及精子储存的主要部位,排卵一旦发生,储存在此处的精子可缓慢地释放到壶腹部,使卵子受精。

4. 输卵管壶腹部　为由峡部向外延伸的输卵管膨大部分,是精子受精的部位。它占输卵管全长 1/2 以上,其长度变异很大,5～10 cm 长。在峡部后 1～2 cm 管径为 1.5～4 mm,之后逐渐增大到 8～10 mm。壶腹部管壁薄而弯曲,若输卵管周围粘连可引起输卵管固定且形成"U"形弯曲,易造成输卵管插管时的损伤。壶腹部管腔充满了富含复杂皱褶的黏膜,黏膜为单层上皮,由纤毛细胞、分泌细胞和基底细胞组成。其中纤毛细胞占 40%～60%,富含微纤毛,纤毛的摆动也朝向宫腔。黏膜之外有内环和外纵两层平滑肌。

5. 输卵管伞部　输卵管伞部由浆膜、平滑肌和黏膜组成,位于壶腹部的远端。顶端为输卵管腹腔端的开口,直径 1～1.5 cm。伞部肌纤维稀少,但黏膜皱褶丰富。黏膜上皮由纤毛细胞和分泌细胞组成。正常情况下,黏膜上皮细胞的纤毛细胞占 60% 以上,且纤毛的运动朝向宫腔,这种摆动有利于卵子的运送。

6. 输卵管的管壁　输卵管与其他空腔器官相似,其管壁由内层黏膜、中层肌肉和外层浆膜所构成。

(1)黏膜:黏膜包括上皮和其下的纤维结缔组织层,后者又称为固有膜。黏膜沿输卵管长轴向管腔突出许多皱襞,每个皱襞又有第二级甚至第三级分支突起。黏膜厚度和皱襞的多寡不一,以壶腹部黏膜最厚,皱襞最多,在这里管腔纵横曲折,有似迷路。峡部皱襞较少,至间质部则更短而少。

(2)上皮:黏膜上皮为单层高柱状细胞,斜切时,可出现假复层。壶腹部细胞最高,愈近子宫端,其高度逐渐下降。上皮细胞可分为 4 种类型,即纤毛细胞、分泌细胞、楔形细胞和未分化细胞。

（3）固有膜：上皮下的固有膜为一层疏松的由细纤维所组成的结缔组织。输卵管缺乏黏膜肌层，故固有膜直接移行于肌膜的结缔组织。固有膜内有血管、淋巴管和无髓鞘神经，壶腹部血管特别丰富。输卵管妊娠时，固有膜内的结缔组织可转化为蜕膜细胞。

（4）肌层：输卵管肌层与子宫肌层相连，但子宫最内层的纵行肌至峡部即消失。因此，输卵管肌层仅有3层且无明显分界。内层为近黏膜处的输卵管固有膜肌层，此层最厚；中层在固有膜肌层之外，呈网状，其中伴有血管；外层为纵行的浆膜下肌层。输卵管肌层的结构和厚度，因不同节段而异。输卵管间质部位于子宫肌壁内，其最内层为环形肌包围，形成明显得肌束环。此外在固有层以外的肌纤维网中血管丰富，当血流充盈时可迫使间质部管腔闭合。故间质部和子宫峡部连接部虽无括约肌，仍有一定的括约功能。

输卵管的动脉血流来自子宫动脉上支（宫体支）的分支（输卵管支）和卵巢动脉的分支。

（四）卵巢（ovary）

卵巢是女性生殖系统的主要器官，也称女性性腺。位于盆腔上方两侧，卵巢表面无腹膜，属盆腔内的游离器官，借助韧带与子宫和盆壁相连。生殖年龄女性卵巢约4 cm×3 cm×1 cm，重5～6 g。由皮质、髓质和卵巢门三部分组成。皮质是卵巢的主要结构，由生殖上皮、不同发育阶段的卵泡和卵子组成；髓质则由结缔组织和卵巢间质组成，无卵泡，与卵巢门相连。卵巢门是卵巢血管进入的部位。卵巢由卵巢动脉供血，卵巢动脉由腹主动脉分出，沿腰大肌前下行至盆腔，跨越输尿管与髂总动脉下段，随骨盆漏斗韧带向内横行，再经卵巢系膜进入卵巢内。进入卵巢门前分出若干分支供应输卵管，末梢在宫角旁侧与子宫动脉上行的卵巢支相吻合。卵巢是提供卵子并分泌性激素的器官，其产生的甾体激素对卵子发育和排出起局部调节作用；同时，这些激素可释放至血循环，并对诸多靶器官如子宫、输卵管、阴道、外阴、乳腺、下丘脑、垂体、脂肪、骨骼、肾脏和肝脏等发挥作用。

三、骨盆

骨盆由骶骨、尾骨和左右两块髋骨及其韧带连接而成。每块髋骨又是由髂骨、坐骨及耻骨组成。骶骨形似三角，前面凹陷称骶窝，三角形底的中部前缘突出，形成骶岬（相当于髂总动脉分叉水平）。骶岬是妇科腹腔镜手术的重要标志之一及产科骨盆内测量对角径的重要据点（图9-13）。

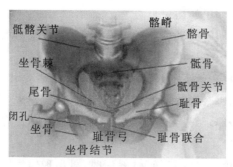

图9-13 骨盆结构

四、骨盆底

由多层肌肉和筋膜构成，封闭骨盆出口，承托并保持盆腔脏器于正常位置。骨盆底由外向内分为 3 层(图 9-14)。

(1)外层由会阴浅筋膜及其深面的 3 对肌肉(球海绵体肌、坐骨海绵体肌、会阴浅横肌)及一括约肌(肛门外括约肌)组成。球海绵体肌收缩时能紧缩阴道，又称阴道括约肌。

(2)中层为泌尿生殖膈。由上、下两层筋膜及其间会阴深横肌和尿道括约肌组成。

(3)内层为盆膈。是骨盆底最坚韧的一层，由盆膈上、下筋膜及其间的肛提肌与尾骨肌(耻尾肌、髂尾肌、坐尾肌)组成。

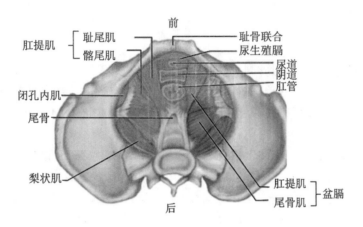

图 9-14 盆底组织

五、邻近器官

(一)膀胱

是储存尿液的肌性囊性器官，其大小、形状和位置均随尿液充满的程度而异。一般正常成年人容量为 300~500 ml，最大容量可达 800 ml。新生儿的膀胱容量约为成人的 1/10。膀胱充盈时呈卵圆形(图 9-15)，膀胱空虚时呈三棱锥体形，分尖、体、底和颈四部分，在膀胱底的内面有一个三角形区域，由于缺少黏膜下层，黏膜与肌层紧密，无论在膀胱膨胀或收缩时都保持平滑状态，此区称为膀胱三角(图 9-16)，位于两输尿管口与尿道内口三者连线间。两侧输尿管口之间的黏膜形成一横行皱襞，称为输尿管间襞，膀胱镜检或子宫腔镜代膀胱镜检时，此区域为一苍白带，可作为寻找输尿管口的标志。

成人膀胱位于小骨盆腔的前部，空虚时，膀胱尖不超过耻骨联合上缘，当充盈时，可在耻骨联合以上。腹腔镜手术时，当选择耻联上穿刺点时，必须排空膀胱，穿刺点的位置应在耻联上两横指偏向左侧 2~3 cm 处，脐侧韧带的外侧穿刺进针，可以避免刺破膀胱。

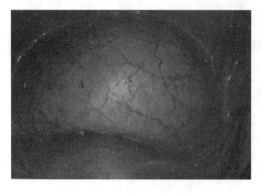

图 9-15 镜下充盈的膀胱

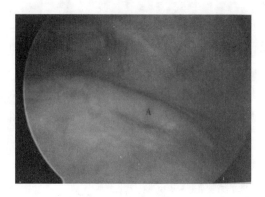

图 9-16 膀胱三角区

(二)输尿管

属腹膜后器官,是一对细长的肌性管道,左、右各一,长 20～30 cm,起于肾盂,终于膀胱。输尿管(图 9-17)分为 3 段:腹段、盆段和壁内段。输尿管从肾盂开始,沿腰大肌前面下降,在小骨盆入口处,右侧输尿管跨过髂外动脉,左侧输尿管跨过髂总动脉末端的前方。入盆腔后,沿盆壁向后下,穿过子宫颈外侧达膀胱底,在距子宫颈外侧缘约 2 cm 处,输尿管穿过子宫动脉进入膀胱底。在膀胱底外上角,输尿管向内下斜穿膀胱壁,开口于膀胱内面的输尿管口,此部称壁内段,即所谓隧道,长约 1.5 cm。在清扫髂总淋巴时,必须认清输尿管的行径(图 9-18)。在行腹腔镜广泛全子宫切除时,镜下必须游离壁段输尿管。由于镜下游离壁段输尿管难度大,因此,极易损伤该段输尿管。

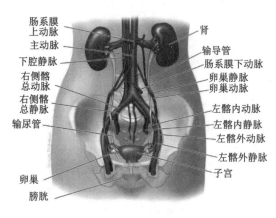

图 9-17 输尿管

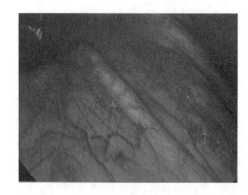

图 9-18 输尿管走行

(三)直肠

直肠(图 9-19)位于骶、尾骨与子宫、阴道之间。此处的腹膜皱褶形成直肠子宫陷凹。其底部距肛门 5.5 cm。凹内有乙状结肠及回肠袢伸入。直肠侧窝位于盆腔腹膜下方,前为子宫主韧带,后为直肠侧韧带,底为盆膈,外侧上界为梨状肌,下界为肛提肌,内侧为子宫骶韧带和直肠,骶骨形成直肠侧窝的后缘,侧窝的顶部贴着输尿管的腹膜,当进入主韧带的内侧以前,髂内动、静脉位于直肠侧的深部。主韧带形成直肠侧窝的尾部和侧缘。

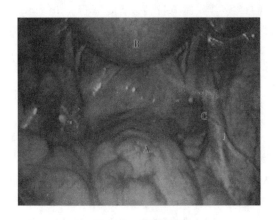

图 9-19　直肠位置

A.直肠;B.子宫;C.骨盆漏斗韧带

（蔡晓辉　黄巧灵　李建军）

第二节　腹腔镜手术的围手术期处理和基本操作

一、腹腔镜手术在不孕不育中的应用现状

腹腔镜手术是外科手术的一场革命,是现代先进的科学技术与医学的结合,是传统的手术与现代电子信息技术和工艺技巧的产物,它改变了医生的思维观念、技术路线和操作技巧,亦符合微创原则。目前,人们越来越多地将这一微创手术应用于妇科各个不同领域,尤其是腹腔镜已成为女性不孕不育必不可少的检查和治疗手段。问题在于如何达到微创的目的,取得微创的效果。

女性不孕不育的微创手术,更重要的是体现对生殖功能的“微创”。如何从保护女性生殖功能的角度出发,严格掌握手术适应证,合理地选择手术时机和手术方式,运用娴熟的手术技巧突出微创理念,是每一个手术医生值得思考的。

二、不孕症的腹腔镜围手术期处理

(一)适应证的掌握

既然微创是一种理念、一项原则,其强调的是选择好手术的对象和施术者,才能发挥和达到微创的目的。适应证的选择实际上是 4 个要素,即患者及其疾病、术者及其术式,这 4 项必须完全契合才是最好的选择,否则应改变或调整选择。在这其中,关键的是术者,一个训练有素、技术精湛的术者,漂亮的开腹手术也会最大限度地减少损伤,而合适的微创术式会锦上添花。

在辅助生殖领域,腹腔镜被广泛应用于诊断和处理卵巢、输卵管或其他盆腔因素引起的不孕,已被证明能改善妊娠结局。然而我们在临床上经常看到这样的病例:患者在施行腹腔镜卵巢打孔术后半年出现月经不调,血清抗苗勒氏管激素(anti-mullerian homone,AMH)水平和基础窦卵泡数目明显减少。在门诊,由于卵巢子宫内膜异位囊肿复发而反复实施腹腔镜剥除手术的患者也屡见不鲜。

我们必须清醒地认识到,腹腔镜技术是一把"双刃剑"。如果术者对手术适应证把握不当,手术过程中缺乏微创理念,将导致术后卵巢储备功能进一步下降,无疑为后续的辅助生殖治疗增加困难。

Kim 等比较了 59 例子宫内膜异位症(endometriosis,EMs)妇女在腹腔镜手术前、后的血清 AMH 水平,发现术后 AMH 水平明显降低,两者差异有统计学意义,建议在实施腹腔镜手术前应检测血清 AMH 水平以评估手术的必要性。一项前瞻性队列研究显示,术前血清 AMH 水平是预测术后发生卵巢功能不全(premature ovarian insufficiency,POI)的重要因素,对于术前低 AMH 水平者应谨慎进行卵巢囊肿尤其是双侧卵巢囊肿切除术。

因此,在实施腹腔镜手术治疗不孕症之前,除了严格把握专科手术适应证外,有条件的医疗机构应常规检测血清 AMH 水平,结合患者年龄、性激素水平和基础窦卵泡等综合评估卵巢储备功能,权衡手术利弊,重视手术可能对卵巢功能带来的负面影响。

(二)术式的选择

在术式选择时,术者的经验、特长及偏好起着重要作用,这使其选择具有习惯性的取向,但也要遵守疾病的治疗原则和病情的具体处理,即所谓个体化,不可一味追求某一种方式。

以临床常见的输卵管积水为例,输卵管积水是引起不孕的重要原因,近年来发病率日益增加,输卵管积水的腹腔镜下处理方式主要有输卵管造口术、输卵管近端离断术、输卵管切除术。

目前,多数学者认为,输卵管造口术及输卵管近端离断术这两种术式本身均不影响卵巢储备,而输卵管切除术是否会影响卵巢储备仍存在争议。严晓等认为输卵管切除术可降低卵巢在控制性超排卵中的反应性,分析原因可能是手术损伤了子宫动脉子宫角分出的卵巢支和卵巢动脉在输卵管卵巢系膜内吻合组成的动脉弓,导致同侧卵巢的血供减少,从而影响卵巢留体激素的合成及卵泡的发育。Tal 等持相反意见,发现单侧输卵管切除术后行体外受精-胚胎移植(IVF-ET)治疗,与双侧输卵管正常者相比,Gn 用量、天数和获卵数没有明显差异。朱湘虹等也认为采取腹腔镜下输卵管切除或近端结扎远端造口术处理输卵管积水,并不减弱卵巢的超排卵反应。

这些研究都是从 IVF-ET 临床观察到的现象来评估判断输卵管手术对卵巢功能的影响,并未真正观察到此手术对卵巢血运的影响。李贺梅等监测了上述 3 种术式手术前后卵巢动脉血流阻力指数的变化,发现这 3 种术式均可在近期改善卵巢储备,其中近端离断术可能是最有利于术后近期卵巢储备改善的术式。

综上所述,术者应结合患者的卵巢储备、输卵管积水严重程度及患者意愿等因素,选择对术后卵巢功能改善最有利或损伤最小的术式。如果盆腔粘连严重、输卵管重度积水或伴有积脓,应选择切除术;若是输卵管单纯积水,可选择造口术或近端离断远端造口术。不管选择哪种术式,均要求尽可能避免损伤输卵管系膜内血管,尽量多地保留输卵管系膜,保持卵巢良好血供。

术式的选择是相对的,不是绝对的;是有限制的,不是无限制的。一个医生面对各类患者及各类技术,一个技术、一个患者面对各位医生,这其中"匹配"便是临床的哲学与艺术。

(三)术前评估和术前准备

腹腔镜手术是一项临床技术,丰富的经验给我们以技巧,先进的观念给我们以明智,而患者比手术本身更重要。避免并发症是基本的诊治原则,实施任何一台手术之前,应对患者进行全面的评估和充分的术前准备。

1. 术前评估

(1)卵巢储备评估:测定基础性激素六项、血清 AMH 水平和基础窦卵泡数目。

(2)影像学评估:经阴道超声了解病灶(如卵巢肿瘤、子宫肌瘤)的部位、大小、数目及与邻近器官的关系;仔细阅片了解输卵管积水或阻塞的部位、程度及宫腔形态。

2. 术前准备

(1)阴道准备:术前 1～3 d 酌情阴道擦洗。

(2)肠道准备:术前 12 h 流质饮食,术前 8 h 禁食水,术前普通灌肠。对疑有盆腹腔粘连的患者,应做清洁肠道准备。

(四)特殊情况的围手术期处理

1. 高血压　腹腔镜人工气腹对血压的影响与腹内压大小明显相关,高血压患者血压调节能力降低,在气腹条件下相对于正常人血压波动较大。未规律控制血压的高血压患者在气腹建立后心房钠尿肽(atrial natriuretic peptide,ANP)分泌严重不足,难以抑制气腹所致的血压升高,无法维持血压稳定。虽然高血压患者血压＞180/110 mmHg(23.94/14.63 kPa)时,在围手术期容易发生心肌缺血、心律失常等心血管意外,但目前尚无强有力的证据证实延迟手术可以降低围手术期的风险。

对于择期手术患者的降压目标,中、青年患者应控制在正常血压水平;老年患者降压至140/90 mmHg(18.62/11.97 kPa)为宜。对合并高血压须急诊手术的患者,应在术前准备的同时适当地控制血压,可在严密监测下行控制性降压,调整血压至 140/90 mmHg(18.62/11.97 kPa)左右。降压药物应服用至手术当天。

术中应加强循环、呼吸功能监护,严格控制气腹压力,缩短手术时间。血压升高超过基础血压的 25%～30% 时应该给予处理。有条件时,术中可适量补充 ANP。

术后尽量排尽腹腔内 CO_2 气体,并继续抗高血压药物治疗,尽早开始口服降压治疗。对于需要禁食,不能口服降压药物的患者可使用静脉降压药物治疗。

2. 高血糖　围手术期高血糖已被证实是影响患者术后并发症发生率和病死率的危险因素。合理的围手术期血糖控制目标和方式可以有效地控制血糖,纠正代谢紊乱,从而减少各种并发症的发生。目前,围手术期血糖控制的目标和最佳控制方案尚无统一标准,缺乏充分的前瞻性对比研究和循证证据。

无糖尿病病史患者,要常规检测清晨空腹血糖,有血糖异常或出现糖尿病症状时,必须检查口服葡萄糖耐量试验(oral glucose tolerance test,OGTT),以明确诊断。入院后,每天监测晨起、三餐前空腹和三餐后 2 h 血糖。血糖值波动较大的口服降糖药患者，应及早改用皮下注射短效胰岛素的方法控制血糖。术前血糖应控制在空腹血糖 6.0～8.0 mmol/L，餐后血糖不超过 11.1 mmol/L，使其既不会血糖过高，也不至于发生低血糖。

术中由于应激反应导致血糖波动，在深麻醉状态下无法及早发现低血糖的临床症状，应至少每小时监测一次血糖。术中保持血糖稍高于正常水平，可有效地避免发生低血糖，以平稳渡过手术期。因此，建议术中患者血糖应控制在 8.0～10.0 mmol/L。

术后可每 2 h 监测一次血糖，血糖较平稳者，可每 4～6 h 监测一次。血糖控制目标应在 8.0～12.0 mmol/L。使用微量泵持续静脉滴注等渗盐水加短效胰岛素的方法控制血糖较为方便、安全，也可用胰岛素泵皮下注射代替静脉持续滴注胰岛素。

3. 甲状腺功能异常

（1）甲状腺功能亢进：对于不孕合并 Graves 病的患者而言，手术应激、麻醉均有诱发甲状腺危象的可能，通过抗甲状腺药物（anti-thyroid drugs，ATD）治疗能起到预防作用。使用甲巯咪唑尽可能使甲状腺功能恢复后再进行手术，以降低手术风险。使用糖皮质激素有利于需要紧急手术的甲亢患者快速术前准备。有研究对患者术前应用地塞米松加入葡萄糖溶液中静脉滴注，每日 1 次，连续静脉滴注 3 d，最终能较快地控制甲亢症状，降低基础代谢率以达到手术要求。

（2）甲状腺功能减退：临床上合并甲状腺功能减退一般隐匿性高，症状常被掩盖。关键在于术前发现异常，识别疾病的亚临床阶段，及时给予药物治疗或干预处理，使甲状腺功能维持在正常水平，将有效降低围手术期并发症的发生。因此，术前应常规检查甲状腺功能，及时发现慢性肠梗阻、神志淡漠或双下肢胫前水肿等甲状腺功能减退的症状。

治疗主要以甲状腺激素替代疗法为主。甲状腺激素水平轻度降低时可给予左甲状腺素片（优甲乐）25 μg 口服，每日 2 次。定期监测甲状腺功能，使其恢复正常范围。围手术期应加强生命体征尤其是心率、体温的监测。当体温低于 35.5℃时，应注意保暖，考虑发生黏液性水肿昏迷，必要时增加甲状腺素的剂量。术中和术后应给予持续低流量吸氧，检测血气分析，维持 pH 值 7.4，PaO₂13.3 kPa，PaCO₂5.3 kPa。术后根据病情恢复情况鼓励患者进食高蛋白、高热量饮食。对于未排气患者不建议尽早进食，先给予肠内营养。尽早按术前剂量口服优甲乐，必要时可静脉用药。

（五）腹腔镜术后助孕方案的选择

腹腔镜术后的生育是不孕症患者的第一目标和追求。对大多数患者而言，手术只是治疗的"第一步"，而不是"终点"。一项不同输卵管状态下腹腔镜手术干预的自然妊娠结局调查表明，轻度、中度输卵管病变的术后 1 年内累计自然妊娠率分别为 34％和 16％。由此可见，仍有相当一部分患者在腹腔镜手术后不能够在短期内自然妊娠，需要给予科学、规范的助孕指导。

在腹腔镜手术前我们应该充分估计到术后助孕的可能性，对手术时机的选择及其对助孕时机的测算应该有所考虑。例如，笔者在拟对一位 EMs 患者进行腹腔镜手术前了解到，其丈夫长期在国外工作，1 年后才能回来。考虑到术后助孕计划无法实施，因此推迟手术，待其丈夫回来之前数月再进行手术。

助孕时机和方案的选择基本依据是患者的个体情况和充分知情同意。患者的个体情况主要包括年龄、不孕年限、病灶严重程度、卵巢储备功能、配偶情况、经济条件和既往治疗方案的效果等。例如，对于年轻、不孕年限较短、输卵管评分较高或Ⅰ期、Ⅱ期 EMs 的患者，在卵巢功能允许的情况下，可以在腹腔镜术后进行自然周期或促排卵周期的宫腔内人工授精治疗，一般疗程为 3～4 个周期。对于高龄、不孕年限长、输卵管评分低或Ⅲ期、Ⅳ期 EMs 的患者，则建议术后尽早采取 IVF-ET 方式助孕。

总之，腹腔镜术后的助孕治疗应该是个体化的方案，我们需要灵活掌握。助孕时机的选择也存在不同观点，需要更大样本的随机临床对照研究的循证医学证据才能有所定论。

三、腹腔镜手术治疗不孕症的基本操作

近 20 年来，随着辅助生殖技术（assisted reproductive technology，ART）的出现及迅速发展，腹腔镜的地位和作用受到挑战和质疑。尽管如此，以腹腔镜为代表的微创技术仍然是治疗不孕症的主要方式。微创手术的实施要做得不比开腹差，或者相当，应该更好、更安全。否则"微创"可以变为"巨创"。

掌握腹腔镜手术的基本操作是必备技能，要经历较长的学习和训练。首先要有开腹手术的良好基础，逐渐适应和掌握内镜手术的特点与技巧，应用好各种器械系统（充气、灌注、光源、能量）。

（一）手术体位

传统的妇科腹腔镜手术体位为膀胱截石位，近年来多采用平卧位，两侧髋关节屈曲 90°，外展 45°，双下肢水平分开 90°～100°。研究显示，该体位术后下肢疼痛、下肢麻木、肩部疼痛发生率明显降低。人工气腹形成后，可以采取头低臀高位，使盆腔脏器向胸腔方向滑动，更好地暴露手术视野，增加手术空间。

（二）套管针（trocar）的放置、取出

1. 主 trocar 的放置 很多年以来，腹腔镜建立气腹和放置 trocar 包括开放式和闭合式两种方法。在过去的几十年中，有很多关于 trocar 置入方法和位置选择的报道，最常见的 4 种方法为标准闭合式方法、直接放置法、开放式腹腔镜、腹部左上象限置入技术。这里主要介绍前两种放置方法。

（1）标准闭合式方法：几十年来，腹腔镜穿刺的标准闭合式技术几乎是唯一应用的方法，至今仍在广泛应用。气腹针和主 trocar 的放置均采用盲穿法，通过脐部切口穿刺进入腹腔。此方法损伤腹膜后血管、膀胱或肠管的总危险性低于 1/1 000。

应用标准穿刺法时，患者取平卧位，术者用手抓提腹部皮肤和皮下组织提起腹壁，可以最大限度地增加脐部与腹膜后血管的距离。另一种方法是用巾钳在脐根部提起腹壁。

对于体重指数（body mass index，BMI）正常（BMI＜25 kg/m²）或轻微超重（BMI 25～30 kg/m²）的患者，将前腹壁抓提起后，气腹针沿着朝向骶骨 45°的方向穿刺。对于很瘦的女性，腹膜后血管到腹壁的距离会近很多，出现穿刺危险的可能性增加，应特别注意。对于肥胖患者（BMI＞30 kg/m²），由于腹壁厚度增加，需要采取更加垂直的穿刺方向，进入腹腔时

的穿刺角度应接近 $70°\sim80°$。

对于曾有腹部手术史者,穿刺点距腹壁切口瘢痕应至少>3 cm,以规避腹腔内可能存在的致密粘连;而对于盆腔肿物较大者,穿刺点距离包块或增大的子宫最高点应>5 cm,以满足手术所需最小视野。

气腹针插入腹壁后,可以采用多种方法来验证气腹针的针尖是否进入腹腔,包括悬滴实验、通过气腹针注入和抽吸液体及观察 CO_2 进入腹腔时腹腔内压力的变化。气腹形成后,取出气腹针,放置主 trocar,置入的角度与气腹针穿刺的角度完全相同。

(2)直接放置法:trocar 直接置入术是指不用气腹针穿刺,在腹腔未充入 CO_2 气体的情况下,直接放入第一个 trocar。置入的角度与前文闭合式方法中描述的角度一致。然后通过脐部 trocar 通路向腹腔充入 CO_2 气体。此方法可以让医生首先肯定第一个 trocar 的位置位于腹腔后,再给予腹腔充气,从而减少皮下气肿的发生。关于这种方法的研究多为小样本的随机对照研究,尚未证实其会增加损伤的风险,但研究结果仍然提示这种穿刺方法可能会增加肠管损伤的风险。因此,需谨慎采用这种方法。

2. 次级 trocar 的放置 现今大部分妇科腹腔镜手术都需要放置次级 trocar,通过腹腔内的光源透过腹壁观察、识别腹壁血管,避开血管进行 $1\sim3$ 个次级 trocar 的穿刺,具体数目根据手术的需要来定。中线部位的穿刺孔可以选择在耻骨联合上 $3\sim4$ cm 处。侧方的 trocar 应放置在耻骨联合上中线外 8 cm 处,以避免腹壁上血管的损伤。右侧方的穿刺位置通常位于右下象限的 McBurney(麦氏)点,即脐与右髂前上棘连线中外 1/3 交界处。对于大多数手术来说,术者需要另一个穿刺孔,穿刺位置常规选择在脐侧方水平、腹直肌的外缘。这个位置使得术者双手操作更加方便,而且可以对盆腔和腹腔大多数区域进行操作。

3. trocar 的取出和穿刺部位的缝合 取出 trocar 时,动作要缓慢、轻柔。次级 trocar 的取出需要在腹腔镜直视下操作,以发现任何由于 trocar 压迫或高腹压掩盖的腹壁出血。取出脐部 trocar 前,应排尽 CO_2 气体。这样不仅可以减轻和避免术后肩痛,也有助于避免在气体溢出时将肠管推向切口。一些术者建议在脐部提起和摇晃腹壁,以松解掉可能已部分附着于脐部的肠管或大网膜。

穿刺部位的缝合也很重要。有腹水的患者或者为了预防粘连盆腔放入防粘连剂的患者,术后有发生穿刺部位漏液的风险。我们建议对于脐部穿刺孔>8 mm,或者脐部反复进出 trocar 致使筋膜缺陷扩大的情况,应进行手术缝合。较大 trocar 的穿刺孔如果缝合不当,虽然发生率很低,但仍有发生局部肠疝的可能。如果穿刺孔的直径>10 mm,应全层缝合筋膜和腹膜,减少术后切口疝的发生。

(三)诊断性腹腔镜的操作

腹腔镜是检测子宫、输卵管及腹膜病变的主要方法,可以直接观察盆腔情况,不仅能判断输卵管的通畅情况,而且能全面观察输卵管的走行和伞端结构。同时评估伞端功能,判断伞端纤毛与卵巢表面的关系是否有利于拾卵。还能发现早期的盆腔子宫内膜异位病灶。

在很多情况下,如果只行检查,腹腔镜是通过脐部 trocar 置入的,探查器械通过位于耻骨上的第二个穿刺孔置入来操作盆腔脏器。通过术者移动镜子,仔细探查腹腔的每一个象限及盆腔,包括子宫、输卵管、卵巢、子宫直肠陷凹和腹膜表面。如果需要进行手术操作,在下腹部的左侧和右侧需要放置辅助的 trocar。如果要检查输卵管的通畅性,可以通过宫颈口向宫腔注入稀释的美蓝,然后在腹腔镜下观察两侧输卵管伞端稀释液溢出的情况。

(四)粘连的处理和预防

输卵管性不孕症(tubal factor infertility,TFI)和 EMs 的病灶多数以粘连为主要表现,对于粘连的处理,手术必须暴露清楚方能处理组织。使用无损伤钳可以最大限度地减少组织损伤。

对于细薄且易于分离的膜状粘连带,轻柔的钝性分离可能是最安全的方法。很多术者主张切除粘连带,而不仅仅是松解、分离,但应注意创面的止血。当粘连致密,特别是涉及重要邻近器官比如膀胱时,钝性分离或牵拉小肠会导致肠管或粘连脏器的撕裂。这主要是因为粘连的抗张强度超过保持肠管或其他内脏器官浆肌层完整所需的强度。因此,当粘连致密时,通常用锐性分离的方法更安全。

小肠管和大网膜的粘连常较疏松,可借助于剪刀和单极电凝钩分离,而乙状结肠和直肠前壁与子宫和附件的粘连通常广泛且致密,需要术者有丰富的手术经验和灵活的操作技巧,综合应用电器械、超声刀、剥离棒和冲洗器等手术器械,钝锐结合,逐步分离。对于直肠前壁与子宫后壁和骶韧带间的致密粘连,在保证手术成功和安全的前提下,应"尽力而为,适可而止",切忌为分离粘连而导致肠管损伤。

微创外科技术的原则,包括轻柔夹持组织、小心止血、充分冲洗、预防感染、限制异物反应及预防热损伤,所有这些都是减少粘连发生的途径。小心止血和尽量减少捻挫组织无疑是减少粘连最重要的两个原则。手术部位出血增加了术后粘连的发生,因此应该在止血同时尽量减少周围组织的损伤。结扎点应尽量小,电凝要严格限制在实际出血部位。

除采用微创手术及良好的手术技术以减少粘连发生之外,手术器械、应用预防粘连的辅助药物也可以帮助减少和预防粘连,不再赘述。

(五)输卵管切除

用钳子钳夹拟切除输卵管部位的近端,应在最靠近子宫角部的地方沿输卵管系膜开始切除直至输卵管伞端。如果受累输卵管暴露不理想,可以从相反方向切除输卵管。

使用双极电凝可轻松确保在最靠近子宫处切除输卵管。应用电凝技术,用双极电凝凝结输卵管系膜,然后用腹腔镜剪锐性分离。切除输卵管系膜时,应尽量靠近输卵管以保留系膜组织,保存系膜内血管为卵巢供血,减少对卵巢功能的损伤。

(六)输卵管整形

输卵管整形术是治疗 TFI 的重要手段之一,而腹腔镜手术已成为常规途径。手术方式一般根据输卵管异常的部位来决定,近端输卵管异常通常选择经宫颈口插管及通液术。输卵管切开术和伞端成形术被用于远端输卵管异常的治疗。输卵管周围粘连可行粘连松解术等。

Saleh 在治疗非阻塞性 TFI 的研究中观察到,对输卵管切开术和伞端成形术进行配对,结果显示两者无统计学差异。研究同时显示附件粘连的分级与手术预后没有明确关系。这一结果提示,在手术中粘连分解只是一个辅助手段,对于粘连严重的输卵管进行输卵管切开术及伞端成形术是更好的选择。

(七)卵巢子宫内膜异位囊肿的手术操作

卵巢子宫内膜异位囊肿是由于内膜异位病灶随月经周期变化反复出血形成,药物虽然能抑制病灶继续生长,但囊腔内黏稠的陈旧性出血难以吸收,治疗效果多不理想。若患者出现疼痛、不孕或囊肿直径>4 cm均需要手术治疗,腹腔镜囊肿剥除术是卵巢子宫内膜异位囊肿的首选术式。

卵巢子宫内膜异位囊肿常与阔韧带后叶、盆底腹膜及肠管等相粘连,使盆底解剖发生改变。对于体积较大的囊肿,可以采取先穿刺囊壁抽吸囊液,并反复囊内冲洗,然后分离周围粘连,再剥除囊壁。由于在手术过程中分离周围组织粘连时,囊肿往往会破裂,以致囊液流入盆腔,造成囊液污染盆腔而引起医源性二次扩散种植,还导致盆腔内手术视野不佳而易致周围组织损伤。此外先抽吸囊液,反复囊内冲洗还可促使囊肿壁与周围组织分离。有术者采取上述手术步骤和技巧治疗488例卵巢子宫内膜异位囊肿患者,无1例发生输尿管损伤等并发症,术后随访375例患者,月经均无明显改变,初步排除卵巢早衰发生。

进行卵巢囊肿剥除时应紧贴囊壁分离,不可"生拉硬拽",粘连致密处可做锐性分离,避免"连带"卵巢皮质和卵巢门。囊肿剥离过程中尽量保留正常的卵巢组织,剥离面用双极电凝止血,电凝时功率不要太大,尤其是近卵巢门部位,以减少对卵巢功能的损伤。相较于采取单纯电凝或缝合止血,先简单电凝后再缝合进行止血,更利于保护卵巢功能。

(八)止血

随着腹腔镜微创手术的广泛开展,各种新型腹腔镜电外科设备不断问世。传统的电外科器械为单极电刀或双极电刀,近年来,在双极电刀基础上增加智能热控制系统后,研发出了等离子电切刀(PK刀)、结扎速血管闭合钳(LigaSure)等新型止血器械。应用电凝止血方便、快捷,止血效果确切,极大地缩短了手术时间,提高了手术效率。然而,如果术者在手术过程中过分地依赖、不合理地运用电凝止血,放弃体现术者手术功底的缝合止血,将会给患者的卵巢功能造成不可逆的损伤。

研究表明,各种腹腔镜电凝止血均会对卵巢组织造成一定的热损伤,在行腹腔镜卵巢手术时,应尽量减少电凝止血的操作,并尽量选用热损伤范围小的智能双极系统。一项数据分析显示,对卵巢创面出血的处理中,电凝止血法导致卵巢储备功能下降较缝合止血法明显。对囊肿位于卵巢门部位外的卵巢囊肿患者,腹腔镜下卵巢囊肿剥除术中,残留卵巢创面采用双极电凝和缝合止血方法对卵巢功能影响无明显差异。

腹腔镜下子宫肌瘤剥除时,选择适宜的子宫收缩剂或血管收缩剂,可通过暂时减少子宫血供而减少术中出血,而更为有效的方法是采用与子宫血管分支平行的横行切口以减少被横断血管的数量,从而真正减少术中出血并有利于术后切口愈合。由于血管的切割不可避免,因而迅速且足够深地切开肌瘤表面的浆肌层,可在肌瘤外露的同时加速切口肌层和血管的回缩以达到压迫止血的目的。当然,快速而有效的切口缝合也是缩短手术时间和减少术中、术后出血最为有效的方法之一。

腹腔镜下实施子宫良性病变手术治疗时,应充分考虑子宫血管的分支走向及其与相邻脏器血管的交通和吻合,从而易化手术,减少出血,避免对临近脏器特别是卵巢的血供和功能造成不良影响。

总之,电凝止血和缝合止血各有优势,相辅相成,术者应该全面掌握、灵活运用。

（龚毅　彭祥炽）

第三节　宫腔镜手术的围手术期处理和基本操作

一、宫腔镜手术的发展与现状

1869年,Pantaleoni开展了第1例人体宫腔镜检查,但是受生产力水平低下的影响,直到进入20世纪以来,随着器械的微型化、冷光源的问世,持续灌流取代单向灌流膨宫,宫腔镜技术才完善起来。尤其20世纪90年代中期以来,手术宫腔镜的诞生为某些妇科疾病的治疗带来了划时代变革。

1989年,FDA正式批准使用宫腔电切镜,为妇产科医生创新了诊治手段。随之,集成电路晶片(couple charge device,CCD)的发明,解决了摄像机的微型化问题,可与目镜连接,将图像呈现在电视屏幕上,大大提高了图像的清晰度,缓解了手术者通过目镜观察宫腔图像及进行操作时颈背部的疲劳感。宫腔镜电切术设置的液体膨宫泵可设定压力和流速,手术在满意的膨宫和清晰的视野下进行。液体回收器可精确计算出水和入水间的差值,能有效地预防TURP综合征,使得今天的宫腔镜技术简单、安全和有效。宫腔镜检查是现代诊断宫腔病变的金标准,是微创外科手术成功的典范。

二、诊断及治疗性宫腔镜的适应证及禁忌证

(一)门诊诊断性宫腔镜检查的适应证

(1)不能解释的子宫出血:包括药物治疗失败的绝经期前有排卵和无排卵女性,及绝经后出血的患者。

(2)对不孕进行评估:常规分类,体外受精-胚胎移植(in vitro fertilization and embryo transfer,IVF-ET)前的评估,对异常的子宫输卵管造影结果的随访评估,或者对不能确定的盐水灌注超声(SIS)检查结果的随访评估,对反复的试管婴儿失败或者复发性流产进行宫腔评估。

(3)检查先天性子宫畸形,包括单角子宫、双子宫、子宫中隔或双角子宫。

(4)子宫肌瘤切除术(经腹或者经宫腔镜)后评估或对剖腹产瘢痕评估。

(5)对怀疑子宫内膜增生患者,术前进行门诊宫腔镜检查评估疾病的严重程度或治疗后进行随访。

(6)对经腹子宫肌瘤切除术、子宫内膜去除术或宫腔粘连松解术进行术前内膜评估。

(7)持续的产后、葡萄胎清宫后或流产后出血。

(二)治疗性宫腔镜的适应证

(1)输卵管开口梗阻。

(2)宫腔粘连。

(3)子宫纵隔。

(4)宫内节育器断裂、嵌顿。

(5)宫腔内胎骨残留。

(6)选择性输卵管插管通液试验。

(7)异常子宫内膜出血。

(8)有症状的子宫内膜息肉。

(9)黏膜下子宫肌瘤或突向宫腔内小于 5 cm 的壁间肌瘤。

(10)宫颈管赘生物。

(三)诊断及治疗性宫腔镜的禁忌证

(1)体温≥37.5℃。

(2)宫腔出血中等量以上或月经期。

(3)急性或亚急性生殖器官炎症。

(4)近期子宫穿孔修补术。

(5)浸润性宫颈癌或子宫内膜癌。

(6)生殖道结核未经过规范抗结核治疗者。

(7)难以耐受手术或患有严重心、肺、肝、肾等内科疾病者。

(8)血液病患者。

(9)欲继续宫内妊娠者。

(10)宫腔过度狭小或宫颈过硬难以扩张者。

(11)宫腔深 10 cm 及以上合并盆腔较大肿块者。

三、诊断及治疗性宫腔镜的围手术期处理

(一)围手术期处理

(1)诊断性宫腔镜的常规检查:在行宫腔镜检查、治疗或手术前均要仔细询问病史,了解患者的全身情况,排查手术禁忌证,做妇科检查、白带常规检测、传染病、心电图、血常规和凝血功能检查等。

(2)治疗性宫腔镜的常规检查:在诊断性宫腔镜常规检查的基础上还需要进行肝肾功能、传染病、胸片、电解质、近期宫颈细胞学检查及盆腔 B 超等检查。

(3)特殊检查:针对可疑的内科疾病做对应性排查。

(4)手术前心理准备:尽管宫腔镜操作相对简单,但是一个重要的影响因素是通过充分的术前指导来减少患者的焦虑和担忧。术前须向患者清晰地介绍手术过程及知情同意。应尽量使患者处于放松状态。如果条件许可,尽量使用电动的舒适检查床来提升或调整患者体位,轻松应对手术。

(5)手术镜及膨宫介质的选择:采用硬镜进行门诊宫腔镜检查有很好的视野,操作时间短,成功率高,但是患者对硬镜的不适感强烈。和气体膨宫介质CO_2相比,在操作过程中生理盐水导致的痛感和CO_2一样,但是术后痛感更轻微,患者舒适感更强,血管迷走神经反应性低,门诊宫腔镜采用$4\sim5$ mm直径的内镜可达到$96\%\sim98\%$的成功率,但行宫腔镜电切术时禁用生理盐水,而选用葡萄糖及甘露醇作为膨宫介质。

(6)麻醉选择:根据患者的意愿、疾病的种类及对药物的反应可以个体选择局部麻醉方式,在患者意识清醒的情况下可以给予药物浸润麻醉镇痛,也可选用凝胶和喷雾剂对宫颈喷雾来镇痛、针灸镇痛、静脉麻醉及全身吸入麻醉等。

(7)子宫内膜的预处理:对于诊断性宫腔镜不需要做子宫内膜处理。对于治疗性宫腔镜需要做子宫内膜预处理,尤其在液体膨宫时,内膜脱落碎屑容易堵塞切割外镜鞘筛孔,导致灌流液回流受阻,如合并术中出血则手术视野模糊不利于手术顺利进行。术前使用药物可使内膜变薄,减少切割组织的厚度,加大宫腔体积,使得手术视野更加清晰有利于操作者操作,同时减少术中出血,减少复发。于月经第5天口服避孕药或促性腺激素释放激素激动剂(达菲林、达必佳、贝依等)3.75 mg,肌肉或皮下注射$1\sim2$支后,任选其中一种方法,连续$4\sim8$周。

(8)子宫颈准备:对于治疗性宫腔镜来说,根据子宫颈松紧状况,手术前第3天起口服米非司酮25毫克/次,每日2次;手术前24 h将米索前列醇片0.2 mg放置于阴道后穹隆,若有心血管疾病者则禁用;宫腔镜术前$10\sim30$ min经阴道上卡孕栓至宫颈管或阴道后穹隆。宫腔镜手术的术前松弛扩张宫颈准备,促使宫颈适度软化及扩张,便于操作时宫腔镜的出入,对预防子宫穿孔十分有利。

(9)黏膜下子宫肌瘤较大者,可先用药物治疗缩小肌瘤体积后再行手术。

(二)手术时间的选择

(1)月经干净后$3\sim5$ d为手术最佳时间,内膜处于增生早期,血管较少,分泌黏液及脱落内膜碎片较少,视野清晰。

(2)对于无法控制的出血可以进行急诊手术。

(3)已经进行预处理准备者预处理后手术。

四、诊断及治疗性宫腔镜的注意事项

(一)诊断性宫腔镜检查注意事项

(1)先将宫腔镜管内及管鞘内气泡排尽后再置入宫颈管,避免气泡进入宫腔内,以防止空气进入血管。

(2)若为单纯的宫腔镜检查,应准确探查子宫位置,因大多数宫腔镜检查的穿孔是在探查宫腔或扩张宫颈时发生。一般子宫体和子宫颈存在一定的角度,置入宫腔镜前必须提前了解子宫体的位置,当宫颈内口略紧时可向着宫腔方向略用力置入,避免盲目造成子宫穿孔,操作者动作需轻柔,并逐号缓慢扩张宫颈,切忌野蛮操作。同时对于曾因宫腔粘连行宫腔镜检查或宫腔镜手术的患者需特别注意,慎防前次操作已出现子宫穿孔或假道形成的再次穿孔。

(3)宫腔镜应在直视下边观察边进入宫腔,避免盲目进入造成宫颈管损伤、宫腔内膜擦伤出血及子宫穿孔。退出时也是边退边观察,避免观察不仔细造成漏诊。

(4)膨宫:①液体膨宫采取持续有效低压膨宫,压力不能超过平均动脉压,以 10.66～21.33 kPa 为宜。若宫颈内口过松,可将宫腔镜上的锥形宫颈塞向宫颈外口方向推以阻挡膨宫液体的流出,若膨宫效果仍然不满意可用宫颈钳夹过松的宫颈前后唇缩小收紧宫颈外口以满足需要。手术时间不超过 1 h。②气体膨宫:CO_2 膨宫压力控制在 5.33～10.66 kPa,CO_2 流量控制在 30～40 ml/min,操作时间控制在 5 min 内,避免由于压力过高、时间过长引起气体栓塞。

(5)疑有宫颈管内病变时,不应扩张颈管,应从宫颈管外口起在宫腔镜直视下边观察边进入以全面观察宫颈管内的情况。

(二)治疗性宫腔镜手术注意事项

1. 膨宫系统的出水管连接负压吸引,液体膨宫常用自动液体膨宫泵膨宫可设定压力和流速使宫腔保持持续状态。膨宫压力限定在 100 mmHg(13.3 kPa)以下或低于平均动脉压,如无自动膨宫机可用输液瓶连接入水管,靠液面落差的压力膨宫,压力不足可用加压带或者三通管加压,当估计膨宫液吸收超过 1 500 ml 时可预防性应用利尿剂。

2. 膨宫介质。

1)液体膨宫介质不但可使宫腔扩张,而且可冲洗物镜片排除血液、黏液、子宫漂浮物对物镜片的污染,保持清晰的视野。目前液体膨宫液有生理盐水、5%葡萄糖 Hyskon 液、5%甘露醇等。生理盐水易冲去宫内组织碎片和血块,但黏稠度低,与血块混合后视线欠佳,不可进行电切和电凝。5%葡萄糖液黏稠较高,视野较清晰但使用时器械、手套等发黏,手感不适。Hyskon 液为黏度大,用量少尤其适用子宫出血;但是价格昂贵,不易清洗,用完需用热水浸泡。5%甘露醇广泛使用,由于不含电解质适用于各种宫腔镜,包括电切、电凝,等渗液体无明显血液稀释作用,保证患者的水电解质平衡,以原形从尿中排出,不产生不良代谢产物。

2)气体膨宫:用自动的 CO_2 膨宫泵,可根据检查需要控制和调动 CO_2 的灌注压力和流量。流量为 30～80 ml/min 或压力在 100 mmHg(13.3 kPa)以下。气体膨宫如果宫腔内有出血,物镜片被血液污染且无法清除,无法观察。CO_2 为人体内的天然气体,进入血液后不易引起气体栓塞,对器械基本无任何损伤作用,膨宫效果好、无过敏反应。但是需要专用的充气装置,否则有潜在的危险,如灌注压过高增加 CO_2 进入血管的机会,那么有发生酸中毒、心律不齐等危险,严重者可危及生命。

3. 视野不清晰时不通电,电极应在视野范围内。

4. 滚球电极通电时必须滚动,避免原地停留,因原地停留可造成电流长时间通过,电灼深度过深等。

5. 严密观察手术并发症,防止子宫穿孔、出血、肺水肿及肺栓塞等并发症发生。

五、不孕症治疗性宫腔镜的手术的基本操作

(一)宫腔粘连分离术

实施宫腔粘连分离手术是为了保留子宫、恢复患者生育功能和改善月经,手术操作时应注意保护残留的子宫内膜,对术中子宫内膜原有内膜的保护关乎手术的疗效;同时要重视术中的监护,选择腹腔镜或 B 超监护是根据患者病情的需求进行的,如果粘连严重,穿孔风险高的应该选择腹腔镜监测;预防术后再粘连形成,传统方法是放置 IUD,但是临床使用中发现由于粘连的范围、类型不同,IUD 并不能完全起到隔离创面、避免再粘连形成的作用,与之相反,IUD 作为异物可能加重子宫腔创面的渗出、促进粘连形成。目前,子宫腔适型球囊装置能够充分隔离子宫腔创面黏附,注入并阻止子宫腔药物外渗及引流宫腔创面渗出液等优势,为 TCRA 术后预防再粘连形成提供价值。雌、孕激素的使用必须有足够残留的内膜为基础才能发挥生物学效应。所以要重视术中残留内膜的保护。

(1)妇科常规检查,初步诊断并明确手术指征、排除手术禁忌证。

(2)宫腔镜检查,全面了解宫颈及宫腔形态,明确粘连程度、类型,残留内膜面积与分布。

(3)闭经或月经稀发患者常规妇科内分泌检查,排除内分泌因素。

(4)宫颈预处理:术前晚选择适宜软化宫颈方法,机械扩张或药物软化,如放置宫颈扩张棒或后穹隆放置卡孕栓软化扩张宫颈;便于术中扩张宫颈,避免或减少宫颈裂伤。

(5)重度宫腔粘连需要腹腔镜下进行监测。

(6)常规阴道消毒并放置窥器,探针探查宫腔深度后,Hegar 扩张棒逐号扩张宫颈至 10～12号,置入宫腔镜全面观察宫腔形态,再次明确宫腔形态、粘连范围与程度、双侧子宫角及输卵管开口是否正常及残留内膜的面积与分布,确定手术方案。

(7)沿子宫腔极向与对称性分离瘢痕组织。通常以冷刀或针状电极划开瘢痕组织,再将其周围残留组织进行游离使其"躲开"瘢痕处,再以环形电极切除瘢痕。

(8)分离双侧子宫角及子宫底部粘连组织,显露输卵管开口。

(9)将宫腔镜移至子宫内口处,全面观察子宫腔形态、双侧输卵管开口是否对称、宫腔形态是否恢复"倒三角形"结构。

(10)如联合腹腔镜手术可通过"透光试验"协助判断子宫肌壁厚度是否均匀一致。

(11)如联合 B 超监测手术操作时可借助子宫腔内压力与介质形成的双项透声及子宫腔膨胀程度推测粘连分离情况并监护手术安全。

(12)术毕放置预防再粘连及促进子宫内膜再生修复物质。目前常用适合子宫腔形态的球囊装置、生物胶类物质或联合使用预防再粘连形成,术后人工周期促进子宫内膜修复。

(二)经宫颈子宫纵隔切除术(TCRS)

经宫颈子宫纵隔切除术(transcervical resection of septum,TCRS)是子宫腔的整复性手术,目的是切除或分离纵隔组织,恢复子宫腔的正常解剖形态。实施宫腔镜子宫纵隔切除和分离的方法有多种,如高频电切割分离法、光纤维光分离法、机械剪除法等都是为了去除纵隔组织,其中以高频电为能源的宫腔镜子宫纵隔分离方法在临床较为常用。由于接受子宫

纵隔切除手术的患者均有生育要求,为了避免对生育功能的影响需要注意以下几个方面。

(1)妇科常规检查,初步诊断并明确手术指征、排除手术禁忌证。

(2)宫腔镜检查,全面了解宫颈及宫腔形态、明确中隔类型、内膜状态及可能引起不孕不育的相关因素。

(3)宫颈预处理:术前晚放置宫颈扩张棒或后穹隆放置卡孕栓软化扩张宫颈;对于完全纵隔并阴道纵隔者,分别于双侧宫颈管宫颈扩张棒或后穹隆放置卡孕栓。

(4)需要腹腔镜下进行监测。

(5)手术中无论使用环形电极或针状电极分离,不偏离纵隔组织中线。纵隔组织与子宫腔前后肌壁的交汇分界是手术中操作电极不能逾越的"边界",在这一范围内实施作用电极左右交替的分离、切割操作。同时处理纵隔基底部关乎手术疗效,避免纵隔组织残留或"过切"。子宫完全纵隔的分离、切除应保留宫颈部纵隔组织。

(三)黏膜下子宫肌瘤切除术

严格掌握手术适应证,贯穿子宫壁全层的肌瘤是宫腔镜子宫肌瘤切除术的绝对禁忌证,宫腔镜可选用电切镜、冷刀及宫内刨削系统,目前冷刀和宫内刨削系统在保护生育力方面可最大获益。因病情需要采用宫、腹腔镜联合手术时,通常先行宫腔镜手术,然后再行腹腔镜手术,避免腹腔镜下肌瘤切除术进入宫腔或子宫创面缝合处膨宫液外渗至腹腔,致宫腔镜手术困难。

(1)术前宫腔镜检查:宫腔镜检查可以准确判断子宫黏膜下肌瘤的大小、数量、部位及肌瘤与子宫腔的关系,评估是否可行宫腔镜下子宫肌瘤切除术,指导制定最佳手术方案。

(2)排除子宫内膜癌变:术前对宫颈及宫内膜检查,诊断性刮宫可发现子宫内膜癌,避免因术前准备不足,导致治疗效果欠佳的严重后果。

(3)术前宫颈预处理:术前往宫颈管内放置海藻宫颈扩张棒或尿管软化宫颈,也可以阴道内放置宫颈软化的药物使宫颈软化(如卡孕栓、米索前列醇等),预防术中因扩张宫颈导致宫颈裂伤及相关并发症的发生。

(4)子宫肌瘤术前预处理主要用于子宫肌瘤致继发性贫血的患者或直径≥5 cm的Ⅰ型黏膜下肌瘤、子宫体积较大的多发性肌瘤等。目前使用的药物有 GnRH-α、孕三烯酮等,使用 3~6 个月使子宫瘤体缩小,有利于手术,降低围手术期并发症的风险。

(5)对于有生育要求者尽量不要伤及瘤体周围正常的子宫内膜,需要用针状电极在宫腔内突出的肌瘤表面切开黏膜及肌瘤的包膜,再用环状电极切割瘤体。

(6)严格控制手术时间,不能超过 60 min,预防 TURP 综合征的发生。

(7)切开宫腔内突出的肌瘤表面黏膜及肌瘤的包膜时,酌情使用缩宫素,预防子宫出血。

(8)切割前用环形电极或滚动电极电凝肌瘤表面的大血管和瘤蒂的血管,减少术中出血。

(9)球囊导尿管可有效止血,减少中转子宫切除的发生率。

(四)子宫内膜去除术的基本操作

对于有生育要求的育龄妇女而言,子宫内膜去除术是不适合的。

(五)子宫内膜息肉摘除术

子宫内膜息肉的摘除可以提高不孕患者的妊娠率,为了避免对生育功能的影响需要注意以下几点。

(1)妇科常规检查,初步诊断并明确手术指征,排除手术禁忌证。

(2)详细询问病史,尤其是多次刮宫者、剖腹产或曾经打开宫腔者,注意手术操作。

(3)子宫内膜息肉切除术建议采用冷刀切除术,不主张电刀切除术,生长在宫底的息肉剪刀很难置于息肉的蒂部,因此切除困难,可采用宫内刨削系统进行处理。

(4)需要活检明确病理诊断。

(刘燕　彭祥炽)

第四节　腹腔镜常见并发症及处理

现今科学技术的发展使腹腔镜手术范围广阔,手术部位更加精确,腹腔镜手术由于创伤小、出血少及手术恢复快等一系列优点,在妇科及不孕不育手术中日益广泛开展,但随着手术适应证的扩展,腹腔镜手术有其特殊性,腹腔镜手术的并发症也不可忽视。

本章主要讨论腹腔镜手术最常见的风险及特有并发症:包括穿刺相关并发症(血管损伤及脏器损伤)、气腹相关并发症(皮下气肿、气胸及气体栓塞及 CO_2 吸收引起的并发症)、能量器械相关并发症、手术相关并发症(包括出血、膀胱输尿管损伤及胃肠道的损伤等及其他并发症(包括麻醉并发症、神经损伤、切口疝),从而使妇科及生殖科医生更好地认识、防止和处理并发症。

一、腹腔镜手术特有并发症

(一)穿刺损伤

1. 穿刺损伤因素　腹腔镜气针或 trocar 穿刺引起的机械性损伤穿刺并发症的相关因素:气针及第一 trocar 穿刺为"盲穿",穿刺孔出血主要发生在皮下组织、肌肉组织和腹膜外组织。

2. 穿刺损伤的并发症　腹膜后血管位置的变异有腹部手术史者,腹腔内粘连有腹部血管损伤:包括腹膜后大血管、盆腹腔脏器血管或大网膜血管及腹壁血管的损伤,其中腹膜后大血管的损伤为严重的并发症。

3. 穿刺损伤的处理　穿刺并发症的处理:腹膜后大血管的损伤应开腹手术处理。大网膜或脏器血管损伤可电凝止血或缝合止血。腹壁血管的损伤可压迫、缝合,电凝术后腹壁血肿可进行保守治疗,必要时手术治疗。穿刺并发症的预防:掌握手术适应证,提高手术技术。

(二)人工气腹

1. 人工气腹并发症类型

(1)皮下气肿:是气腹最常见的并发症,气腹针穿刺失误,CO_2 气体直接进入腹膜外间隙;切口过大,尤其是腹膜和筋膜的切口大;手术操作空间内注入的 CO_2 压力过高,手术时间长;反复穿刺后套管锥偏离原穿刺部位,在腹壁上形成多个创道,CO_2 经过创道进入皮下组织,以上均可发生皮下气肿。较常见可表现为皮肤"捻发音"。

(2)高碳酸血症和低氧血症:气腹压力的不恰当和手术的特有体位往往会导致患者出现高碳酸血症和低氧血症,气腹压力大于 15 mmHg(1.995 kPa)及头低脚高位可以使膈肌抬高、肺底部运动受限、肺顺应性下降,影响其肺部通气功能,出现高碳酸血症和低氧血症。气胸可表现为呼吸或血氧的异常。

(3)气体栓塞:少见,但为严重的并发症。常见原因:气腹针误入腹腔内静脉,大量气体在短时间内直接冲入血液,进入血液循环;分离组织伤到较大静脉,静脉壁上的裂口成为高压气体进入血液循环的直接途径。常表现为突发的呼吸循环严重异常或衰竭。临床变现为心脏杂音。通常只会收缩期杂音,如果右心室内有大量气体,则出现典型的水轮样杂音,其他表现包括心动过速、心律失常、低血压及中心静脉压和肺动脉压升高。有些有意识的患者会胸痛及呼吸困难,可能有意识状态的改变。CO_2 气体吸收一般不会造成并发症但如果患者有心肺功能不全可以造成呼吸性酸中毒。CO_2 气体腹膜吸收可以造成局部酸性环境,引起术后膈神经牵涉性疼痛如肩膀及肋骨的疼痛。

2. 气腹并发症的处理 术前严格掌握手术指征,术中严密监测生命体征,包括心率、血氧饱和度、肺通气量、血气分析等指标。同时严格控制气腹压力。若发生高碳酸血症,可以行过度通气排出体内蓄积的 CO_2,若无法纠正改开腹常规手术。对于皮下气肿可自行吸收一般不需要特殊处理。气胸或者气体栓塞应马上停止手术输液,解除气腹,终止气体栓塞来源;吸入纯氧,降低组织器官的缺氧损害;左侧卧位,尽量,保证左心及体循环的血液供应;快速中心静脉置管吸出右心房、右心室及肺动脉内的气体;有呼吸、心搏骤停者还需要行心肺复苏治疗。对于气腹性心律失常目前病因仍然不太明确。穿刺排气腹并发症的预防:明确气针进入腹腔内再充气,形成气腹时充气速度不宜太快。

(三)能量器械的损伤

能量器械相关并发症:电手术器械,电凝或电切、激光、超声刀可以造成电损伤或热损伤如肠道、膀胱输尿管损伤,其并发症的预防是正确使用各种能量器械,避免盲目使用。注意输尿管、膀胱及肠管的解剖结构。

二、腹腔镜一般并发症

(一)出血

1. 腹腔镜术中出血原因 术中出血,尤其是较大血管损伤引起的出血,是导致术中开腹及术后再次探查的主要原因。发生原因包括手术部位粘连,解剖层次不清、血管变异。包括手术中卵巢血管及卵管系膜周围血管的出血、子宫手术中子宫血管的出血、结扎残端出血、淋巴结切除或其他腹膜外手术操作中盆腔各级血管的出血及肠系膜血管的出血。

2. 出血治疗措施 操作仔细,电凝治疗,压迫或者缝合止血,必要时开腹止血。

(二)胃肠道损伤

1. 胃肠道损伤 腹部手术史、胃肠胀气、腹腔内粘连。穿刺技术或能量器械使用不当。

临床表现：术中发现胃肠内容物的流出，术后恶心、腹痛（反跳痛）、发热加重、白细胞计数升高伴核左移及腹部平片发现肠梗阻或膈下游离气体均可高度怀疑胃肠道损伤。如术中发现的破裂可进行腹腔镜下或开腹修补，术后高度怀疑肠道损伤者应及时开腹行探查术。

2. 肠道损伤 肠道损伤包括小肠损伤、大肠损伤及肠管的热损伤。小肠损伤多发生在腹壁粘连或本身的肠管粘连分解术中，术后2～4 d出现恶心、发热、呕吐、腹膜刺激征及腹痛症状。小肠内细菌不多，但是并非无菌，小肠损伤不及时发现会导致败血症。大肠损伤较小肠损伤严重，未及时发现可能造成腹腔感染，严重危及生命。

（三）泌尿系损伤

包括输尿管及膀胱损伤，输尿管膀胱与子宫附件解剖位置相毗邻，盆腔粘连、解剖不清或手术视野受限，增加手术的困难性及损伤的机会，手术技术相对不熟练。

1. 膀胱损伤 "充气"中发现尿袋征或尿管内注入美兰液在腹腔镜下可见美兰液流出提示膀胱破裂。膀胱镜检：发现膀胱破口，提示膀胱伤。阴道引流液与尿液相近或相同，提示输尿管或膀胱损伤。术后发现的膀胱损伤，先保守治疗，保留尿管长期开放，2周同时预防性应用抗生素，保守治疗失败则手术治疗。

2. 输尿管损伤 术中发现的膀胱输尿管损伤应在腹腔镜镜下或开腹修补。术后表现阴道非血性引流液异常或阴道排液异常增多低热、腹痛、腰痛提示泌尿系并发症。静脉肾盂造影（ⅣP）：造影剂外液，提示输尿管损伤。术后早期（24 h内）发现的输尿管损伤以手术治疗为主，术后晚期发现的输尿管损伤，则先考虑膀胱镜下输尿管内置"Double J"管，置管困难或拔管后仍漏尿者应手术治疗。

（四）神经损伤

神经损伤可能存在的机制，最常见的与患者的体位有关，手术的截石位体位使得患者下肢的许多神经处于过度拉伸（屈曲或者外展）和压迫状态，腹腔镜手术的患者摆截石位时，大腿屈曲不要超过90°，外展不要超过45°。另外的机制考虑为腹部穿刺点损伤腹壁神经和术中操作损伤盆腔内神经丛。

（五）感染

引起穿刺孔和腹腔感染的常见原因：脐部消毒不彻底、穿刺部位形成血肿或有异物残留，腹腔镜术后继发感染。对于存在感染性的腹腔内病灶，手术结束前需要充分清理冲洗腹腔，观察有无出血和脏器损伤。术后观察患者有无发热、腹部包块及疼痛、肠梗阻症状。对于已经发生的感染，应该充分引流，拆除缝线，视情况决定是否全身应用抗生素。

（六）下肢静脉瘀血和血栓

下肢静脉瘀血和血栓及继发性肺栓塞也鲜有发生，因为术中的手术体位及气腹的建立，术后易发生下肢静脉瘀血及血栓形成。如有血栓形成，尽快溶栓治疗。

（七）脐孔疝

1. 脐孔疝常见原因 穿刺孔的直径超过10 mm；穿刺孔位于脐部或中下腹肌薄弱处；缝合不良；腹压增高。

2. 预防措施 尽可能使用小的穿刺切口和穿刺套管；避免过分延伸穿刺孔以减少腹壁

缺损；高危因素，如肥胖及长期使用糖皮质激素，应该尽量使用小的穿刺套管；对于腹部和脐部超过10 mm的穿刺孔必须仔细缝合深筋膜。

（郑艳萍　彭祥炽）

第五节　宫腔镜常见并发症及处理

随着1869年文献报道宫腔镜应用于妇科疾病的诊治，宫腔镜手术并发症亦相继发生，发生率为0.64%，说明宫腔镜手术并发症较低，但同时也必须认识到宫腔镜手术并发症的潜在危险。主要并发症有以下4种，即子宫穿孔、出血、过度水化综合征、空气栓塞等。

一、子宫穿孔

子宫穿孔是宫腔镜手术最常见的并发症，发生率为0.25%~2.50%，多为机械性损伤，穿孔部位多发生在肌壁较薄的子宫峡部及电切困难的宫角部，一旦发生穿孔，膨宫介质会涌入腹腔，若穿孔较大可看到腹腔内肠管、大网膜等盆腔脏器。

（一）发生相关因素

（1）患者因素：绝经女性，患者既往有宫颈手术史造成颈狭窄、僵硬，女性子宫过度前倾或后屈，瘢痕子宫及宫腔粘连等，宫腔镜等器械进出宫腔时穿孔。

（2）宫角妊娠及子宫切口妊娠等特殊部位妊娠，清除病灶时穿孔；宫腔镜粘连切除术等手术时，宫壁处膨宫压力大与肌层切割过深双重因素下致使术中子宫穿孔。

（3）术者因素：初学者因临床经验缺乏手术技巧而发生手术并发症。

（4）缺乏超声监护，子宫穿孔的发生率增加。超声可准确显示肌瘤部位及根蒂直径，指示电切环放置在正确切割位，提示肌层切割深度等，从而避免子宫穿孔发生。

（二）临床表现

（1）患者突然腹痛剧烈、血压下降、心率加快等。

（2）宫腔镜操作时宫腔塌陷，宫液不自宫颈口溢出，宫腔难以扩张。

（3）宫腔镜见宫壁黑洞，见肠管、大网膜等子宫临近脏器组织。

（4）超声可见子宫周围、盆腹腔中游离液体。

（5）腹腔镜下可见子宫浆膜透亮、起泡、血肿、出血或已穿孔处创面。

（6）宫腔镜手术时子宫穿孔，引起大出血或大量膨宫液涌入腹腔，腹内压升高可发生腹膜间室综合征。Lee等报道1例因子宫穿孔引发腹膜间室综合征的病例，腹膜间室综合征是一种因各种原因引起腹内压升高，导致回心血量减少，腹腔脏器缺血，后发生代谢性酸中毒、感染性休克、颅内压升高、肾脏功能损害等一系列严重并发症的疾病。

（三）处理措施

立即查找穿孔部位，评估有无邻近器官受损及损失范围，以决定处理方案。

（1）宫底血管较少部位的小穿孔，可超声监测盆腔积液情况，如患者生命体征平稳，无活动性出血,可予宫缩剂及抗生素保守治疗、观察。

(2)子宫侧壁、子宫峡部、宫角部位的穿孔可能损伤血管,或通电电极所致穿孔不能明确电流损伤范围的,应立即行腹腔镜或开腹探查术。子宫穿孔可电凝止血、缝合,临近脏器损伤的诊治需多科协作。腹腔镜检查评估临近脏器损伤程度并非完全可靠,有时仍需开腹探查。如果损伤波及膀胱及肠管术中未发现,术后数日可表现为血尿、腹泻、发热及腹痛等症状,均需开腹探查。

(四)预防措施

(1)术前准备:绝经前女性,如果需要治疗性的宫腔镜或者需要将宫口扩张到 5 mm 以上,术前应用米索前列醇、米非司酮或宫颈管置硅胶棒是非常有效的。

(2)严格按宫腔镜手术操作规范进行分级培训,加强初学者的理论学习及操作训练。

(3)手术时机及药物预处理:宫腔镜检查,手术应选择在卵泡早期,子宫内膜较薄,视野较清楚,利于手术操作;宫腔镜手术可酌情使用促性腺激素释放激素激动剂、孕三烯酮、孕激素等药物对子宫内膜及子宫肌瘤进行预处理,薄化子宫内膜及缩小子宫肌瘤。

(4)细径宫腔镜可降低因扩张宫颈而发生的宫颈撕裂及子宫穿孔的风险,尤其适用于幼女、未婚女性及绝经后女性生殖道疾病的诊断,法国妇产科医师协会推荐宫腔镜检查使用直径≤3.5 mm 的阴道内镜。

(5)术中超声监护可预防子宫穿孔的发生,腹腔镜监护可及早发现子宫穿孔,及时缝合或止血。

(6)操作技巧:当子宫腔被膨胀时,子宫壁厚度<1 cm。因此,宫腔镜电切术的膨宫压力设定应为满足手术视野所需的最小压力,一般为平均动脉压水平;视野不清时不通电,电切环应始终在视野内;子宫纵隔切除术中,切除纵隔至将宫腔镜置于宫颈内口可见双侧输卵管开口,即可停止手术;应避免反复处理子宫同一区域,尤其是宫底和宫角区域;难以一次性切除的子宫肌瘤,不建议一次切完;视野不清时不用任何能源;子宫内膜电切的原则一个部位只能切一刀,再次切割时需要加倍小心;滚球及气化电极必须滚动操作。

二、出血

出血是发生率较高的宫腔镜并发症,发生率为 0.2%～1.0%,出血可来源于子宫内膜、子宫肌层或子宫周围血管。子宫肌壁的血管层位于黏膜下 0.5～0.6 cm,有较多血管穿行其中,当切除深度达到或超过子宫肌壁全层的 1/3 时,可能伤及肌层血管网,即可出现大出血。当深度达肌层全层的 1/2 时,出血难以控制。而随着宫腔灌流压力下降,出血将会加剧。根蒂粗大的肌瘤、基底很宽的子宫纵隔、子宫动静脉瘘、植入胎盘、瘢痕妊娠、子宫穿孔及宫颈妊娠等疾病,病灶切除时切除部位的子宫肌层不能良好收缩,也可引起大出血。术前给予药物预处理减少血流及血管再生,术中掌握切割深度,应用宫缩剂、止血药,甚至术前行子宫动脉阻断术均可减少出血风险。

处理原则:由于电切环切割较深,引起子宫肌层动脉断裂出血,不主张电凝止血,应停止手术操作,使用缩宫素或垂体后叶素,同时双腔导尿管压迫止血是控制出血简便、有效的方法,囊中注射 20～40 ml 液体,术后保留时间根据导管内引流液的量和性质而定,一般保留

6～18 h取出,避免子宫壁长时间缺血坏死。如果上述止血方法仍然无效,可行子宫动脉或髂内动脉结扎术,危及患者生命时行子宫动脉栓塞术或子宫切除术。

三、过度水化综合征

过度水化综合征是宫腔镜电切术的一种少见的并发症,其发生机理与泌尿外科的经尿道前列腺电切术(transurethral resection of prostate,TURP)综合征相同,因此又称为TURP综合征,是宫腔镜手术中由于膨宫液压力持续存在,液体膨宫介质通过子宫内膜肌层开放的血窦及腹膜-血管途径大量吸收进入人体,引起体液超负荷和(或)稀释性低钠血症,发生急性肺水肿、左心衰、脑水肿、电解质紊乱等一系列严重的并发症,发生率为0.1%～0.2%。可发生在术中、术后数小时。临床表现早期时血压升高、心率快,咳粉红色泡沫样痰,双肺可闻及湿啰音,血氧饱和度下降,继而出现血压下降、心率下降等左心衰失代偿表现,低钠血症,引起脑水肿甚至脑疝,被认为是宫腔镜手术严重的并发症之一。

使用低渗性或非电解质膨宫液、膨宫压力过大、膨宫时间过长、子宫肌层大面积血管暴露是发生TURP综合征的高危因素。选择合适的膨宫溶液非常重要。国内常用膨宫介质包括用于单极电切术的低黏滞性非电解质溶液,如5%甘露醇和5%葡萄糖液,以及用于双极电切术的含有电解质的生理盐水。非电解质膨宫介质吸收入人体后转化出水,导致低钠血症,诱发脑水肿甚至脑疝。双极电切虽然使用生理盐水作为膨宫液,但这并不意味双极电切不发生TURP综合征。长时间膨宫压力下及子宫血窦开放,忽略液体控制,大量生理盐水吸收,同样可以发生液体超负荷,从而发生急性肺水肿与左心衰。

预防措施:设定合适的膨宫压力,目前一致认为设定为80～100 mmHg(10.64～13.3 kPa)为合理膨宫压,或小于患者平均动脉压;术前宫颈注射稀释的垂体后叶素8 ml(0.05 U/ml)可收缩子宫血管,从而减少液体吸收;严密监测液体出入量,控制膨宫时间。Keith Isaacson建议术前使用经验性公式预测患者最大液体吸收量(MAFAlimit):MAFA-limit = 17.6 ml/kg×体重(kg)。大部分妇产科医生认为低渗的非电解质液体出入量差值控制在1 000 ml,而等渗的电解质液体2 500 ml。准确测量术中的出入量一直是一个难题,美国妇产科学会及美国妇科腹腔镜检查医师协会推荐使用自动化液体监测系统监测宫腔镜术中的出入量。当膨宫液出入量差值达到1 000 ml时,需监测电解质,密切关注患者心肺循环系统指标(心率、血压、呼吸、血氧饱和度、症状及体征)。控制膨宫时间可有效减少液体的吸收,有文献报道:膨宫液在宫腔镜手术中的吸收速度平均为10～30 ml/min,停止10 min宫腔灌流,膨宫液吸收减少38.7%～85.8%,有些学者认为手术时间应尽量控制在1 h。

将输注介质放置在杆上,而用于收集排出的液体的罐连接到单独安装的收集平台上。液体通过管道输注到宫腔镜,术中进入宫腔的液体通过管道排出到收集罐中。术中通过阴道排出的液体收集在患者臀部下方的袋子中,如果洒落在地板上,则被地垫吸收,臀部袋子和每个地垫都用管道连接到收集罐。杆和收集平台独立地安装在用于称重液体的设备上。微处理器自动测算液体出入量。

处理措施:吸氧、利尿,纠正电解质紊乱,防治肺水肿、脑水肿及心力衰竭。过度水化综合征一旦发生,应尽快停止手术。保证供氧、增加患者的潮气量,快速改善缺氧症状,以减轻对大脑的损害。利尿脱水,是治疗过度水化综合征的首要措施,利尿剂首选呋塞米,具体方法为静脉给予呋塞米 40～100 mg,利尿同时注意补钾。如有脑水肿征象,应使用甘露醇快速脱水治疗,同时给予白蛋白提高胶体渗透压。轻度低钠血症可用生理盐水静脉滴注,重度低钠血症宜用高渗氯化钠溶液缓慢静脉滴注。注意严密监测血钠及其他电解质水平,防止补钠过多、过快造成高渗状态,带来更严重后果。一般补充血钠至 135 mmol/L 即可,同时注意及时监测血钠浓度,根据血钠变化及时调整用量。补钠量的计算可参考以下公式:所需补钠的克数(g)=(140-测得的血钠)×体重(kg)×0.2/17,开始时先给予总量的 1/3 或 1/2。或补钠量(mmol)=血清钠的下降值×体重(kg)×0.6。补钠过程中,血钠浓度上升速度不宜过快,以避免延髓脱髓鞘综合征的发生,在低钠血症急性期以每小时提高 1～2 mmol/L 渗透压浓度的速度为宜。

四、空气栓塞

空气栓塞是宫腔镜罕见的致命并发症,发生突然,发展快,难以治疗,常导致患者猝死。

(一)发生机制

宫腔镜手术中大量静脉切开,气体进入静脉系统,若气体压力大于静脉压力,可进入下腔静脉,继而进入右心、肺动脉及肺脏。若气体量多,还可干扰循环系统气体交换,引起心律失常、肺动脉高压,最后导致肺静脉回流和心脏排量减少。空气中的氮气和氧气很少溶于血液,50 ml 即可导致患者死亡。宫腔镜手术中进水管、宫颈及宫腔镜器械进入宫腔均可使气体进入宫腔。术中患者头低臀高位时,心脏低于子宫水平,致使静脉压降低,如果此时子宫肌壁深层大静脉窦开放,并与外界相通,外界的空气可被吸入静脉循环。

(二)术中监测

1. 常规术中监测

(1)包括患者血压、心率、呼吸、氧饱和度,患者的精神状态及主观感受。憋气、呛咳、发绀、四肢冷需警惕有无空气栓塞发生,心前区听诊或者多普勒超声监护提示大水泡音是空气进入心脏的典型征象。

(2)呼吸末 CO_2 分压($PETCO_2$):目前认为 $PETCO_2$ 降低是气体栓塞发生早期出现的敏感指标,当 $PETCO_2$ 下降超过 5 mmHg 时,麻醉医师和手术医师应高度重视。

(3)超声监测气栓:超声可监测体表大血管及右心房是否出现气栓,监测气体栓子的超声为经胸廓超声心动图(transthoracic and transesophageal echocardiography,TTE)和经食管超声,经食管超声诊断率高于 TTE。根据视野气泡数目采用 5 级分法:0 级无气栓,Ⅰ级为每视野<10 个气泡,Ⅱ级为每视野 10～20 个气泡,Ⅲ级是视野内连续气泡 > 20 个,Ⅳ级为右心房及心室充满气泡。当超声提示右心室出现连续的气泡,结合 $PETCO_2$ 下降超过 5 mmHg,预示患者将因气体栓塞发生相应的临床症状。

2. 处理原则　空气栓塞一经发现,应立即停止手术操作,纠正头低臀高位,改行左侧卧位,正压给氧,静脉注射地塞米松 5～10 mg,开放静脉使大量生理盐水静脉输入,尽快转入高压氧舱治疗可降低病死率。

3. 预防措施

有效的预防是针对病因,主要是阻断宫腔内空气来源,减少血管创面的暴露,选择适当的宫腔压力及术中加强监护等,具体措施如下。

(1)采取平卧位。

(2)小心扩张宫颈,避免损伤。

(3)宫颈扩张后封闭阴道或用湿纱布堵住宫颈口,尽量避免宫颈暴露于空气中。

(4)操作前将灌注管中的空气排净,绝对避免空气经灌流液管道进入宫腔。

(5)术中选择有效的最小膨宫压力,有学者提出宫腔压力<200 mmHg(26.6 kPa),在标准的温度和压力下,流量<100 ml/min 是安全的。

五、神经损伤

宫腔镜手术如果时间过长、处置不当的体位或粗暴地搬动患者,可能引起神经损伤或软组织损伤,尤其是全麻患者。虽然大多数神经损伤经药物、理疗后自然恢复,但有时需数周时间。

六、感染

宫腔镜造成的感染较少见,发生率在 0.01%～1.42%,术前治愈阴道炎及盆腔炎性疾病,合格的消毒措施及术前、术后酌情使用抗生素可以预防感染。文献有关宫腔镜检查或手术后导致输卵管积水、宫腔积液、输卵管卵巢脓肿、宫旁及阔韧带脓肿、严重盆腔感染、菌血症、中毒性休克均为个案报道。

七、宫腔镜手术后的不良妊娠结局

宫腔镜内膜去除术后因子宫内膜大多被破坏,宫腔肌层挛缩、粘连,子宫内膜去除术后妊娠可能发生流产、异位妊娠、死胎、妊娠中晚期子宫破裂等不良妊娠结局。子宫粘连分离术及子宫纵隔切除术后流产、妊娠晚期子宫破裂等不良妊娠的报道也并不少见。

(蔡晓辉　黄巧灵　李建军)

第十章　不孕不育的评估与处理

第一节　不孕不育的评估

一、概述

有正常性生活,且未采取任何避孕措施,一年未能受孕,称为不孕症。不孕症分为原发性不孕症(之前从未妊娠)和继发性不孕症(至少妊娠过一次)。不孕症是一个常见病,占育龄期妇女的10％～15％。尽管在过去的40年不孕症的发病率相对稳定,但人们对不孕症的评估和治疗的需求却大大增加了,并且随着不孕症治疗技术的进步,人们对医疗助孕的期望值在不断提升。

二、评估时机

一般认为对试孕一年未孕的夫妇应考虑进行不孕症的评估,然而,在很多情况下应该提前进行。例如,对无排卵的患者或有严重盆腔炎性疾病病史的妇女应该在试孕6个月后就进行评估;年龄大于35岁的妇女尤其是40岁以上的妇女,均应尽早开始评估;对于那些月经周期无明显诱因改变或者有早绝经家族史的妇女,应该尽早检查;对于那些严重吸烟、有卵巢手术史、化疗或盆腔放疗的妇女应尽早评估;对于合并有以下疾病者,应该在备孕前在专科做相关疾病的诊治,疾病控制后再做不孕不育的评估,如异常体重(超重或低体重)、心血管疾病、慢性高血压、哮喘、易栓症、肝胆疾病、肾病、胃肠疾病、血液病、糖尿病、甲状腺疾病、结缔组织病、中枢神经系统疾病、皮肤病、癌症、感染性疾病及性传播疾病等。作为不孕症评估的一部分,应给予患者生育的希望。

三、不孕症的病因筛查

一般来讲,在不孕症的病因中,女方因素占1/3,男方因素占1/3,男女双方共同因素占1/3,基本是男女双方各占一半。这就显示了在制定不孕不育治疗方案前对夫妻双方同时进行评估的重要性。在初次咨询时,强烈建议夫妇双方到医院进行不孕症的评估,这不仅是获得优生优育知识的绝佳机会,同时也是节省不孕不育诊治时间的最简单方法。同时针对男女双方生殖内分泌器官从先天器官发育畸形、炎症、肿瘤、免疫、心理因素、生活行为方式及社会因素等方面逐一进行病因筛查。

四、不孕不育的评估方法

(一)病史

1. 女方病史

(1)妇科病史:对于女方来讲,问诊应该包括完整的妇科病史,特别应该了解月经情况(频率、经期长短、最近一次月经间隔和经期长短、潮热及痛经)、既往避孕药的使用和不孕的时间。同时还应了解有无反复发生的卵巢囊肿、子宫内膜异位症、子宫肌瘤、性传播疾病或者盆腔炎性疾病等。由于既往妊娠史可提示患者过去的排卵和输卵管通畅情况,因此不能忽略。长期不孕提示生育力低下,增加了确定病因的概率。应该注意有无妊娠并发症的发生,如流产、早产、胎盘残留、产后子宫收缩不全、刮宫术、绒毛膜羊膜炎或胎儿畸形。宫颈刷片异常特别是宫颈锥切术,可能会降低宫颈黏液的质量,改变宫颈功能。同时性生活史也很关键,包括性交的频率和时间。女方性交困难可能存在子宫内膜异位症,应提早行腹腔镜检查。

(2)内科病史:内科病史应注意了解有无高泌乳素血症或甲状腺疾病。痤疮或多毛等高雄激素的症状提示可能存在多囊卵巢综合征,或者少见的先天性肾上腺增生。

(3)手术史:手术史应关注盆腔和腹腔手术史。阑尾炎穿孔或憩室炎的手术史应高度怀疑存在盆腔粘连或输卵管阻塞的可能或两者都有。早前的子宫手术可能存在宫腔粘连。

(4)用药史:应注意非处方药物的使用史,如非类固醇类抗炎药,会对排卵产生不利影响。

(5)社会史:社会因素应包括生活方式和环境因素,如饮食习惯和毒品接触史。体重指数大于25或小于17可能与促性腺激素释放激素和促性腺激素分泌异常有关。对于超重的女性,尽管降低体重很难,但即便是适量的降低也有利于恢复正常的月经周期并且怀孕。

有数据显示吸烟对男女双方的生育力都有影响。酗酒会降低女性生育力,减少男性精子数量并增加性功能障碍的发生。大量研究表明,每星期5~8杯酒会对女性的生育力产生负面影响。由于酒精对怀孕早期也有害,建议患者在试孕过程中应该避免饮酒。咖啡因的摄入及违禁药物也与生育力降低有关。职业暴露于干洗液过氯乙烯和印刷业使用的甲苯会降低生育力。应该避免接触重金属和杀虫剂,因为它们都会降低生育力和增加复发性流产的风险,尽管罕见但也应该注意避免。

(6)种族:配偶双方的种族背景对于决定是否需要进行孕前检查是很重要的。

2. 男方病史

(1)性功能障碍史:应该了解男性患者的青春期发育情况和性功能情况。勃起功能障碍,特别是伴有胡须减少时,可能提示睾酮水平降低。也应该对射精功能障碍进行评估,包括是否存在发育异常,如尿道下裂可导致排精异常。

(2)性传播疾病或泌尿生殖系感染:性传播疾病或者频繁的泌尿系感染,如附睾炎或前列腺炎等,可能导致输精管堵塞。成人腮腺炎可能会导致睾丸炎,损伤精原干细胞。附睾、睾丸损伤等病史可能提示有精子发生异常。与生育过的男性相比,具有单侧或双侧隐睾的男性生育率分别为80%和50%。这些患者精液质量差的原因尚不清楚。相对温暖的腹腔温度可能会对干细胞产生永久性损伤。另外,先天畸形所致的睾丸位置异常也可能会影响精子的生成。也应该关注精索静脉曲张的病史。精索静脉曲张包括了从睾丸输出的精索蔓状静脉丛的静脉扩张。虽然精索静脉曲张升高了阴囊的温度,但其对生育力的影响仍存在争议。尽管不育门诊中 30%～40% 的男性患者被诊断患有精索静脉曲张,但在正常男性中也有接近 20% 的发生率。对精索静脉曲张进行修复是否有益看法不一,但 meta 分析显示精索静脉曲张修复有利于改进生育力。

(3)生精功能障碍:精子的发生过程,从干细胞到成熟精子,在附睾里,大约需要 90 d。因此在这 3 个月内任何有害事件都会对精子的性状产生不利影响。略低于体温的环境是精子发生的最佳环境,因此睾丸位于骨盆外。高热疾病或长期使用热水盆浴会暂时影响精子质量。

既往病史的采集应该关注化疗或局部放疗,这些治疗都可能会损伤精原干细胞。高血压、糖尿病和神经系统紊乱可能与勃起功能障碍或逆行射精有关。许多药物都会对精液质量产生不利影响,包括西咪替丁、红霉素、庆大霉素、四环素及螺内酯。如前所述,香烟、酒精、违禁药物和环境毒素也会影响精液质量。合成类固醇使用的增多将通过抑制睾丸内睾酮的产生而降低精子的生成。尽管许多药物的影响是可逆的,但合成类固醇的滥用会对睾丸功能产生持续或永久损伤。

(二)体格检查

1. 女方体检 体检能够为不孕症的病因提供很多线索。应记录生命体征、身高和体重。身材特别矮小可能提示基因病,如 Turner 综合征。多毛、脱发或痤疮者需检测雄激素水平。黑棘皮症提示存在胰岛素抵抗,与多囊卵巢综合征或更为少见的库欣综合征相关。乳溢一般提示高泌乳素血症。另外应该注意甲状腺的异常。

盆腔检查必不可少。自阴道口置入窥阴器困难应考虑性交频率是否正常。阴道环境潮湿并有皱褶,宫颈分泌一定量的黏液,这都提示有雌激素的影响。增大或形状不规则的子宫提示可能存在子宫肌瘤,而固定不活动的子宫则提示存在盆腔粘连,可能由子宫内膜异位症或既往的盆腔感染造成。宫骶韧带结节或卵巢包块也提示可能存在子宫内膜异位症。

2. 男方体检 大部分的妇科医生对男性患者实施体检时会感觉不方便。然而部分检查是相对容易实施的,妇科医生至少应该了解检查的重点。比如应该注意正常的第二性征如胡须、腋窝和阴部的毛发,也可能会出现男性式的秃头等。男性乳腺发育或者类无睾的体型提示可能存在克氏综合征(47,XXY 核型)。

阴茎海绵体应该达到龟头的顶端以适于精液注入阴道。睾丸的长度至少应达到 4 cm,睾丸的大小至少为 20 ml。小睾丸不大可能产生正常的精子数。睾丸肿块的存在可能提示有睾丸癌,同样可以表现为不育症。附睾应该柔软无触痛,以排除慢性感染。附睾肿胀可能提示输精管阻塞。前列腺应该是光滑的、无触痛而且大小正常。另外,应该触诊精索蔓状静脉丛以确诊是否存在精索静脉曲张。重要的是双侧输精管都应该能够触及。先天性双侧输精管缺如与决定囊性纤维化的基因的突变有关。

(三)不孕不育特殊病因的评估

不孕不育特殊病因评估主要从以下几个方面进行:排卵、正常的男女性生殖道解剖及正常的精液质量等。关于这些评估项目的每一类细节将在下面的部分进行详述。

1. 女性不孕不育的病因

(1)排卵障碍的评估:排卵功能可能会因下丘脑、腺垂体或卵巢的异常而紊乱。下丘脑异常可能是后天获得性的或先天性的。后天获得性紊乱包括那些由生活方式引起的,例如,过度运动、饮食紊乱或压力。另一方面,下丘脑促性腺激素释放激素神经元的功能障碍或不恰当的偏移可能是先天的,例如特发性下丘脑性腺功能减退症(idiopathic hypogonadism of hypothalamus,IHH)或卡尔曼综合征。甲状腺疾病和高泌乳素血症也会导致月经不调。

1)月经模式:患者的月经史是对规律排卵的良好预测。月经周期的间隔在 25～35 d,出血持续 3～7 d 的妇女很可能存在排卵。尽管这些数据变化很大,但每个妇女都有她们自己的正常模式。

2)基础体温:长期以来,基础体温(basal body temperature,BBT)表被用于监测排卵。尽管这项检查对初试怀孕的夫妇可能有用,但它已经不再是不孕不育的诊断工具。

3)排卵试纸:排卵检测试纸通过比色法来测量尿液中黄体生成素(LH)的浓度,操作容易并且提供了详细的使用说明。一项研究认为,尿 LH 检测的灵敏度达 100%,准确度达 96%。

4)血清黄体酮:通过测定黄体中期血清黄体酮水平也可以来确定排卵。黄体酮以脉冲的形式分泌,单次测定不能反映黄体期产生的黄体酮总量。因此,被认可的黄体酮的绝对阈值还没有明确界定。

5)子宫内膜活检:着床前子宫内膜的准备需要足够的黄体酮水平。黄体功能不全时,孕激素分泌不足会导致内膜转化不良。因此,通过子宫内膜活检既能了解黄体功能,也能了解子宫内膜的反应,而且,与单独的血清黄体酮水平相比,可提供更多的临床相关信息。

6)超声检查:连续的卵巢超声检查能够显示出成熟窦卵泡的发育情况及其随后的排卵。这个检查耗时而且可能会错过排卵。但是,对于多囊卵巢综合征的诊断是一种非常好的方法。

7)女性年龄:女性年龄与生育力之间呈明显的负相关。一项对哈特派信徒(一个不避孕的群体)的研究显示,34 岁、40 岁和 45 岁以后的妇女不孕不育的概率分别是 11%、33% 和 87%。末次妊娠的平均年龄是 40.9 岁。另外一项有趣的研究评估了使用供精妇女的累积妊娠率。小于 31 岁的妇女在 1 年内怀孕的概率是 74%,31～35 岁的妇女下降到 62%,而大于 35 岁的妇女下降到 54%。

与年龄相关的不孕症源于卵母细胞的丢失。随着女性年龄的增长,余下的卵子发生遗传异常和线粒体丢失的风险将大大增加。这些因素均会导致妊娠率降低,流产率升高,不管是在自然周期还是促排卵周期。重要的是卵巢储备不仅会随着年龄下降,还会因为其他原因下降。因此,对于那些月经周期无明显诱因改变或者有早绝经家族史的妇女,应该尽早检查。而且,对于那些严重吸烟、有卵巢手术史、化疗或盆腔放疗的妇女应尽早评估。

评估患者生育潜能的方法有以下几种:一系列血清学检查、B超和宫腹腔镜等。目前,年龄、抗苗勒管激素(AMH)及基础窦卵泡(AFC)是评估卵巢储备功能的最佳组合。一般来讲,甲状腺疾病和高泌乳素血症的检测也是相当有必要的,因为这些异常也会导致排卵障碍。

8)卵巢储备功能评估。①卵泡刺激素(follicle stimulating hormone,FSH):早卵泡期的FSH水平是预测卵巢储备的一个简单而灵敏的方法。通常血清FSH水平的测定在月经周期的第3天进行,就是所谓的D3 FSH。但是,在月经第2～4天检测都是可以的。如果FSH＞10 mIU/ml则提示卵巢储备有明显的下降,应抓紧时间进行检查和治疗。②雌二醇:同时测定早卵泡期的血清雌二醇水平。联合检测雌二醇水平可以降低单独检测FSH所造成的假阴性结果的概率。应该注意的是雌二醇水平和FSH水平的参考值在各实验室之间存在差异。因此,每个临床医生都应该熟知自己实验室的正常值。③抑制素B:颗粒细胞分泌的抑制素B是可以用来评估卵巢储备功能。但抑制素的检测并没有带来与FSH相比额外信息,所以,这种检测已经在临床很少应用。④抗苗勒氏管激素:抗苗勒氏管激素(AMH)是最新的用来评估卵巢储备功能的指标。正如其名,当出现男性分化时,AMH在胎儿睾丸内表达抑制苗勒氏管(输卵管、子宫和阴道上部)的发育。AMH水平会在FSH和雌激素发生变化之前下降,是评估卵巢功能衰退更敏感的指标。⑤氯米芬激惹试验:是在月经周期第5～9天每日口服氯米芬100 mg,于月经周期的第3天和第10天检测血清FSH水平。若刺激周期第10天FSH水平＞10 IU/L或给药前后2次血清FSH水平之和＞26 IU/L,为氯米芬激惹试验异常。⑥窦卵泡计数:AFC是阴道超声测定月经第2～4天直径在2～9 mm的卵泡(即窦卵泡)的数量,能反映卵泡池中剩余的原始卵泡数,较直观地反映卵巢储备功能。Cohen等认为,具有任何卵巢储备功能下降风险的妇女,只要AFC＜5～7个即可定义为卵巢储备功能下降。Vural等也认为AMH和AFC是预测总卵母细胞计数的最佳标志物。⑦基因诊断:基因遗传作用在卵巢功能衰退过程中起着至关重要的作用。有研究表明,有早绝经家族史的女性发生早绝经的概率明显增加。然而由于基因诊断多用于有家族遗传风险的患者,目前临床应用有限,但随着研究的深入,基因诊断作为一种新型的手段,在卵巢储备功能的评估方面将会起到重要作用。

综上所述,目前,bFSH、基础AFC是应用较多的评估卵巢储备功能的指标,而AMH、INHB、基因检测则是近年来研究较多较热的评估指标。总之,卵巢储备功能有诸多评估方法,然而都并不绝对,因此临床运用中应结合患者年龄及实验室技术水平综合考虑,选择合适的方式,多种手段联合应用为宜。

(2)输卵管和盆腔因素:慢性盆腔痛或痛经等症状可能提示有输卵管阻塞或盆腔粘连,或二者同时存在。粘连能够阻碍正常的输卵管蠕动、拾卵及运送受精卵进入子宫的过程。多种病因都可能导致输卵管病变,包括盆腔感染、子宫内膜异位症及既往盆腔手术。

(3)子宫异常。

1)先天性子宫异常:先天性子宫异常包括子宫纵隔、双角子宫、单角子宫和双子宫,这些畸形可以通过宫腹腔镜检查明确诊断。尽管某些异常可能与不良妊娠等并发症有关,但目前除了较大的子宫纵隔外,很难证实这些异常对怀孕的影响。

2)获得性异常:包括子宫内膜息肉、平滑肌瘤和Asherman综合征。①子宫内膜息肉:有主诉者可以接受宫腔镜下息肉摘除术,但尚无数据显示对于无症状的患者行息肉摘除的必要性。②平滑肌瘤:推测肌瘤可以引起输卵管阻塞,或使宫腔变形(黏膜下平滑肌瘤),或形成宫腔内占位(宫腔内平滑肌瘤),不利于着床。③Asherman 综合征:Asherman 综合征是人流术后宫颈或宫腔粘连的简称。宫腔粘连综合征最常见于诊刮术后的妇女,特别是合并感染或妊娠期。放置宫内节育器并发感染的妇女发生宫内粘连的风险增高。

3)宫颈因素:宫颈黏液异常最常见于因宫颈涂片异常而接受宫颈冷冻术后、宫颈锥切除术后或 LEEP 刀术后的妇女。宫颈感染也对宫颈黏液的质量产生不利的影响,但一直存有争议。

4)性交后试验:也被称为 Sims-Huhner 试验,用以评估宫颈黏液的性状是否正常。要求受试夫妇在排卵日进行性交,数小时内女方到医院就诊,医生用镊子或注射器在宫颈口采集宫颈黏液的标本。

2. 男性不育症的病因　男性不育症的病因可以大致分为精子生成异常,精子功能异常,以及输精管道的阻塞。

(1)精液分析:精液分析是评估男性生育状况的一项核心检查。在这项检查中,要求男性禁欲 2~7 d,精液标本通过手淫的方法收集到一个无菌的杯子里。如果无法选择手淫,则受检夫妇可以使用特制的不含润滑剂的硅胶避孕套。强调在射精后 1 个小时内送检,以便在最佳状态下进行分析。

1)精液体积:精液体积少常常由于标本遗撒或禁欲时间短所致,也提示部分输精管阻塞或逆行射精的可能性。

2)精子计数:男性可能表现为精子计数正常、少精子症或无精子症。男性无精子症的发生率大约是 1%,可能原因包括由输精管道阻塞引起的梗阻性无精子症,如输精管缺如或严重感染时;睾丸衰竭(非梗阻性无精子症)。

3)精子活力:精子活力降低被定义为"弱精子症"。精子活力减弱可能与禁欲时间延长、存在抗精子抗体、生殖道感染或精索静脉曲张等有关。

4)精子形态:形态异常的精子被称为"畸形精子"。当正常精子形态的比率低于 4% 时受精率显著降低。

5)抗精子抗体:精液中抗精子抗体对生育力的影响一直存在争议,因为 10% 的男性都可检测出抗精子抗体。

6)DNA 碎片:在过去 10 年里,精子 DNA 碎片逐渐被认为是导致不育症的原因。虽然某种程度的 DNA 损伤在胚胎形成时可以被修复,损害的位置和程度可能降低受精率增加流产率。DNA 损伤程度的增加源于男方年龄的增长和外部因素如吸烟、化疗、放疗、环境毒素、精索静脉曲张和生殖道感染。

(2)精子功能检查:在过去的几十年中出现了大量的精子功能检测方法。对它们的预测价值一直存有异议,因为结果来源欠客观,而且各中心间的结果变异极大。大多数的检测方法已经不再使用了,或者偶尔使用。简要的描述可以给全科医生提供更完整的信息,但不应该将它们视为不育症的基本检查。

1)甘露醇荧光试验:精子识别卵子透明带的能力依赖于卵子的表面存在大量的蛋白质和糖类,包括甘露醇。顶体的甘露醇配基受体的活性与 IVF 妊娠率有关。

2)半透明带试验:半透明带试验是一项分析精子结合透明带能力的技术。半透明带指数的计算方法是患者精子结合的数目除以对照组精子结合的数目,再乘以100。

3)精子穿透试验:将获能的人类精子与仓鼠卵混合。计数被精子穿透的卵子的数目。生育男性精子的穿卵率高于不育男性精子的穿卵率。

4)顶体反应:有很多方法可以诱发精子的顶体反应。不育患者发生顶体反应的精子的比率与对照组相似。

(3)男性激素水平检测:男性的激素检查与无排卵女性的激素检查类似。激素水平异常可能是因为下丘脑垂体功能的缺陷或睾丸内的缺陷造成的。大部分的泌尿科医生会在精子浓度小于 $10 \times 10^6/ml$ 时进行激素水平测定,包括血清 FSH 和睾酮水平。FSH 水平升高同时 T 水平降低提示睾丸衰竭。相反,FSH 水平低同时 T 水平低与下丘脑功能异常有关,如特发性低促性腺功能低下。

(4)男性的遗传学检查:染色体异常是精液异常的一个相对常见的病因。大约15%的无精子症男性和5%的严重少精子症男性都会存在染色体核型异常。染色体异常可能会给患者及其后代带来健康隐患。因此当发现严重精液异常时,应追踪进行遗传学检查。

(5)睾丸活检:严重少精子症或无精子症男性的进一步评估包括开放式的或者经皮的睾丸活检,以检测曲精管中是否存在活精子。例如,即使 FSH 水平增高提示为睾丸衰竭的男性,也可能会通过活检获得足够的精子用于卵胞质内单精子注射术。可以将活检的标本进行冷冻,用于将来 IVF 周期时提取精子。因此,睾丸活检具有诊断、治疗及生育力保存的价值。

总的来讲,女方应明确排卵状况,通过子宫输卵管碘油造影了解输卵管,而男方应该进行精液分析。在高龄女性,评估卵泡早期 FSH、AMH 水平及窦卵泡以了解卵巢储备很关键。有些夫妇当发现女方有明显的排卵障碍时,则拒绝接受子宫输卵管碘油造影检查和精液分析,此时医生应向其讲明不孕不育的原因可能同时存在 2 种以上的因素,如果只接受一项检查,就会漏掉发现其他异常的机会。这些患者可能会被治愈,但是如果他们在几个月之内没能怀孕,应该强烈地鼓励他们完成所有评估。总之,对于不孕不育的评估应该是男女双方同时评估,并且要系统而全面地评估。

(佘贤梁　向卉芬　曹云霞)

第二节　不孕不育夫妇的处理

一、生活方式治疗

(一)环境因素

尽管人类不孕不育的直接病因尚未确定,但临床医师应该建议患者尽量避免接触环境中的有毒物质。

(二)吸烟

有不孕或复发性流产史的夫妇双方均应禁止吸烟。当行为治疗失败时,进行尼古丁替代疗法或添加安非他酮等药物可能对治疗有效。

(三)酒精

回顾性调查发现适度饮酒对女性生育力没有显著影响,但高摄入量与生育力下降有关。

(四)咖啡因

最近研究表明,咖啡因和生育力下降之间存在着正性剂量依赖关系。大量咖啡因摄入还与流产风险增加相关。

(五)体重管理

1. 肥胖妇女　对超重不孕 PCOS 妇女进行生活方式调整,可使中心脂肪减少并提高胰岛素敏感性,降低高雄激素血症,降低黄体生成素(LH)水平,并可恢复许多患者的生育力。即使体重只降低 5%～10% 也可产生效果。除了饮食,运动也可以提高胰岛素敏感性。减肥和运动花费小,应该作为多囊卵巢综合征肥胖妇女障碍的排卵的一线治疗。

2. 低体重妇女　生殖轴与营养状况密切相关,体重明显下降的个体其抑制途径导致排卵抑制。神经性厌食症和暴食症影响 5% 的育龄妇女,导致其闭经和不孕。这些妇女妊娠时其流产可能性增加。因此,需增加体重及均衡营养调理,体重稍微增加就有可能康复,因为能量平衡比体脂量更重要。

(六)运动

目前,对于不存在低体重相关卵巢功能障碍的不孕妇女,尚没有足够证据支持或反对其进行体育运动。

(七)营养

尽管营养补充或饮食调节对不孕不育夫妇的疗效尚不确定,但建议夫妇双方每天补充多种维生素是合理的。

(八)压力调节

建议对所有不孕不育夫妇进行焦虑或抑郁的筛查。虽然并不建议在不孕不育治疗时给予缓解压力的药物治疗,但可考虑对严重焦虑的患者进行心理咨询和正念相结合的"精神/躯体"疗法。

二、已知病因的治疗

(一)女性病因治疗

1. 女性卵巢功能障碍的治疗

(1)高泌乳素血症:多巴胺受体激动剂是高泌乳素血症的主要治疗药物。当存在催乳素分泌腺瘤且药物治疗无效时才考虑手术治疗。

(2)甲状腺功能减退:虽然轻度甲状腺功能减退症患者可以发生排卵和妊娠,但甲状腺素治疗通常可以使这些妇女恢复正常月经并提高生育力。

(3)诱导排卵:诱导排卵最主要的适应证是卵巢功能障碍,也用于治疗其他病因不孕或者不明原因不孕,以增加妊娠率。"诱导排卵"的定义为用药物治疗诱导存在卵巢功能障碍的女性恢复正常排卵。超排卵、卵巢刺激或者控制性促排卵的定义是刺激卵巢同时发生多卵泡生长发育。

1)氯米芬:氯米芬是绝大多数无排卵不孕女性的一线治疗药物,与他莫昔芬化学结构类似,为非甾体类三苯乙烯,具有类雌激素和抗雌激素作用。抗雌激素作用略超过类雌激素作用,所以,引起的负反馈使下丘脑处于低雌激素水平,促性腺激素释放激素分泌增加,进而垂体分泌尿促卵泡素促使卵泡发育。氯米芬从月经自然来潮或经孕激素撤退来潮的第3~5天开始口服。排卵率、妊娠率、妊娠结果与治疗开始时间(月经第2天、第3天、第4天、第5天)无关,此外,需同时行B超检查排除自然卵泡成熟与残留卵巢囊肿。在自然月经后需要进行妊娠检查,虽然氯米芬是非致畸药物,FDA却将其列为X类,可疑妊娠或者确定妊娠禁服。

2)胰岛素增敏剂:近年,研发出一类新的口服降糖药——胰岛素增敏剂,部分研究证实可以用于PCOS。当存在胰岛素抵抗的患者服此药后,可以增加胰岛素靶组织的敏感性,减轻高胰岛素血症。

3)促性腺激素:与氯米芬相同,促性腺激素诱导排卵的目的是恢复正常卵巢功能。理想的用量是用最低剂量诱导出一个优势卵泡。不同个体或者同一个体不同周期对促性腺激素的反应不同,需要密切监测以调整用量及排卵时间。

4)芳香化酶抑制剂:芳香化酶抑制剂相应地被认为是诱导排卵的新药,此药最初用于乳腺癌治疗,能有效抑制芳香化酶。芳香化酶为细胞色素P-450血红蛋白,是雌激素合成过程中的限速酶。芳香化酶抑制剂可口服,使用方便、价格便宜,副作用较少。

5)促排卵治疗的药物的并发症。①卵巢过度刺激综合征(ovarian hyperstimulation syndrome,OHSS):OHSS是因应用外源性促性腺激素治疗引发卵巢增大的一系列临床症状症候群,包括腹痛、恶心、呕吐、胃肠道紊乱、呼吸困难、少尿、血液浓缩、血栓形成,可发生于促排卵过程及早孕期。明显的腹痛由于卵巢增大或者腹腔积液过多引起。虽然超声下可观察到发生OHSS患者的卵巢增大、卵巢囊肿增多与腹水,但是OHSS是临床诊断,可用一些不同的分类因素来评价其严重性。OHSS治疗以支持对症治疗为主,门诊患者可进行经阴道穿刺放液术,改善腹部不适、减轻呼吸窘迫。腹水再发可重新穿刺放液,少数患者可放置皮下导管;低容量血症若得不到及时纠正,可导致肾脏、肝脏及肺循环末端多器官功能衰竭,所以需补充等渗液体如生理盐水维持体液平衡;另外应监测电解质水平,重度OHSS因血液浓缩需预防血栓形成。预防OHSS的策略有减少卵巢卵泡刺激(低FSH用量),"coasting"(在注射hCG前1~2 d停用FSH),预防应用扩容剂,卵巢刺激末期可用hCG替代FSH,最近研究表明,低剂量hCG可促进较大卵泡的成熟,直接或间接使小卵泡闭锁,因此降低OHSS的发生率。②多胎妊娠:不孕不育治疗的副作用之一是多胎妊娠发生率较高。胎儿数目增加引起围生期孕妇发病率与死亡率增加,胎儿不成熟可引起更多并发症,胎儿生长延迟及各胎儿发育不全也是危险因素。多胎妊娠的患者可有多种选择:继续妊娠,有上述多种风险;终止妊娠;减胎。减胎可以减少胎儿数目,降低母亲与胎儿的发病率和死亡率,减少早产可能,但是,它可能引起流产和遭遇伦理问题。

(4)卵巢打孔:卵巢楔形切除术是早期公认的无排卵PCOS治疗方法,但因术后粘连形成,将内分泌不孕转变为机械性不孕,现基本放弃,逐渐被药物诱导排卵替代。如前所述,药物诱导排卵有诸多限制。所以,腹腔镜下卵巢打孔术是女性放弃药物治疗的手术替代治疗。

(5)卵巢储备下降的改善:衰老、疾病或者手术切除引起的卵巢功能衰竭或者卵巢储备下降,均可导致卵巢功能障碍。如果女性的基础 FSH 超过 15IU/L,即使她有正常自然月经,仍需药物治疗,如外源性促性腺激素,也许效果甚微。对于这类妇女,还可考虑中西医结合及针灸治疗,必要时建议供卵及期待疗法。

2. 女性解剖结构异常的处理 女性生殖道解剖学异常也是不孕的常见原因,如卵子不能正常进入输卵管,卵子、精子、胚胎转运异常,植入异常。解剖学异常 3 大类型包括输卵管因素、腹腔因素、子宫因素。每一类异常对不孕的影响不同,治疗方法也不同。

(1)输卵管因素:输卵管阻塞的原因很多,如先天性畸形、感染、医源性病变等,一小部分输卵管性不孕是先天性的。输卵管损伤的病因与性质都很重要,如远端输卵管阻塞、近端输卵管阻塞与输卵管缺如在治疗上各不相同。

1)输卵管插管术:输卵管近端阻塞可以直接进行输卵管插管术。如果 HSG 确诊近端阻塞,应同时进行选择性输卵管造影,将一导管直接置于输卵管口处,然后通过导管给予一定的液体压力和冲力,可以将管内的黏液及碎片等阻塞物冲出。如果仍畅通,由引导线将导管插入输卵管更深的位置,可疏通更远的节段性阻塞。输卵管插管术治疗远端输卵管管腔阻塞效果较差,后者需将输卵管部分切除,行输卵管吻合术或者直接进行 IVF。

2)输卵管整形术。①近端输卵管阻塞:选择性输卵管造影术不能治疗的阻塞,可以进行手术治疗,包括宫腔镜下输卵管插管术、结构重建、新式输卵管切开术。虽然 ART 妊娠率越来越高,对许多夫妇来说,生殖系统微创外科手术仍然是 ART 最好的替代治疗。②输卵管远端阻塞:盆腔炎或者附件粘连都可导致输卵管伞端阻塞,小开腹手术或者腹腔镜手术用于畅通阻塞。管腔直径超过 3 cm 的输卵管积水,伴发严重的附件粘连或者明显的输卵管内膜炎者预后较差,此类患者最好行输卵管切除术后行 IVF。如果双侧输卵管均受累,在 IVF 前应先行双侧输卵管切除术。

(2)子宫因素:导致不孕的子宫因素有 3 种,子宫肌瘤、子宫内膜息肉和宫腔粘连。这些因素导致不孕的机制还不清楚,不过最终都会导致内膜容受性差及减少胚胎植入的可能性。

1)子宫肌瘤:子宫肌瘤是常见的子宫的良性肿瘤,可以导致有些妇女发生不孕。回顾性研究表明,手术切除这些肌瘤对自然和人工受孕都是有益的。

2)子宫内膜息肉:这些软软的肉状内膜新生物通常在评估不孕时被诊断。尽管息肉损害生育力的机制还不明确,但是许多研究表明息肉切除术后可获得较好的妊娠率。

3)宫腔粘连:子宫内膜腔粘连可以是带状粘连到完全或不完全宫腔粘连。治疗上可以通过粘连松解术来恢复正常宫腔和形态。

(3)腹部疾病:子宫内膜异位症和盆腔粘连是两种经常导致不孕症的腹部疾病,它们可以单独发生或者同时发生。

1)子宫内膜异位症:对于微小或轻度患者,很少建议手术治疗,并且经验性地用助孕治疗如 ART 或者促排卵加 IUI 是合理的。这些治疗已经证明对于提高Ⅰ期和Ⅱ期病变的妇女的生育力是有效的。

2）盆腔粘连：在一些情况下，粘连松解术可以恢复盆腔解剖，但是粘连可能会复发，因此，选择适宜的手术时机和术后防止粘连再形成非常重要。

（4）宫颈异常的治疗：大多数医生用 IUI 来治疗非感染性的、不明原因的宫颈黏液异常。尽管在随机对照实验中这些治疗并没有得到验证，理论上这种方法是可行的。另外，IUI 对于治疗不明原因性不孕是有效的。所以，许多医生在没有输卵管疾病时就不做宫颈黏液试验而直接进行 IUI 治疗。

（二）男性不育的治疗

在没有明确精液或精子异常原因时，用 IUI 或 ART 进行治疗是合适的。选择 IUI 还是 IVF/ICSI 技术，取决于不育年限、女方年龄和之前的治疗史。如果在男性不育因素中使用 ART，通常进行卵胞质内单精子注射（intracytoplasmic sperm injection，ICSI）较合适。

1. 精子缺乏症　精子缺乏症主要由阴茎勃起功能障碍和射精异常引起，不射精症或者性快感缺失可能与心理因素、器质性勃起功能障碍或骶髓副交感反射受损有关。根据不同的发病原因给予合适的治疗，包括心理咨询或者用伟哥或者其他相似的药物治疗勃起功能障碍。对一些患者震动刺激也是有效的。电射精法是一种侵入性过程，通常用于对以上治疗无效的脊髓损伤的男性。

有性高潮但是从来不射精或者射精量少的男性患有逆行射精。因此，口服伪麻黄碱或其他肾上腺素能制剂可以帮助膀胱颈关闭。然而，对于很多患者来说药物治疗是无效的，这时需要通过收集尿液精子来进行 IUI。

少部分有性高潮但是不射精男性患有射精障碍。在这些病例中也可能用到拟交感神经药物，尽管药物治疗效果普遍很有限。另外，拒绝药物治疗的患者可以进行睾丸或附睾穿刺或活检获得精子。

2. 精液减少症　精液减少症或精液量少（少于 2 ml）影响精子运输到宫颈黏液及可能有精子密度和活率低。逆行射精也可能发生这种情况。

另外，少精症可能由部分或完全输精管阻塞引起。在这种情况下，经尿道输精管吻合术可以明显提高精液参数并最终获得妊娠。然而，应该先让接受此手术的夫妇知情术后发生输精管完全阻塞属常见。因此，部分阻塞的患者可以考虑在术前冷冻精子。

3. 无精子症　无精子症是指精液中完全没有精子，可能是由于男性生殖道阻塞或非梗阻性原因所致。梗阻性无精，特别是由于输精管切除或阻塞所致时，可能需要手术治疗。然而，先天性双侧输精管（CBAVD）缺失是无精症的常见原因，并且不幸的是这个没法手术治疗。这时，可以进行经皮睾丸精子抽吸术（testicular sperm aspiration，TESA），再进行 ICSI。非梗阻性无精可能是染色体核型异常，如克氏综合征、平衡移位、Y 染色体微缺失、睾丸衰竭或不明原因引起。在很多克氏综合征和 Y 染色体微缺失（AZFc 段）的患者进行睾丸切开精子获取术（testicular sperm extraction，TESE）和 ICSI 是有效的。然而，若 Y 染色体微缺失的是 AZFa 和 AZFb 时无效。

4. 少精子症　少精子症而没有精子活率下降时通常反映低促性腺素功能减退症。一般来说，低促性腺素功能减退症的最好治疗方法是注射 FSH 和 hCG。精子发生是一个很长的过程，持续大概 100 d，某种治疗对精子密度的明显改善需要几个月的时间来确定。

5. 弱精子症 弱精子症或精子活率降低可以单独发生或者与少精症或其他精液参数异常同时发生。通常，弱精症没有直接治疗方法。可以采用中医治疗及期待疗法，特别是当不育年限短或者女方年龄小于 35 岁时。治疗上可以用 IUI 和 ICSI，尽管普遍认为 IUI 对于严重患者无效。如果精液处理后活动精子少于 $1\times10^6/ml$ 时，或者不育年限多于 5 年时，应当考虑进行 ICSI。

6. 畸形精子症 畸形活精子症也就是精子形态异常，经常与少精子症、弱精子症和少弱精子症联系在一起。畸形活精子症没有直接的治疗方法，治疗的选择有 IUI 和 ART。因为畸形活精子症通常伴有影响受孕的精子功能损害，因此做 ART 时可以考虑 ICSI。

7. 精索静脉曲张 传统的治疗是手术结扎内部精索静脉。许多外科技术可以与结扎术一起运用，但是经腹高位结扎和经腹股沟结扎是最常用的。最近，已经有学者开始应用介入放射技术，他们选择性地插入导管，并将硬化溶液、组织黏合剂、栓塞剂栓塞内部精索静脉。尽管这已经广泛用于精索静脉曲张，但还没有足够证据表明临床上治疗男性不育因素的精索静脉曲张可以改善怀孕率。

三、不明原因不孕

不明原因不孕的诊断是非常主观的，评估不完全或者质量不高时，不明原因不孕的诊断就更多。然而，从定义上就可以知道，不明原因不孕没有特异治疗方法。可以用期待疗法，特别是当不孕年限短及女方年轻的时候。如果要治疗的话，可以经验性地考虑适当用 IUI、超促排卵和 ART。

四、宫腔内人工授精(intrauterine insemination，IUI)

这个技术是将有活力、形态好的正常精子从死精、白细胞和精浆中分离出来。活力好的精子在预计排卵前通过软导管注入宫颈。宫腔内人工授精可以进行或者不进行促排卵，对于宫颈因素、轻中度男性因素及不明原因性不孕是可行的。

如果是宫颈因素，以尿 LH 为时机的 IUI 是首选治疗方案，妊娠率已经可以达到每周期 11%。尽管比起 IUI＋超排卵的妊娠率要低，但是可以避排卵的副作用而且比较经济。

相反地，对于不明原因不孕和男性因素，IUI 通常与促排卵联合应用。

五、辅助生殖技术

辅助生育技术是指临床和实验用于让不孕不育夫妇达到怀孕的技术。原则上，IUI 符合这一定义。然而，一般地，从某些方面来说 ART 过程是需要提取并分离卵子。这些技术包括体外受精(in-vitro fertilization，IVF)、ICSI、卵子捐赠、代孕、配子输卵管移植(GIFT)及受精卵输卵管移植(ZTFT)，但不仅是这些。其他的 ART 相关技术包括卵子和胚胎冷冻、TESE、卵子的体外成熟及植入前基因诊断。

(一)体外受精(in vitro fertilazation，IVF)

1. IVF 在 IVF 过程中，在阴道超声引导下从刺激过的卵巢中收集成熟卵。然后精子和卵子在体外进行受精。如果体外受精成功的话，将有活力的胚胎在超声引导下经宫颈移植到宫腔内。

与 IUI 相似,实际上在收集卵子前进行控制性超促排卵(COH)是有益的。一些卵子有遗传上或功能上的异常,将多个卵子暴露在精子里可使其获得健康胚胎机会增高。

在 IVF 移植之前,处理输卵管积水以增加移植成功率和减少流产率。

2. 卵细胞质内单精子注射(intracytoplasmic sperm injection,ICSI)　ICSI 更经常用于男性因素不育。在 ICSI 的显微操作过程当中,卵子周围的颗粒细胞先被酶消化,通过透明带和卵细胞膜将一个精子直接注射到卵子里。ICSI 的妊娠率与 IVF 者相当。

(二)代孕

代孕是辅助生殖技术中最难解决的伦理学问题之一。全世界只有少数国家,法律允许代孕。目前我国法规是严令禁止的。主要适宜先天性子宫缺如或后天子宫切除;病理子宫;妊娠禁忌证;反复流产的患者等。妇女获得自己卵子或接受捐赠卵子后,与其丈夫精子在体外受精,形成的胚胎移植入第三方妇女的子宫中孕育,待妊娠分娩后夫妇将获得孩子的法定父母的权利。这个与 IVF 不同的是将受精卵放到一个代理人的子宫里,而不是放到预期的妈妈体内。适应证是很多的,这个方法对于有不能治愈的子宫因素、怀孕对身体有危险及不明原因的反复发作流产的妇女是适用的,目前国内还被处于禁止状态。

(三)卵子捐赠

卵子捐赠在那些卵巢衰竭或卵巢储备下降的病例中被使用。此外,这个技术也可用于有女性遗传病的育龄妇女。

(四)输卵管内配子移植(gamete intrafallopian transfer,GIFT)

这个技术与 IVF 相似的是在 COH 后收集卵子。然而与 IVF 不同的是,受精和早期胚胎发育不是在实验室中进行。精子和卵子通过导管穿过输卵管伞直接放在输卵管里。配子移植经常在腹腔镜下进行。像 IUI 一样,GIFT 是不明原因不孕的最适用的方法,输卵管性不孕不适宜应用。

(五)受精卵(合子)输卵管内移植(zygote intrafallopian transfer,ZIFT)

这个技术是 IVF 的变种,与 GIFT 也相似。胚胎不是直接移植到宫腔内,而是通过腹腔镜移植到输卵管内。如果在胚胎完全开始分裂后进行移植,这个过程就更准确地叫作输卵管胚胎移植。ZIFT 目前用于那些 IVF 技术中经宫颈移植困难的患者。此方法不宜用于输卵管性不孕症患者。

(六)胚胎冷冻

在 IVF 中,很多个卵子被收集而最多只有 1~3 个胚胎被移植。这常常导致出现多余的胚胎。成功的冷冻和解冻胚胎技术已经有 20 多年了。优点是通过冷冻保护剂和冷冻技术可以提高不同发育阶段的胚胎的存活率。有了冷冻,这些多余的胚胎可以在今后获得妊娠,而不需要进行卵巢刺激和卵子收集。

(七)成熟卵母细胞冷冻

近年来,随着低温冷冻技术的不断改进及 ICSI 技术的出现,卵母细胞冷冻成功率和妊娠率不断提高。2013 年，美国生殖医学会（ASRM）指出，成熟卵母细胞冷冻不再局限于实验阶段，可广泛应用于临床。卵母细胞冷冻已成为现代辅助生殖技术的重要组成部分，是女性生育力保存及卵子馈赠的重要手段。

（八）体外成熟（in vitro maturation，IVM）

IVM 指不经超促排卵或仅少量应用促性腺激素（Gn）后，从卵巢中获取未成熟卵，在体外经过适宜的条件进行成熟培养，使卵子成熟并具备受精能力。为多囊卵巢综合征、卵巢低反应、卵母细胞成熟障碍的不孕患者，生育力保存，赠卵提供了新的途径。

（九）胚胎植入前遗传学诊断或筛查（preimplantation genetic diagnosis /screening，PGD /PGS）

PGD 和 PGS 是近 20 余年发展的一种具有较低风险的植入前遗传学检测方法。该方法对植入前胚胎进行活检，利用分子生物学技术进行检测，对遗传物质进行分析，选择遗传信息正常的胚胎植入，以避免妊娠有"病"的胎儿，同时提高妊娠率和活产率，降低流产率和多胎率。主要适用于染色体异常、单基因遗传性疾病、高龄、反复流产、反复着床失败等。

（十）辅助生殖技术并发症

ART 大多数情况下会成功分娩单活胎。但是，通过 ART 技术怀孕的妊娠并发症发生率会更高。对于母体风险来说，先兆子痫、前置胎盘和胎盘早剥在 IVF 技术助孕的妊娠中更常见。在胎儿风险中，多囊妊娠是最常见的。而且，围产儿死亡、早产、低出生体重和胎儿生长受限的风险在 IVF 单胎妊娠中也会发生。然而，另外一些研究并未证实这些风险有增加的趋势。并且，先天性异常和表观遗传问题也涉及其中。

不孕不育治疗前应当进行全面的身体检查。首先应当关注可能导致或与不孕不育有关的生活方式和环境问题上。另外肥胖、营养不良和相关的压力不可被忽略。治疗前调整健康的生活方式，适当减压及均衡饮食非常重要。对于不明原因的不孕症，常常给予辅助生殖技术助孕治疗，但是，要注意促排卵和 ART 的风险。另外，这些技术可能涉及第三方（卵子、精子或胚胎捐赠或者代孕者）。目前胚胎捐赠或代孕在中国还处于禁止状态。这些过程可能与社会伦理、法律和道德有关，同时对于新的技术带来新的伦理道德问题，这需要患者和医生共同面对。

（周志　向卉芬　曹云霞）

第三节　复发性流产的病因诊断及助孕对策

一、概述

我国通常将 3 次或 3 次以上在妊娠 28 周之前的胎儿丢失称为复发性流产（recurrent spontaneous abortion，RSA）。国内外对于大量复发性流产患者进行回顾性研究发现，发生 2 次自然流产和 3 次以上进行的病因检查中，所查出疾病的发病率基本相同。因此，发生 2 次连续的自然流产后即进行病因检查是必要的，特别是对于高龄妇女和原发性复发性流产，这样可以尽早地找到可能的原因,并针对病因进行治疗,以减少再次妊娠失败给患者带来的身心伤害。

二、病因诊断

(一)遗传因素

(1)夫妇染色体异常:以染色体平衡易位和罗氏易位最为常见。

(2)胚胎染色体异常:胚胎染色体异常是 RSA 最常见的原因。

有 RSA 史的夫妇进行外周血的染色体核型分析,观察染色体有无数目和结构的畸变,以及畸变类型,以便推断其 RSA 概率,同时进行遗传咨询。如条件允许,建议对其流产物行染色体核型分析。

(二)解剖结构因素

子宫解剖结构异常包括各种子宫先天性畸形、子宫颈功能不全、宫腔粘连、子宫肌瘤、子宫腺肌病等。

对所有早期 RSA 患者及有 1 次或 1 次以上晚期自然流产史者进行盆腔超声检查,明确子宫发育有无异常、有无子宫肌瘤或子宫腺肌病、是否存在盆腔病变等。对怀疑存在子宫解剖结构异常者需通过宫腔镜、腹腔镜或三维超声等进一步检查以明确诊断。

(三)流行病学因素

RSA 的复发风险随着流产次数的增加而上升,既往自然流产史是导致后续妊娠失败的独立危险因素,孕妇的年龄及肥胖也是导致自然流产的高危因素。

应详细询问夫妇双方的病史,包括年龄、月经婚育史、既往史、家族史。并依照时间顺序描述既往流产情况,包括发生流产时的孕周、有无诱因及特殊伴随症状、流产胚胎有无畸形及是否进行过染色体核型分析等并计算其体质指数(BMI)。

(四)患者的血栓前状态

临床上的血栓前状态包括先天性和获得性两种类型。

(1)先天性血栓前状态是由于与凝血和纤溶有关的基因突变所造成,如 V 因子和 II 因子(凝血素)基因突变、蛋白 S 缺乏等。

(2)获得性血栓前状态。主要包括抗磷脂综合征(antiphospholipid syndrome,APS)、获得性高半胱氨酸血症及其他各种引起血液高凝状态的疾病。

常用于检测血栓前状态的指标包括凝血相关检查[凝血酶时间(TT)、活化部分凝血活酶时间(APTT)、凝血酶原时间(PT)、纤维蛋白原及 D-二聚体]、相关自身抗体[抗心磷脂抗体(ACA)、抗 β2 糖蛋白 1(β2GP1)抗体及狼疮抗凝物(LA)]及同型半胱氨酸(Hcy)。此外,有条件的医疗机构还可以进行蛋白 C、蛋白 S、XII 因子、抗凝血酶 III(AT-III)等血栓前状态标志物的检测。

(五)内分泌因素

内分泌异常所致的复发性流产占 12%～15%,主要为妇科内分泌异常,如黄体功能不全、多囊卵巢综合征、高催乳素血症等。严重的内科内分泌紊乱也可导致流产,如糖尿病、甲状腺功能亢进或甲状腺功能减低等。

（1）黄体功能不全：在内分泌异常所致复发性流产中，黄体功能不全发生率占 20%～60%。黄体中期黄体酮值低于 28.26nmol/L，或子宫内膜活检与月经时间不同步，相差 2 d 以上，即可诊断为黄体功能不全。黄体酮分泌不足可引起妊娠蜕膜反应不良，影响孕卵着床发育，导致流产。

（2）多囊卵巢综合征（PCOS）：在内分泌异常所致复发性流产中，多囊卵巢综合征的发生率高达 58%，其中有 56% 的患者呈黄体生成素（LH）高分泌状态。多囊卵巢综合征是一种发病多因性、临床表现呈多态性的内分泌综合征，其主要内分泌特征包括雄激素过高、LH 升高、促性腺激素比例失常及胰岛素抵抗等，这些内分泌异常，尤其是雄激素和 LH 升高，会导致卵子和子宫内膜异常，影响胚胎着床而导致流产。

（3）高催乳素血症：高水平的催乳素可直接抑制黄体颗粒细胞增生及功能，使黄体期缩短，黄体酮分泌不足。高催乳素血症还会影响子宫局部催乳素（PRL）水平，影响胚胎发育，造成流产。

（4）甲状腺功能紊乱：甲状腺功能亢进或低下均可引起流产，抗甲状腺抗体被认为是流产风险增高的标记物。甲状腺功能紊乱常伴有生殖内分泌异常，如排卵障碍和黄体功能不足，早期妊娠代谢对甲状腺激素的需求增加。因此，甲状腺功能紊乱可能会导致流产。

（5）糖尿病：可以引起血管病变，导致子宫内膜血运不良，使胚胎发育受阻，有资料表明，显性糖尿病自然流产率较正常人增加 3 倍，胰岛素依赖型糖尿病复发性流产率约为 30%。

常用的检查项目有生殖激素水平，包括月经第 3 天检测催乳素（PRL）、FSH、LH、雌激素、雄激素，排卵后第 7～12 天检测孕激素水平。此外，还应检测甲状腺功能及空腹血糖，必要时行糖耐量试验。

（六）感染因素

女性生殖道多种病原体感染均可引起自然流产。能引起复发性流产的病原体往往持续存在于生殖道，但很少产生症状，这些病原体能直接或间接导致胚胎死亡。生殖道逆行感染一般发生在妊娠 12 周以前。常见的病原体有支原体、衣原体、弓形虫、淋球菌、单纯疱疹病毒、风疹病毒、巨细胞病毒等。

解脲支原体和人型支原体是生殖道感染的常见病原体，主要通过性传播。当解脲支原体感染宫内胚胎和羊膜时，解脲支原体产生的磷脂酶 A、磷脂酶 C，使细胞膜中游离的花生四烯酸释放，而后者是合成前列腺素的必需前提物质，引起宫缩，导致流产。解脲支原体能在妊娠全过程定位于滋养细胞内增殖，并可诱发相应细胞结构的改变，以至于干扰胎儿的正常发育。巨细胞病毒（CMV）和疱疹病毒（HSV）可引起早期胚胎组织染色体着丝粒点结构畸变和染色体数目变异，染色体着丝粒点结构和染色体数目变异之间具有相关性，即若染色体着丝粒点畸变率增高，染色体数目变异也随之增多，而染色体畸变是引起胚胎异常的主要原因。若育龄女性在孕前或孕早期感染上述病毒，可导致早期胚胎组织细胞染色体分裂异常，从而引起流产。此外，解脲支原体及沙眼衣原体感染会影响男方精液质量，与习惯性流产的发生有一定的相关性。

对于既往有晚期 RSA 病史的孕妇，建议孕期定期检测生殖道感染的相关指标。

（七）免疫因素

（1）自身免疫型 RSA。①组织非特异性自身抗体产生：如抗磷脂抗体、抗核抗体、抗DNA 抗体等。②组织特异性自身抗体产生：如抗精子抗体、抗甲状腺抗体等。另外，其他自身抗体的形成也与复发性流产相关。母婴血型不合时，穿越胎盘屏障的胎儿红细胞可使母体致敏，产生相应抗体。异常增高的血型抗体作用于滋养层细胞，或通过胎盘进入胎儿体内，导致胎儿、胎盘多器官组织细胞损伤，从而导致自然流产。透明带抗体是不孕症的重要原因之一，也可导致复发性流产。由于抗透明带抗体可损伤含透明带的孕卵，着床后的孕卵因前期损伤不能正常发育，从而导致自然流产。正常情况下，精浆及精子内都存在强有力的免疫抑制因子。当免疫抑制作用不足或缺陷时，母体产生抗精子抗体，后者可活化巨噬细胞等免疫活性细胞，破坏受精后的早期胚胎发育，导致早期自然流产。

（2）同种免疫型 RSA。①固有免疫紊乱：包括自然杀伤（NK）细胞数量及活性升高、巨噬细胞功能异常、树突状细胞功能异常、补体系统异常等。②获得性免疫紊乱：包括封闭抗体缺乏、T、B 淋巴细胞异常、辅助性 T 淋巴细胞（Th）1/Th2 细胞因子异常等。

APS 是一种非炎症性自身免疫性疾病，以体内产生大量的抗磷脂抗体（APL），包括ACA、LA 及抗 β2GP1 抗体为主要特征，临床表现包括动静脉血栓形成、病理妊娠、血小板计数减少等，是 RSA 最为重要且可以治疗的病因之一。还有一种继发于系统性红斑狼疮（SLE）或类风湿关节炎（RA）等的自身免疫性疾病，称为继发型 APS。

1）所有早期 RSA 患者及曾有 1 次或以上不明原因的妊娠 10 周以后胎儿丢失者均行抗磷脂抗体的筛查，包括 ACA、LA 及抗 β2GP1 抗体，对于诊断 APS 患者还应检查抗核抗体、抗双链 DNA 抗体、抗干燥综合征（SS）A 抗体、抗 SSB 抗体等，以排除 SLE、RA 等自身免疫疾病。同时夫妻双方明确血型分型，包括 ABO 分型、RH 分型及不规则抗体检测。

2）对原因不明确的 RSA 患者进行自身抗体筛查，如抗甲状腺抗体，包括抗甲状腺过氧化物酶抗体（TPOAb）和抗甲状腺球蛋白抗体（TGAb）的检查。但是，抗精子抗体、抗子宫内膜抗体、抗卵巢抗体与 RSA 的关系，目前仍缺乏循证医学证据，不建议常规筛查。

3）排除上述各种非免疫因素及自身免疫紊乱后的不明原因 RSA，应当考虑是否与同种免疫紊乱有关。有条件者可行封闭抗体检查及外周血中 NK 细胞的数量和（或）活性检查。

（八）其他不良因素

RSA 还与许多其他不良因素相关，包括不良环境因素，例如有害化学物质的过多接触、放射线的过量暴露等；不良心理因素，例如妇女精神紧张、情绪消极抑郁及恐惧、悲伤等，各种不良的心理刺激都可以影响神经内分泌系统，使得机体内环境改变，从而影响胚胎的正常发育；过重的体力劳动、吸烟、酗酒、饮用过量咖啡、滥用药物及吸毒等不良嗜好。

在流产病因筛查时，应注意询问患者是否有上述其他不良因素暴露，指导患者在下次妊娠时尽量避免。部分患者可能同时存在多种致病因素，应尽可能全面地对各种因素进行排查。

三、筛查流程及优生指导

(一)染色体异常

(1)胚胎染色体异常与胚胎停育次数无相关性,故建议首次胚胎停育患者就行绒毛染色体检查,尤其是年龄大于 35 岁者,胚胎染色体异常的概率更大。最好同时行夫妇双方外周血染色体检查,从而及早发现外观表型正常的平衡易位携带者。

(2)绒毛染色体检查如为数目异常,则夫妇外周血染色体异常的概率不大,因绒毛染色体数目异常大多数是遗传以外因素造成的,可能与孕妇高龄、环境中的不良理化因素、生物因素、医源性因素等有关,故应让患者注意避免接触生活环境中的不良因素。如绒毛染色体为结构异常,则必须同时行夫妇双方外周血染色体检查,以明确其根源。

(3)临床上 RSA 夫妻外周血染色体核型分析应成为进一步诊治前的常规检查,同时,作为高危人群,及时准确的辅助生育前细胞遗传学评估,有利于染色体遗传病携带者在妊娠时或妊娠早期得到重视,并给予产前诊断和干预进而提高出生质量。

(4)染色体异常夫妇的生育咨询。

1)相互易位携带者的遗传咨询:如果夫妇一方为某一非同源染色体间的相互易位携带者,根据配子形成中同源染色体节段相互配对的特性,在第一次减数分裂中期将形成相互易位型的四射体,经过分离与交换,理论上至少将形成 18 种类型的配子。他们分别与正常的配子相结合,则可形成 18 种类型的合子,其中仅一种正常,一种为表型正常的平衡易位携带者,其余 16 种均不正常,表现为三体或单体型或部分单体和部分三体型的不平衡个体。如果配偶一方为同源染色体间的相互易位携带者,按照分离定律,不可能形成正常配子,也不能分娩正常的后代。但在配子形成的减数分裂中,却可形成一种易位圈,经过在易位圈中的奇数互换,可形成 4 种类型的配子,其中 3 种是具有部分重复和缺失的染色体,一种为正常配子,即可形成正常的后代。平衡易位携带者如果妊娠后出现早期的流产先兆,通常不建议保胎治疗,如能维持至妊娠中期则应该进行产前诊断。

2)倒位携带者的遗传咨询:如果夫妇一方为某号染色体的臂内倒位携带者,如与正常核型的人婚配将形成 4 种不同的合子,一种含有正常染色体,另一种为倒位携带者,其余两种分别含有部分重复和缺失的无着丝粒片段或双着丝粒片段。重复和缺失片段的大小及其所含基因的致死作用,使得半数配子的形成出现障碍,或产生半数畸形或无功能的配子,临床表现为不孕、流产等。同时,双着丝粒染色体和无着丝粒片段在有丝分裂中是一种不稳定性畸变,这将使合子在早期卵裂中致死,所以表现为早期流产,甚至无明显的停经史,无着丝粒片段在合子卵裂中,将被丢失而造成单体型胚胎。除 X,21 和 22 号染色体单体以外,其他的单体均不可能发育成熟,因此,除此之外的其他染色体的臂内倒位携带者妊娠后不需要做早期的宫内诊断。如果夫妇一方为某号染色体臂间倒位片段的携带者,理论上将形成以下 4 种不同的配子:另一种具有正常染色体,一种具有倒位染色体,其余两种为带有部分重复和缺失的染色体。由于这种异常染色体仅含有一个着丝粒,属稳定性畸变,不会干扰胚胎早期的有丝分裂,因为,其遗传效应主要决定于重复和缺失片段的长短及其所含基因的致死效应。一般来说,除了倒位片段的长短以外,更重要的应考虑重复和缺失片段上所携带的基因的致死效应。其倒位片段越短,娩出畸形儿的可能性越低;若倒位片段越长,娩出畸形儿的风险越高,所以需要做早期或中期的产前诊断。倒位可以发生在任何一条染色体,由于有不平衡配子的产生,所以倒位携带者有生育畸形儿的风险。然而发生在 Y 染色体的臂间倒位较常见,通常不具有病理意义,所以被认为是一种多态性。这种倒位在男性中的发病率为 1/1 000,被认为是一种所谓"第三型"多态性。通常这样的核型遗传自父方,可建议其继续妊娠。

3)罗伯逊易位携带者的遗传咨询:所谓罗伯逊易位是指发生在 13,14,15,21,22 号染色体之间的着丝粒融合,最终形成两条染色体的短臂丢失而长臂融合的衍生染色体。由于这几条染色体的短臂没有重要的结构基因,虽然患者为 45 条染色体,但仍为表型正常的携带者。如果配偶一方为非同源染色体之间的罗伯逊易位携带者,根据在配子形成中染色体的自由组合及在受精中配子的随机结合,可形成 6 种不同的配子及合子,一种为正常核型的合子,另一种为易位携带者,其余四种为两条染色体的易位型单体和易位型三体。如果配偶一方为同源染色体间的罗伯逊易位携带者,则在配子形成中仅能产生两种类型的配子,与正常配子相结合仅能形成三体型和单体型的合子,因此不能生育正常的后代。罗氏易位携带者妊娠后需要进行早期或中期的产前诊断,以避免娩出畸形儿。

4)插入携带者的遗传咨询:如果夫妇一方为非同源的正位插入携带者,在减数分裂中将形成一种插入圈,经过在插入圈内的奇数互换,则可形成两种新的结构重排的染色体,即如其妊娠分娩,则有 1/12 的可能性是正常儿,1/12 的可能性为携带者,5/6 的可能性为部分三体和部分单体的患者。如果夫妇一方为同源染色体的正位插入携带者,则不能单凭分离定律做出不可能生育正常儿的结论,因为如果插入片段的一端与插入的断点是等位点,则有可能形成正常的配子,但如果插入片段的断点与插入的断点不是等位的,则不能形成正常配子。如果夫妇一方为非同源的倒位插入携带者,在减数分裂中将形成除正常核型和携带者核型外,其他均为双着丝粒染色体和无着丝粒片段,双着丝粒染色体和无着丝粒片段属非稳定性畸变,一般不会形成畸形儿,不需做宫内诊断。如果夫妇一方为同源的倒位插入携带者,在减数分裂中将不可能形成正常配子,所以建议绝育。

5)性染色体数目异常:克氏综合征是一常见的性染色体异常疾病,由于配子发生时,在减数分裂过程中,X 染色体发生不分离,结果精子和卵子结合成 XXY 受精卵。该病发生率为 1/400。其染色体核型大致有:① 47,XXY(常见型)。② 46,XY/47XXY 及 46,XX/47XXY(嵌合型)。③XXYY、XXXY 及 XXXYY 等(变异型)。一般来讲,X 染色体数目越多,智能低下发生率越高,障碍程度越严重,男性化障碍程度也越明显,并发畸形率也就越高。可行辅助生殖技术睾丸穿刺术(TESA),或显微镜下睾丸穿刺术(MESA)尝试寻找精子。尤其对于可获得睾丸内精子的克氏综合征患者来说,可帮助他们得到一个父系血统的后代。ICSI 的危险因素主要在遗传学方面,取自患者的睾丸内精子可能存在染色体核型异常,如不能在胚胎移植前得到诊断,就可能出现流产、死胎,甚至染色体异常的后代,所以,胚胎移植前的染色体诊断 PGD 对提高 ICSI 的成功率及顺利推广有着重要的意义。

超雌综合征又称超 X 综合征。染色体组型多数为 47,XXX,也有少数为 48,xxxX,49,XXxXX,也有些人与正常细胞组型或 45,XO 嵌合。一般来说,X 染色体越多,智力损害和发育畸形越严重。与常染色体三体一样,超雌综合征的产生主要是由于生殖细胞减数分裂时不分离所引起,大约 90% 由于卵子的不分离。理论上讲,47,XXX 患者可产生 23,X 与 24,XX 次级卵母细胞,它们在受精时理论上可产生相等频率的 46,XX、46,XY、47,XXX 与 47,XXY 合子。然而大多数后代的染色体均正常。可能的假说是:①选择性地拒斥异常胚胎。②优先分离 24,XX 进入一极体。③减少 24,XX 卵母细胞的受精能力。尽管如此,若 47,XXX 患者妊娠生育,产前诊断是必需的。

对于绒毛染色体、夫妇外周血核型结果均正常的 RSA 患者,虽然无染色体数目或结构异常,但如排除免疫、内分泌、生物感染等因素外,亦可能与该类患者的基因表达异常或 HLA-G 14 bp 等基因的多态性有关,有待今后进一步研究。

(二)解剖结构异常

(1)子宫颈功能不全:建议对存在子宫颈功能不全的 RSA 患者,在孕 13~14 周行预防性子宫颈环扎术。过早手术由于胎盘功能不稳定,手术刺激易致流产;过晚手术由于子宫明显增大,宫体升至腹腔,宫颈随之升高,加之宫颈本身逐渐变短,操作难度增加,影响手术效果。术前需要做产前筛查以排除胎儿畸形,术后要给予保胎措施,足月后或临产时及时拆除缝线。

(2)先天性子宫发育异常:对于双角子宫或鞍状子宫的 RSA 患者,可行子宫矫形术;子宫纵隔明显者可采用宫腔镜切除纵隔;单角子宫患者无有效的手术纠正措施,应加强孕期监护,及时发现并发症并予以处理。

(3)其他的子宫病变:对于宫腔粘连的 RSA 患者行宫腔镜粘连分离术,术后放置宫内节育器,防止再次粘连,或周期性使用雌激素及人工周期,以促进子宫内膜生长。子宫黏膜下肌瘤患者宜在妊娠前行宫腔镜肌瘤切除术,体积较大的肌壁间肌瘤应行肌瘤剔除术。对于不同子宫异常的患者,应制订个性化治疗计划,与患者充分沟通,使其了解手术的利弊及术后再妊娠可能的并发症如胎盘植入、子宫破裂等。

(三)血栓前状态

(1)治疗血栓前状态的方法是低分子肝素单独或联合阿司匹林用药。低分子肝素一般用法是 5 000 U 皮下注射,每日 1~2 次。用药时间可从孕早期开始,一般在检测血 β-hCG 诊断妊娠即开始用药,在治疗过程中如监测胎儿发育良好,血栓前状态相关的异常指标恢复正常即可停药,停药后定期复查血栓前状态的相关指标,同时监测胎儿生长发育情况,如有异常需考虑重新开始用药,必要时治疗可持续至整个孕期,在终止妊娠前 24h 停止使用。妊娠期使用 LMWH 对于母婴都是比较安全的。LMWH 不通过胎盘屏障,也不会增加胎儿出血事件的发生。因此,LMWH 可以在妊娠期安全使用。另外,LMWH 不分泌于乳汁中,在哺乳期也同样可以安全使用。LMWH 主要可引起母体的不良反应,如过敏反应、出血、血小板减少及骨质疏松等。因此,在使用低分子肝素的过程中,要对孕妇出血情况及血小板计数、凝血功能及纤溶等指标及药物不良反应进行监测。产褥期是否继续使用 LMWH 存在争议。在英国,推荐用法是在产后 3～5 d 继续使用肝素(尤其是剖宫产术者)。而在美国,推荐用法是在产后 6 周。但另有学者认为,产褥期深静脉血栓的风险非常低,无须常规使用,但在具有产后高血栓风险的产妇中可继续治疗,比如剖宫产术分娩者、肥胖者、发生子痫前期者及年龄>35 岁者等。

(2)建议小剂量阿司匹林于孕前使用,推荐剂量为 50～75 mg/d,在治疗过程中要注意监测血小板计数、凝血功能及纤溶指标。

(3)除以上抗凝治疗之外,对于获得性高同型半胱氨酸血症者,通过补充叶酸、维生素 B_{12} 可取得一定疗效。

(四)内分泌异常

(1)黄体功能不全:主要采用孕激素补充疗法,天然孕激素制剂包括黄体酮针剂、口服片剂、阴道栓等。常见的用法:黄体酮 20 mg 隔日或每日肌肉注射至孕 10～12 周,或 hCG 1 000～2 000 U,隔日肌肉注射 1 次至孕 10～12 周。

(2)PCOS:由于多囊卵巢综合征病因尚未十分清楚,病理生理机制错综复杂、临床表现多样化,对于该病的治疗目前仅限于对症处理,包括降低雄激素水平,建立排卵性月经周期、纠正肥胖和脂代谢紊乱、降低心血管疾病发生的风险、保护子宫内膜、治疗胰岛素抵抗和高胰岛素血症、纠正糖代谢紊乱等治疗策略。可使用氯米芬、来曲唑等药物促排卵助孕。二甲双胍可能可以降低多囊卵巢综合征患者的流产率及妊娠期糖尿病的发生率。

(3)糖尿病:建议已经确诊的糖尿病患者在血糖未控制之前采取避孕措施,于计划妊娠前 3 个月尽可能将血糖控制在正常范围,围受孕期血糖控制良好可大大减少流产及胎儿畸形的发生,并于计划妊娠前 3 个月停用降糖药,改为胰岛素治疗。

(4)甲状腺功能异常。①甲亢:一般建议有甲亢病史的 RSA 患者在控制病情后方可受孕,但轻度甲亢患者在孕期应用抗甲状腺药物,如丙硫氧嘧啶(PTU)比较安全,不会增加胎儿畸形的发生率。②甲减:凡是已经确诊为甲减的 RSA 患者均需接受甲状腺激素治疗,建议当甲状腺功能恢复正常 3 个月后再考虑妊娠,孕期坚持服用甲状腺激素。③亚甲减:应酌情补充左甲状腺素钠,使促甲状腺激素(TSH)控制在正常水平,并可适当补充碘剂。

(5)高催乳素血症:对于高催乳素血症的治疗,妊娠前用溴隐亭治疗已得到公认,而在妊娠期间是否用药还有争议,有学者认为,从药物可致畸的观点,最好在妊娠后停用溴隐亭。但有学者观察妊娠期持续使用溴隐亭,追踪妊娠期用药的 300 例儿童,无不良影响。因此,妊娠后是否使用溴隐亭要权衡利弊。催乳素微腺瘤患者妊娠后如停用溴隐亭应每 2 个月复查,如发生头痛、视力损害等,应重新开始溴隐亭治疗。

(五)感染

对有生殖道感染病史的患者,应在孕前常规对生殖道分泌物进行细菌性阴道病、支原体、衣原体等的筛查。根据病原体的类型给予针对性治疗,感染控制后方可受孕,尽量避免在妊娠早期使用全身性抗生素。

(六)免疫功能紊乱

需要根据患者的免疫功能紊乱类型进行有针对性的治疗。

1. 自身免疫功能紊乱

(1)APS:典型 APS 的诊断必须至少有以下 1 项临床标准及 1 项实验室指标。①3 次或 3 次以上小于妊娠 10 周的 RSA。②1 次或 1 次以上大于妊娠 10 周的流产。③1 次或 1 次以上妊娠 34 周前的胎盘功能不全性疾病。④连续 2 次及以上间隔 12 周或以上 LA 阳性,或者 ACA 或抗 β2GP1 抗体滴度>第 99 百分位数。对于既往无流产史或单次流产发生在妊娠 10 周以前者,可不予特殊治疗,或予小剂量阿司匹林(75 mg/d)。对于有 RSA 病史的患者及有 1 次或 1 次以上妊娠 10 周后流产者,在确诊妊娠后可给予肝素抗凝治疗,5 000 U 皮下注射,每日 2 次,直至分娩前停药。对于有血栓病史的 RSA 患者,应在妊娠前就开始抗凝治疗。此外,由于孕妇产后 3 个月内发生血栓的风险较高,因此,抗凝治疗应持续至产后 6~12 周,既往有血栓者产后可改用华法林。

非典型产科 APS 的概念:①APL 阳性,但临床表现不典型(如 2 次小于妊娠 10 周的不明原因流产;3 次或 3 次以上非连续不明原因的流产)。②有典型 APS 临床表现,但 APL 间歇性阳性者。③APL 实验室指标不满足中高滴度阳性(>第 99 百分位数),仅是低滴度阳性(第 95~99 百分位数)。建议对非典型产科 APS 患者进行抗凝治疗,但应按个体化处理,即治疗过程中严密监测胚胎发育情况,定期复查 APL 情况,胚胎发育良好且 APL 连续 3 次阴性时方可考虑停药。

(2)抗核抗体阳性:对于合并 SLE 等自身免疫性疾病的患者需要在风湿免疫科及产科医师的共同指导下,在病情缓解后方可选择适当时机受孕,孕期密切监测 SLE 病情活动及胎儿发育情况,合理用药,适时终止妊娠。对抗核抗体阳性的 RSA 患者采用肾上腺皮质激素治疗,泼尼松 10~20 mg/d。

(3)抗甲状腺抗体阳性:对甲状腺自身抗体阳性的孕妇仅定期监测血清 TSH 水平,当 TSH 水平升高并且超过孕期参考值范围时,可考虑使用小剂量甲状腺素治疗。

2. 同种免疫功能紊乱 对于已经排除各种明确致病因素,考虑存在同种免疫功能紊乱的不明原因 RSA 患者,尤其是封闭抗体阴性及 NK 细胞数量及活性升高者,给予 LIT 或静脉注射丙种球蛋白仍可作为一种治疗手段。主要采用免疫刺激,使用淋巴细胞注射主动免疫治疗,刺激封闭抗体的产生。目前,多采用丈夫淋巴细胞或无关第三个体淋巴细胞经皮下注射免疫疗法。淋巴细胞供者应符合国家对献血员所规定的健康条件,并在主动免疫治疗前做知情同意谈话。治疗从孕前开始。国外多采用孕前、孕后各免疫 4 次,间隔 3 周。第一个疗程结束后,鼓励患者在 3 个月内妊娠,如获妊娠则再进行一个疗程;如未妊娠则在排除不孕症的情况下,重新进行一个疗程免疫。

3. 妊娠后监测及管理 有 RSA 病史者一旦妊娠要进行严密的监测和适当的处理。

(1)激素水平监测:一般认为,早孕期若 β-hCG 呈持续低水平和(或)倍增不良或下降者,再次流产的可能性大,孕激素水平明显低下者也提示妊娠结局不良。妊娠后定期检测 β-hCG 水平,每周 1~2 次。酌情使用黄体支持及孕激素补充。

(2)超声检查:早孕期 B 超监测胎心搏动情况对诊断 RSA 有一定的预测价值。在排除受孕延迟后,妊娠 7 周孕囊直径达 20 mm 时,如未见到卵黄囊则提示妊娠预后不良;妊娠 8 周时 B 超仍未发现胎心搏动或孕囊较正常为小,则预示流产可能性极大。建议于孕 6～7 周时首次行 B 超检查,如见异常应每隔 1～2 周定期复查直至胚胎发育情况稳定,可见胎心搏动。

(3)其他:RSA 患者的胎儿出生缺陷发生率高,应做好遗传咨询。此外,有免疫性流产史的患者,孕晚期易并发胎盘功能损害,必须严密监测胎儿情况,适时终止妊娠。孕 12 周后需注意胎儿先天性缺陷的筛查,必要时应行产前诊断。有免疫性流产史的患者,孕 38 周可考虑终止妊娠。

（马莎　陈峪　周爱芬）

第十一章　输卵管疾病性不孕的微创诊疗

输卵管疾病性不孕症指的是输卵管因先天解剖异常和后天输卵管的损伤和/或阻塞,输卵管卵巢的解剖关系的变化,输卵管蠕动减弱或受阻,从而影响输卵管拾卵、受精、胚胎转运及胚胎发育等过程而导致的不孕,是女性不孕的重要原因,占女性不孕的30%～40%。

慢性盆腔痛或痛经等症状可能提示有输卵管阻塞或盆腔粘连,或二者同时存在,粘连能够阻碍正常的输卵管蠕动、拾卵及受精卵向子宫腔转运的过程。多种病因都可能导致输卵管病变,如感染性流产、阑尾炎伴穿孔、结核、子宫内膜异位症及既往腹部手术史等,在发展中国家结核性输卵管炎是输卵管炎性梗阻性不孕的主要原因。

伴随超声技术及纤维光学的发展,输卵管功能的评估方法也在不断地改进及提高:经历了从早期输卵管通液术、子宫输卵管碘油放射照影术(hysterosalpingography,HSG)来判断评估子宫及输卵管的病变及功能,到现在的二维(2D)、三维(3D)及四维(4D)超声联合或不联合生理盐水、晶氧等超声造影技术,再到宫腹腔镜联合通液手术、超声技术及输卵管镜手术一次性解决输卵管及盆腔疾病的诊断及治疗。虽然评估方法有很多,但每种方法都有各自的优缺点:HSG是评估不孕患者输卵管通畅度的有效初筛方法,其敏感度和特异度分别为65%和83%,HSG对输卵管积水有较高诊断价值,但对诊断输卵管近端阻塞或黏膜病变有很大局限性,且碘过敏患者禁用,是目前临床首选的一线输卵管的初筛评估方法。腹腔镜可直接观察子宫、卵巢、输卵管外形及与周围组织有无粘连,其诊断准确,并可同时治疗,所以腹腔镜联合宫腔镜输卵管通液术是检查输卵管形态、通畅性及盆腔粘连的"金标准",但因其有创性、费用较高,且不可避免的有手术及麻醉风险,且对输卵管黏膜病变不能准确评估,所以并不作为一线检查方法。输卵管超声造影术敏感度和特异度分别高达93.3%和99.6%,是一种简便、无创、经济、可重复且有诊断价值的一线检查方法,尤其适合碘过敏、不愿接受X射线及经济困难的患者,但盆腔有包块的患者不适宜采用。输卵管通液因其无法判断输卵管的梗阻侧和梗阻部位而被淘汰,仅作为手术后判断治疗效果的一种方法,医疗资源缺乏地区仍然将其作为常规评估输卵管功能使用。总之,对妇女不孕症的诊断评估应以系统、快速和经济有效的方式进行,以确定所有相关因素,重点是用最无创的方法来检测最常见的不孕症原因。

目前输卵管疾病性不孕的治疗多采用药物(中西医结合)、外科手术、体外受精(in vitro fertilazation,IVF)及多种治疗的结合或联合。究竟如何选择恰当的治疗方案应充分考虑患者的年龄、配偶的生殖功能、方案的有效性、治疗周期的长短、对患者的损伤程度、手术技术水平及其性价比等多种因素,选择自然、安全、合理、微创或无创及有效的诊治方案为第一原则,走出腹腔镜手术乃微创手术的误区,杜绝因临床策略错误或不妥或/和手术技术问题造成生殖器官功能的损伤,严格掌握适应证及禁忌证,体现科学规范的诊疗,从而实现真正的微创或无创。

本章输卵管疾病性不孕的微创诊疗将根据引起输卵管受损的不同病因围绕生育力保护的诊疗理念分别进行如下阐述。

（彭祥炽）

第一节 输卵管炎性粘连与梗阻的诊疗

一、概述

盆腔炎性疾病（pelvic inflammatory disease，PID）是女性上生殖道的一组感染性疾病，常常为外源性病原体及内源性病原体的混合感染，主要由淋病奈瑟菌、沙眼衣原体、需氧菌及厌氧菌等混合感染，主要包括子宫内膜炎（endometritis）、输卵管炎（salpingitis）、输卵管卵巢脓肿（tubo-ovarian abscess，TOA）、盆腔腹膜炎（peritonitis）。盆腔炎性疾病若未能得到及时彻底的治疗，可能会发生盆腔炎性后遗症（sequelae of PID），其主要的病理变化是组织广泛破坏、粘连、增生及瘢痕形成，主要表现为输卵管增粗、梗阻、输卵管伞端积水、输卵管卵巢囊肿、盆腔广泛粘连，使输卵管、子宫、卵巢及盆腔器官组织粘连包裹，子宫固定，导致不孕、输卵管妊娠、慢性盆腔痛，炎症反复发作而引起严重生殖健康问题。有盆腔感染性疾病史的患者应高度怀疑存在输卵管损伤或盆腔粘连。据研究表明，患有1次、2次或3次盆腔感染性疾病史的妇女发生输卵管性不孕的概率分别为12%、23%和54%。但是没有盆腔感染性疾病史并不能被排除，因为接近一半的输卵管损伤的患者并无明确的PID病史。输卵管疾病性不孕不育的预后取决于疾病的严重程度及诊治时间。宫腹腔镜联合检查可以早期发现病变并进行疾病评估，为科学选择治疗方案提供依据。Le等研究发现宫腹腔镜手术时可以根据术中输卵管伞端是否开放、壶腹部黏膜皱襞是否完整及输卵管管壁肌层是否纤维化将输卵管损伤分为Ⅰ、Ⅱ、Ⅲ、Ⅳ期（表11-1）。根据大量的循证医学研究发现，Ⅰ、Ⅱ、Ⅲ、Ⅳ期的宫内妊娠率分别为57%、38.7%、13.5%和1.1%，由此可见输卵管手术受益的是那些轻中度输卵管损伤的患者，Saleh、Dlugi和Audebert等报道腹腔镜术后妊娠率为50%～60%，远远高于IVF的平均妊娠率。目前输卵管不孕症有效的治疗方法是微创手术及体外受精，中西医结合治疗是一种有效补充。如何选择治疗方法，尤其对于输卵管积水，是一件困难的事情，它涉及医学、社会学、心理学和经济等多种因素。但必须认同的是IVF和输卵管微创手术是两种互补的而非相互冲突的技术，均可以提高生育力。手术或IVF取决于患者的年龄、男女双方的生育力、输卵管病损的程度及经济因素等，有学者认为对于35岁以下的年轻女性、卵巢功能好、子宫功能正常、输卵管病变轻者，首选输卵管微创手术治疗。如果夫妇生育能力低下、患者年龄大于38岁、有中重度输卵管疾病及术后12个月以上仍未妊娠者，应建议体外受精治疗。但手术前要对卵巢的储备功能进行评估，同时还要排除其他不孕因素，比如男性不育尤其是梗阻性无精子症患者、排卵障碍、黄体功能不全、盆腔子宫内膜异位症、子宫性不孕尤其是生殖道结核因素等，对于卵巢储备功能低下患者，要充分考虑手术对卵巢的副损伤,建议行体外受精治疗,如果合并输卵管积水的患者,可以先攒够胚胎,再手术处理积水后行冻融胚胎移植,输卵管积水对胚胎有毒害作用,不利于胚胎生长发育,积水反流宫腔可降低子宫内膜容受性,引起胚胎停育或流产。积水处理方式根据卵巢储备功能和输卵管的损伤程度选择:对于年轻、卵巢储备好,排除其他不孕因素,根据输卵管病损部位及程度选择输卵管插管术、输卵管整形术或输卵管造口术;卵巢储备功能低下者,病损重可选择经阴道B超抽吸术、输卵管近断离断远端造口术、输卵管切除术,术中注意卵巢功能的保护;对于严重的输卵管损伤的患者不管是开腹显微外科手术还是腹腔镜手术,术后妊娠率仍低而异位妊娠率高,这类患者选择辅助生殖技术更有利。

表 11-1　输卵管损伤程度分期

输卵管伞端开放	正常	部分闭锁	完全闭锁(盲端)
得分	0	2	5
壶腹部粘膜皱襞	正常	减少	缺失
得分	0	5	10
管壁肌层纤维化	无	薄	厚且硬
得分	0	5	10

Ⅰ期:2—5分;Ⅱ期:7—10分;Ⅲ期:11—15分;Ⅳ期:≥15分

二、手术适应证

(1)原发与继发性不孕症患者。

(2)输卵管评估检查一侧或双侧输卵管不显影。

(3)已排除其他因素不孕。

(4)无明显原因反复着床失败3次以上。

(5)年龄<40岁且卵巢储备功能正常。

(6)无急性阴道炎和盆腔炎。

(7)无全身手术禁忌证。

三、手术禁忌证

(1)盆腔重度粘连,盆腔结核,输卵管损伤严重且无输卵管积水。

(2)梗阻性无精子症(相对禁忌证)。

(3)男女双方无配子,需要供胚的患者。

(4)患者年龄在45岁以上,卵巢功能低下。

(5)未婚或暂无生育要求。

(6)妊娠禁忌证。

(7)发热,体温在37.5℃以上。

(8)全身重要器官功能衰竭不能手术者。

四、术前准备及术前术中生殖功能的评估

(一)精子功能的评估

精液常规、形态学、精子顶体酶及顶体反应、精子 DNA 断裂指数检查,排除精子异常,如严重少弱畸精子症、精子顶体酶缺乏症、严重精子 DNA 损伤及需行 PGD 的患者。

(二)女性卵巢储备功能评估

年龄、抗苗勒管激素或基础血性激素 FSH/LH/E₂、窦卵泡、卵巢体积及间质下血流。卵巢储备功能降低的预测指标:①年龄大于等于 38 岁。②FSH≥12 mIU/ml。③AFC<5个。④血清 AMH 小于 1.1 ng/ml。⑤基础血清雌激素升高。⑥卵巢反复手术史。⑦卵巢促排卵中有不良的反应史。

对于年龄大于 43 岁、FSH 大于 15 mIU/ml 或 AMH 小于 1.1 ng/ml 或 AFC 小于 5～7,均应谨慎选择手术。

(三)术前生育力保护预处理措施

(1)药物预处理:口服避孕药、GnRH-α 预处理,抑制卵泡及子宫内膜生长,保护卵巢功能,减少术中出血及副损伤。

(2)手术时机:早卵泡期或 GnRHa 预处理后。

(3)手术器械:双极电凝、冷刀尽可能减少电损伤及热损伤。

(四)术中生殖功能的评估

宫腹腔手术中对卵巢的大小、形状、质地、表面血管及周围组织的关系进行全面评估;对输卵管的长度、形状、输卵管走行、输卵管伞部结构、肌层有无纤维化及纤维化程度、输卵管黏膜皱襞及输卵管与卵巢的关系,子宫及子宫内膜及盆腔腹膜有无子宫内膜异位灶等均应逐一进行评估,以确定输卵管的手术方式。

五、手术方式选择及手术操作难点及技巧

(一)输卵管伞端造口术及整形手术

1. 适应证

(1)轻中度输卵管积水。

(2)男性精子功能正常。

(3)卵巢储备功能正常。

(4)中重度输卵管积水(非结核性)患者坚决要求保留输卵管。

2. 禁忌证

(1)重度输卵管积水及盆腔粘连。

(2)盆腔及输卵管结核。

(3)输卵管黏膜损伤严重。

(4)输卵管卵巢囊肿,卵巢表面超过一半的广泛粘连。

(5)前次输卵管手术后再次粘连。

(6)输卵管长度小于 4 cm 或壶腹部少于一半。

(7)急性盆腔炎。

(8)不宜手术的全身性疾病。

3. 术前准备

(1)肠道准备:禁食、禁水、灌肠、肠道抗生素。

(2)阴道准备:阴道上药及灌洗。

(3)心理准备:医患沟通达成一致意见。

(4)宫颈管分泌物培养加药敏:选择敏感抗生素。

4. 手术技巧及生育力保护措施

(1)采取头低脚高的截石位,使用 3 个或 4 个套管置如腹腔镜及手术器械,按 Le 的方法评估输卵管损伤程度并进行分期,确定手术方式。

(2)生理盐水冲洗腹腔,并留置盆腔冲洗液体于盆腔,尽可能让浮力浮起输卵管,避免用钳子钳夹输卵管。

(3)充分分离输卵管及卵巢周围粘连带,游离输卵管,恢复输卵管的正常解剖结构,注意电凝时远离输卵管及卵巢组织,尽可能采用双极电凝或剪刀分离粘连带及止血,输卵管伞端的膜状粘连可以剪刀剪断,较粗的粘连电凝时距离伞端 1 cm 以上,避免电凝时传导致输卵管伞引起输卵管收缩,注意输卵管伞与卵巢间的粘连,其间的游离度如果小于 1 cm,则要分离粘连达输卵管系膜处即可。

(4)腹腔镜下输卵管加压通液术,亚甲蓝液充盈输卵管,如果有输卵管积水或粘连,用针状电钩或分离钳分开闭锁的输卵管伞,分离修剪周围的粘连带,游离输卵管伞,双极电凝止血或外翻缝合固定输卵管伞瓣,避免损伤黏膜面。

(5)外翻输卵管浆膜面,有两种方法,一种方法用电凝浆膜面使其外翻;另一种方法是人工造伞,用 5-0 的可吸收线外翻缝合固定在输卵管的浆膜面,缝合时避免损伤输卵管黏膜面。

(6)再次行腹腔镜下输卵管通液术,观察双侧输卵管的通畅程度。

(7)冷生理盐水冲洗手术创面,充分止血与降温,术毕使用止血纱布置入输卵管与卵巢间,覆盖卵巢表面,再放透明质酸钠,防止输卵管再粘连。

(8)术后使用 3～5 d 敏感抗生素或 GnRH-α 预防感染及粘连。

5. 术后助孕策略及指导

(1)术后中药灌肠及经皮穴位理疗下腹部。

(2)根据病情在月经期行抗感染治疗 1～3 个月经周期。

(3)第 1 个月经周期干净 3～7 d 建议行输卵管通液术,判断手术效果及输卵管的通畅度。

(4)如输卵管通畅,根据配偶情况分别给予指导同房、人工授精及体外受精-胚胎移植助孕。

(二)输卵管切除术

1. 适应证

(1)重度输卵管积水及厚壁输卵管积水。

(2)重度盆腔粘连,输卵管结构不可辨认。

(3)卵巢储备功能正常。

(4)输卵管结核。

(5)输卵管破裂出血,其结构破坏严重。

2. 禁忌证

(1)卵巢早衰。

(2)腹茧症。

(3)男方梗阻无精子症。

(4)不宜手术的全身性疾病。

(5)未婚或暂无生育要求。

(6)妊娠禁忌证。

(7)体温在 37.5℃ 以上。

(8)全身重要器官功能衰竭不能耐受手术。

3. 术前准备

(1)肠道准备:禁食、禁水、灌肠、肠道抗生素。

(2)阴道准备:阴道上药及灌洗。

(3)心理准备:医患沟通达成一致意见。

(4)宫颈管分泌物培养加药敏:选择敏感抗生素。

4. 手术技巧及生育力保护措施

(1)采取头低脚高的截石位,使用 3 个或 4 个套管置如腹腔镜及手术器械。

(2)无损伤组织钳牵拉盆腔器官,充分评估输卵管的损伤程度,准确分期及积水分度,探查盆腔腹膜、陶氏腔、子宫、卵巢、膀胱、输尿管及肠管,准确评估及诊断。

(3)分离输卵管及卵巢周围粘连带,游离输卵管,分离时注意保护子宫动脉卵巢支血管,该血管是卵巢血液的主要供应者,而子宫动脉卵巢支和卵巢动脉吻合的动脉弓通行于输卵管-卵巢系膜中,切除输卵管可能会破坏此动脉弓,进而影响卵巢血供,注意电凝时远离卵巢组织及该血管,尽可能采用双极电凝及剪刀完成输卵管手术切除,致密粘连时可以采用抽芯切除输卵管,同时尽可能减少输卵管卵巢系膜切除。

(4)盆腔肠管与卵巢致密粘连时,在不损伤肠管的情况下分离肠管与卵巢,避免取卵手术时由于肠管粘连而损伤肠管,注意保护卵巢血供及卵巢损伤。

(5)冷生理盐水冲洗手术创面,充分止血与降温,术毕使用止血纱布置入卵巢表面并放入透明质酸钠,防止卵巢与盆腔器官再粘连。

(6)术后使用 5 d 敏感抗生素。

5. 术后助孕策略及指导

(1)术后中药灌肠及穴位理疗下腹部。

（2）根据病情在月经期行抗感染治疗1～3个月经周期。

（3）建议体外受精-胚胎移植助孕。

（三）腹腔镜监测下宫腔镜插管疏通术

1. 适应证

（1）原发或继发性不孕症。

（2）HSG 提示输卵管一侧或双侧不显影（非结核性）。

（3）男性精子功能正常。

（4）卵巢储备功能正常。

（5）患者不接受 IVF 治疗。

2. 禁忌证

（1）重度盆腔粘连。

（2）盆腔及输卵管结核。

（3）输卵管黏膜损伤严重。

（4）非盆腔炎性疾病引起的输卵管近端梗阻（内异位症、息肉及肌瘤）。

（5）多次输卵管通液及手术史。

（6）输卵管长度小于 4 cm 或壶腹部少于一半。

（7）急性生殖道炎。

（8）不宜手术的全身性疾病。

3. 术前准备

（1）肠道准备：禁食、禁水、灌肠、肠道抗生素。

（2）阴道准备：阴道上药及灌洗。

（3）宫腔准备：术前口服避孕药或 GnRH-α，使子宫内膜尽可能表现为薄型子宫内膜，易于暴露输卵管近端开口。

（4）心理准备：医患沟通达成一致意见。

（5）宫颈管分泌物培养加药敏：选择敏感抗生素。

4. 手术技巧及生育力保护措施

（1）采取截石位，按宫腹腔镜联合手术铺巾，使用 3 个套管置入腹腔镜及手术器械，探查子宫、输卵管、卵巢及盆腔腹膜，明确有无子宫内膜异位症、子宫肌瘤、腺肌瘤及卵巢囊肿等病变，特别是盆腔子宫内膜异位症。

（2）腹腔镜下输卵管加压通液术，再次确诊输卵管近端梗阻，排除盆腔结核、子宫内膜异位症、重度盆腔粘连及子宫腺肌症。

（3）置入宫腔镜，排除宫腔内膜息肉、肌瘤、粘连、结核及子宫内膜异位结节，暴露双侧输卵管开口，首先放入 COOK 导丝外套管，确定已插入宫腔后取出金属内芯，沿外套管指示的方向缓慢置入内套管及导丝，台上手术者在腹腔镜下将插入侧输卵管拉直，使导管与输卵管近端走行呈一条直线，防止输卵管穿孔。

（4）导丝顺利通过输卵管峡部时，从内套管注入美兰液，腹腔镜下可见输卵管被美兰液充盈并从输卵管伞端流出，证明插管成功。

(5)导丝插入遇到阻力,或者在输卵管间质部见到蓝色隆起的区域,说明间质部有梗阻物质或已经发生了宫角部的纤维化,应放弃手术,如果双侧输卵管近端均发生上述情形,可以考虑 IVF 助孕。

(6)如果梗阻发生在输卵管峡部,可以打开输卵管系膜,找到病变区域,切除病变输卵管管腔,再次行腹腔镜下输卵管通液术,观察双侧输卵管的通畅程度,确定输卵管近端与远端均通畅后行输卵管吻合术。

(7)冷生理盐水冲洗手术创面,术毕使用透明质酸钠,防止盆腔粘连。

(8)术后使用 3～5 d 敏感抗生素和激素或 GnRH-α 抗感染治疗,防治输卵管宫腔的炎性损伤及粘连。

5. 术后助孕策略及指导

(1)术后中药灌肠及经皮穴位理疗下腹部。

(2)根据病情在月经期行抗感染治疗 1～3 个月经周期。

(3)第 1 个月经周期干净 3～7 d 建议行输卵管通液术,判断手术效果及输卵管的通畅度。

(4)如输卵管通畅,根据配偶情况分别给予指导同房、人工授精,如输卵管再次梗阻建议行体外受精-胚胎移植助孕。

(四)保留卵巢功能的输卵管姑息手术

1. 手术方式

(1)输卵管近端阻断术。

(2)宫腔镜下输卵管栓塞术。

(3)输卵管近端结扎远端造口术。

(4)超声引导下输卵管积水抽吸法。

2. 适应证

(1)高龄或卵巢储备功能低下的原发或继发性不孕症患者。

(2)输卵管评估提示输卵管一侧或双侧积水,盆腔致密广泛粘连。

(3)冷冻有至少 6 个以上的胚胎。

(4)男性精子功能正常。

(5)患者接受 IVF 治疗。

3. 禁忌证

(1)卵巢早衰。

(2)盆腔及输卵管结核。

(3)非盆腔炎性疾病引起的输卵管梗阻(内异位症、息肉及肌瘤)。

(4)多次腹盆腔手术史。

(5)急性生殖道炎症。

(6)不宜手术的全身性疾病。

4. 术前准备

(1)肠道准备:禁食、禁水、灌肠、肠道抗生素。

（2）阴道准备：阴道上药及灌洗。

（3）宫腔准备：术前口服避孕药或 GnRH-α，使子宫内膜尽可能表现为薄型子宫内膜，易于暴露输卵管近端开口。

（4）心理准备：医患沟通达成一致意见。

（5）宫颈管分泌物培养加药敏：选择敏感抗生素。

5. 手术技巧及生育力保护措施

（1）采取截石位，按宫腹腔镜联合手术铺巾，使用 3 个套管置入腹腔镜及手术器械，探查子宫、输卵管、卵巢及盆腔腹膜，明确诊断盆腔广泛致密粘连或卵巢体积小且输卵管有积水，无子宫内膜异位症、子宫肌瘤、腺肌瘤及卵巢囊肿等病变，特别是盆腔子宫内膜异位症。

（2）腹腔镜下诊断盆腔广泛致密粘连，难于分辨输卵管解剖结构，行输卵管近端阻断术，双极电凝钳钳夹离断输卵管间质部。

（3）腹腔镜下诊断盆腔广泛粘连并输卵管伞端积水，行输卵管近端离断伞端造口术或行超声引导下输卵管积水抽吸疗法，B 超引导穿刺，用 COOK17G 双枪取卵针穿刺输卵管积水处，吸尽输卵管积水，生理盐水及甲硝唑反复冲洗后吸尽，注入适量的敏感的抗生素。

（4）患者不接受或因疾病不能施行腹腔镜手术，可行宫腔镜下输卵管封堵术。

（5）冷生理盐水及甲硝唑冲洗手术创面，术毕使用透明质酸钠，防止盆腔粘连。

（6）术后使用 3～5 d 敏感抗生素和激素或 GnRH-α 抗感染治疗，防治输卵管宫腔的炎性损伤及粘连。

6. 术后助孕策略及指导

（1）术后中药灌肠及理疗下腹部。

（2）根据病情在月经期行抗感染治疗 1～2 个月经周期。

（3）转诊生殖科处理，有冷冻胚胎者行 F-ET，无胚胎冷冻者给予 IVF 术前预处理，提高卵巢反应性，IVF/ICSI 助孕。

（彭祥炽）

第二节　结核性输卵管粘连与梗阻的诊疗

一、概述

生殖器结核（genital tuberculosis）是由结核分枝杆菌引起的女性生殖器炎症，是全身结核的表现之一，常继发于肺结核、肠结核、腹膜结核等，通过血液、直接蔓延、淋巴、性交途径传播。因盆腔脏器具有独特解剖生理学特征，生殖器结核通常会累及多个部位，范围广，造成患者临床表现多样，且缺乏特异性，由于早期其症状较轻，易被女性忽略，只有在生殖系统受到严重破坏后才到医院就诊，进而错失了最佳就诊时间，给临床确诊及疾病的预后带来一定困难。

输卵管结核占生殖器结核的 90%～100%，几乎所有的生殖器结核都波及输卵管，双侧居多,但病变程度可能不同,该病起病隐匿,病程较长,大多数患者没有发热、盗汗、乏力等典型的结核中毒症状,多以原发不孕症、月经稀少或闭经、腹痛、腹盆腔肿块而到生殖科、妇科肿瘤、内外科就诊,没有特异的体征,又缺乏敏感性高的辅助检查手段,很容易漏诊、误诊。

为了使输卵管结核能够得到早期诊断及治疗,临床工作中要特别注意以下问题。

(1)病史及症状:详细询问病史,特别强调询问结核病史及与结核病患者密切接触史、家族史、卡介苗接种史及抗结核治疗史。注意询问有无低热、盗汗、皮疹、关节疼痛等有关结核初染后结核超敏反应症候群表现,尤其患者患有原发性不孕症、月经稀少或闭经、腹痛、低热、盗汗、腹部包块、既往有结核病史及与结核病密切接触史均应考虑有生殖器结核可能。

(2)体征:对以腹痛、不孕症、月经紊乱就诊的患者除应仔细进行妇科检查外,还要做全身体检,轻者无明显体征,严重者有低热,体温在 38.5℃ 以下,盆腔包块不活动,边界不清,叩诊空响,子宫固定,附件区可触及形状不规则的肿块、质硬,表面不平的结节状突起及钙化结节。

(3)超声及影像学检查:常规行 B 超检查,如 B 超检查发现腹部包块,尤其是在卵巢及输卵管部位时,应首先考虑本病并行结核相关检查,对有其他部位结核的患者应考虑是否存在本病的可能,可进一步行盆腔 CT 及盆腔 MRI。

(4)X 线检查:包括胸部 X 线摄片,寻找原发灶肺结核的表现,必要时行消化道或泌尿道 X 线检查,盆腔 X 线摄片发现盆腔钙化点,子宫输卵管碘油照影(hysterosalpinography,HSG)对生殖器结核诊断帮助较大,宫腔呈不同形态及不同程度的狭窄或变形,边缘呈锯齿状,输卵管多处狭窄呈串珠状或宫腔细小而僵直,在盆腔淋巴结、输卵管及卵巢部位有钙化灶。

(5)腹腔镜及宫腔镜检查:能直接观察盆腹腔器官表面的结核样病变,并可取盆腔及腹腔液体行结核菌培养,或在病变处取活组织检查,宫腔镜可以直观宫腔病变及形态,取组织活检。腹腔镜下盆腔结核分期及诊断标准:杨燕生等提出了腹腔镜下生殖器结核病理分期及分型。①Ⅰ期(急性粟粒腹水型):全盆腔脏器充血、肿胀,有多数白色纤维素性渗出及大量粟粒样结节。②Ⅱ期(亚急性粘连包块型):输卵管伞不同程度封闭状态,烟斗状,输卵管与卵巢包绕成团块,大量干酪球,干酪样坏死物。③Ⅲ期(静止型粘连钙化型):为盆腔结核中最常见的一种病变,盆腔广泛多层次网状、条索状、幕状粘连,盆腔不同程度封闭状态,盆腔内可见干酪球及钙化灶。④Ⅳ期(陈旧性结节硬化型):盆腔内散在陈旧钙化灶,输卵管硬化、结节状,少数形成输卵管瘘,可见输卵管残缺不全,呈"断臂"状态。对于有以上特征性表现的患者可诊为生殖器结核,可不必依赖病理结果。

(6)子宫内膜病理检查:是诊断子宫内膜结核最可靠的依据。

(7)结核菌检查:月经血或宫腔刮出物或腹腔液做结核菌检查(方法:涂片抗酸染色、结核菌培养、分子生物学及动物接种)。

(8)结核菌素试验:结核菌素试验阳性说明曾有结核杆菌感染,强阳性说明目前有结核活动病灶,但不能说明结核部位,阴性说明未有过结核分枝杆菌感染。

(9)实验室检查:血沉、CA125、后穹隆穿刺抽取腹腔积液常规及生化检查、菌体培养、结核抗体等检查也可协助诊断。

(10)试验性抗结核治疗:对疑诊卵巢及输卵管结核者又无条件行腹腔镜检查可行试验性抗结核治疗,如症状减轻、腹部包块缩小者可确诊,继续完成抗结核治疗。如盆腔包块经药物治疗后无缩小,特别是不能排除恶性肿瘤者可考虑手术治疗,术前抗结核用药 1~2 个月,术后需完成抗结核治疗总疗程 12~18 个月。

以上检查方法中 HSG 已成为生殖器结核早期诊断的有效方法,输卵管结核往往与盆腔结核合并存在,需与非特异性输卵管炎、子宫内膜异位症、卵巢癌等疾病鉴别,必要时宫腹腔镜检查或剖腹探查确诊。研究显示,腹腔镜下病理活检确诊率为 46%,病理活检阳性率低和病程后期结核结节被纤维化、玻璃样变等非特异性病变代替有关。由于该病诊断困难,术前常未行抗结核治疗,术后需及时、联合、足量、全程用药。

目前对于结核性输卵管炎的治疗方法有药物治疗、手术治疗及体外受精-胚胎移植(IVF-ET)治疗。

(一)药物的治疗

按照 2010 年 WHO 结核病诊疗指南标准,生殖器结核的抗结核治疗的选择、用法、疗程参考肺结核病。

(1)初发结核患者抗结核治疗方案:2HRZE/4HR(强化期 2 个月,每日异烟肼、利福平、乙胺丁醇、吡嗪酰胺 4 种药物联合用药 2 个月,后 4 个月巩固期每日用异烟肼和利福平),或者 2HRZE/4H_3R_3方案(强化期 2 个月,每日异烟肼、利福平、乙胺丁醇、吡嗪酰胺 4 种药物联合用药 2 个月,后 4 个月巩固期每周 3 次间歇应用异烟肼和利福平)。

(2)治疗失败或复发结核患者:2HRZE/4HRE(2HRZE 即强化期 2 个月,每日异烟肼、利福平、乙胺丁醇、吡嗪酰胺 4 种药物联合用药 2 个月,后 4 个月巩固期每日用异烟肼、利福平及乙胺丁醇),或者 2HRZE/4$H_3R_3E_3$方案(强化期 2 个月,每日异烟肼、利福平、乙胺丁醇、吡嗪酰胺 4 种药物联合用药 2 个月,后 4 个月巩固期每周 3 次间歇应用异烟肼、利福平及乙胺丁醇)。

(二)手术治疗

药物治疗失败或 IVF 术前预处理。

(三)体外受精-胚胎移植术

对于卵巢及子宫功能正常患者,IVF 是目前较理想的治疗选择。

二、手术适应证

(一)宫腹腔镜检查手术适应证

(1)有结核病史或与结核病患者接触史。

(2)久治不愈的慢性盆腔炎。

(3)月经量由多变少以至闭经的患者。

(4)原因不明的不孕。

(5)反复不愈的盆腔疼痛。

(6)全身情况逐渐变差怀疑结核。

（7）原发性不孕症。

（8）不孕患者的白带增多。

（9）原因不明的附件包块。

（10）4～9 中具有 3 项以上症状的患者。

（二）宫腹腔镜治疗手术适应证

（1）盆腔包块经抗结核治疗后缩小，但未完全消退。

（2）治疗后无效或治疗后又反复发作，或难以与盆腹腔恶性肿瘤鉴别者。

（3）盆腔结核形成较大的包块或较大的包裹性积液，月经量由多变少以至闭经的患者。

（4）子宫内膜结核严重，内膜破坏广泛，药物治疗无效者。

（5）IVF 助孕前预处理。

三、手术禁忌证

（1）结核活动。

（2）盆腔重度粘连无法区分盆腔结构。

四、围手术期生育功能的评估及术前预处理措施

（一）生育功能的评估

1. 女性生育功能评估

（1）卵巢储备功能评估指标：年龄、抗苗勒管激素、窦卵泡计数、基础性激素。

（2）子宫内膜容受性评估指标：子宫内膜形态、厚度、血流。

2. 男性生育功能评估指标　精子的浓度、活力、形态、精子 DNA 碎片率、顶体酶活性等。

（二）术前处理及准备

（1）术前评估结核是否活动：PPD、血沉、X 线摄片、CT 及 MRI。

（2）肠道准备：注意饮食，术前口服肠道抗生素，清洁灌肠。

（3）阴道准备：白带常规，阴道擦洗。

（4）抗结核药物治疗：对高度怀疑盆腔结核的患者，术前应强化抗结核治疗 1 个月，术后及时正规的抗结核治疗，防止结核的扩散及耐药。

（5）医患沟通：告知患者其病情、诊断、手术的必要性、手术的风险、手术方式、手术后的恢复过程、可能会因病情切除部分生殖器官、造成生育功能减退或障碍、告知预后及手术可能还会加重病情，导致结核扩散等内容。

五、术中生育力保护措施及手术操作难点和技巧

（1）避免损伤，尽可能保护生殖器官血管：因结核可能引起盆腔广泛、致密粘连，应由有经验的医师进行腹腔镜操作，腹腔镜充注 CO_2 的量要充足，以免造成肠穿孔、膀胱穿孔及血管损伤等。

（2）分离粘连及切除输卵管术：尽可能切除病灶，尽可能保护卵巢血管及输卵管系膜，尽可能采用输卵管抽芯切除术。

（3）腹腔镜下通亚甲蓝时压力应适中，输卵管结核病理改变多为不可逆，输卵管生理功能大多已丧失，即使强压使其通畅也无意义，且推注亚甲蓝压力过大，可能促使病灶扩散或诱发栓塞。

（4）年轻有生育要求的患者尽量保留卵巢功能，如病变局限输卵管且有生育要求者，可行输卵管切除术，保留卵巢及子宫。

（5）如盆腔粘连轻，结核病灶少的病例可同时行粘连分解术；如有干酪样组织，或肠管与输卵管、卵巢粘连，为避免手术并发症，则不再进一步手术，仅在远离肠管处取活检；如输卵管损害严重，可行输卵管切除术，不能切除者则在宫角部行输卵管电凝结扎术，以减少结核病灶侵犯宫腔的概率；宫腔镜下可了解宫腔形态，评估子宫内膜是否适宜受精卵着床，尽可能恢复宫腔的解剖形态，术后给予抗结核药物治疗及子宫内膜增生药物。

六、结核性输卵管炎助孕策略及指导

（一）妊娠率

对于生殖器结核治疗后是否能成功妊娠存在着争议，大多数学者认为女性生殖器结核患者即使结核治愈，自然妊娠率仍很低，预后非常差。有研究显示对输卵管结核进行早期治疗，可使 30% 左右的患者恢复生育功能。但有学者发现外科手术很少能成功地导致宫内妊娠，相反却显著地增加了异位妊娠的机会，相比之下，Tumanov 和 Kochorova 提倡选择性使用显微外科技术，使怀孕率提高了 9%。Winstonand Margara 报道了 5 例生殖器结核患者的输卵管显微外科修复，发现 2 例正常妊娠的个案报道。Frydman 等报道了对结核性不孕患者进行体外受精治疗后，每取卵周期妊娠率为 16.3%，每移植周期的妊娠率为 25%，首次证明了体外受精（IVF）在治疗结核性不孕方面的有效性，也有学者认为如患者卵巢及子宫内膜功能正常，体外受精-胚胎移植（IVF-ET）治疗可能仍是结核性不孕患者的最成功的治疗方法。

（二）助孕策略

（1）早期诊断及治疗是挽救生殖功能的最好办法，Schaefer 认为盆腔结核累及腹膜表面而非黏膜，不损害生殖功能，而黏膜累及的生殖器结核患者治疗后成功妊娠的预后非常差。因此必须早期、全程、足量进行抗结核治疗，保护生殖功能。

（2）对于 PPD 试验强阳性的不孕不育患者，标准抗结核疗程结束 6 个月后，应对患者的卵巢、输卵管及子宫内膜情况进行及时的功能评估，对于宫腹腔镜评估后对卵巢及子宫内膜功能正常但输卵管破坏严重的患者，可直接切除输卵管后行体外受精-胚胎移植治疗。

（3）结核杆菌血培养阴性患者，建议接受体外受精（IVF）助孕治疗，在进入体外受精周期治疗前应系统地进行检查及评估，排除结核活动及子宫内膜结核，分离宫腔粘连也是非常重要的。

（4）对于卵巢功能正常患者，在排除结核活动及子宫内膜病变后可以直接进入 IVF 周期,选择超长方案促排卵,根据胚胎情况选择鲜胚或冻胚移植。

(5)对于卵巢功能减退患者,先促排卵,冻存胚胎后行宫腹腔镜手术,评估子宫内膜功能,功能正常行 F-ET。

(6)对于卵巢及子宫功能差,结核杆菌血培养阳性患者不推荐体外受精治疗,建议抱养或代孕治疗,代孕治疗方法目前在中国还受到限制。

综上所述,对于 PPD 试验强阳性的不孕症患者,初诊时要仔细进行体格检查,详细询问病史及家族接触史,在完善相关常规辅助检查后应及时进行宫腹腔镜检查及抗结核药物治疗,力争做到早期诊断、早期规范治疗,以最大限度挽救患者生育功能,尽早进行 IVF 助孕。

(彭祥炽)

第三节　输卵管子宫内膜异位结节性梗阻的诊疗

一、概述

子宫内膜组织(腺体及间质)出现在子宫体以外的部位时,称子宫内膜异位症(endometriosis,EMT),子宫内膜组织异位在输卵管部位称之为输卵管子宫内膜异位症,临床少见,常发生在输卵管的黏膜层及浆膜层,并导致不同的后果。如病变位于输卵管峡部或间质部黏膜,管腔可以完全被子宫内膜样组织阻塞,使输卵管正常功能丧失,这应与子宫内膜向输卵管间质部延伸相区别。后者不引起输卵管腔的阻塞,仅使管腔轻微偏离中心,此为正常解剖学变异。输卵管子宫内膜异位症黏膜上皮呈子宫内膜样分化,上皮下有子宫内膜间质细胞。在妊娠或外源性激素刺激下,间质细胞可呈蜕膜变,上皮细胞可呈 Arias-Stella 反应。输卵管黏膜内也可出现大量含铁血黄素沉积,伴组织细胞反应和纤维化,病变类似于卵巢巧克力囊肿。异位子宫内膜位于输卵管浆膜面可导致反复病灶内出血和纤维化,引起周期性腹痛,如因瘢痕收缩引起输卵管扭曲变形也可影响生育。其主要病理变化为异位的子宫内膜随卵巢激素的变化而发生周期性出血,导致周围纤维组织的增生和囊肿、粘连形成,在病变区域出现紫色斑点及小泡,最终形成实质性的结节及包块,堵塞输卵管。在输卵管肌层见到腺体和子宫内膜样间质细胞时,必须和峡部结节性输卵管炎相鉴别。如除肌层外同时伴有浆膜面异位子宫内膜组织,或者腺上皮几乎完全缺乏纤毛细胞,形态类似子宫内膜上皮,在腺体周围有间质细胞存在者,则应诊断为输卵管子宫内膜异位症。输卵管子宫内膜异位症的病理变化很小,不容易被发现,输卵管内膜囊肿常为单纯性,或仅有少量乳头,内膜异位症的细胞多为良性,临床上诊断输卵管子宫内膜异位症时,需要与峡部结节性输卵管炎鉴别开来,这两种输卵管疾病的治疗方法是不同的,输卵管异位子宫内膜性不孕目前首选宫腹腔镜检查诊断及治疗,术后辅助药物治疗及体外受精胚胎移植助孕治疗。

二、诊断

(一)临床表现

(1)病史及症状:痛经、不孕、流产及性交痛。

(2)体征:输卵管子宫内膜异位症往往同时合并卵巢、子宫盆腔腹膜、邻近膀胱、输尿管及肠管等器官,表现为子宫增大,形态不规则、质硬,固定,附件区可触及形状不规则的肿块、质硬,表面不平的结节状突起等。

(二)辅助检查

(1)超声及影像学检查:常规行 B 超检查,可进一步行盆腔 CT 及盆腔 MRI。

(2)HSG:①宫腔炎症及息肉样改变。②输卵管扭曲,表现为输卵管一侧通畅或不通,往往表现为输卵管近端梗阻。③在盆腔造影剂弥散差。

(3)腹腔镜及宫腔镜检查:能直接观察盆腹腔器官表面的紫蓝色结节样病变,腹腔有血性液体,子宫、输卵管及卵巢表面可见异位结节及巧克力囊肿,子宫均匀增大并局限隆起,宫腔镜可以直接观察子宫内膜炎症及息肉改变。

(4)组织病理检查:子宫内膜样组织。

(5)CA_{125}:轻度增高。

三、鉴别诊断

(1)结节性输卵管炎。

(2)子宫肌瘤。

(3)结核性输卵管炎。

四、宫腹腔镜手术适应证

(1)痛经、不孕及复发性流产史。

(2)久治不愈的慢性盆腔炎。

(3)原发性不孕症。

(4)排除男方因素、子宫因素及卵巢排卵因素等其他因素致不孕症。

(5)HSG 提示输卵管不通、扭曲、近端梗阻。

(6)B 超提示子宫腔内息肉及粘连、卵巢囊肿、子宫肌瘤等。

五、宫腹腔镜手术禁忌证

(1)泌尿生殖道急性炎症。

(2)重度盆腔粘连。

(3)男方梗阻性无精子症。

(4)未排除男方因素、子宫因素及卵巢排卵因素等其他因素致不孕症。

(5)HSG 提示输卵管通畅。

（6）B超提示子宫、输卵管及卵巢正常。

六、围手术期的生育力保护的处理

（1）手术前预处理。

（2）手术中明确诊断及评估生育力。

（3）手术后助孕治疗。

1）输卵管通畅：处理异位症后1～3个月IUI助孕。

2）输卵管近端梗阻：GnRH-α处理后再次输卵管通液评估输卵管功能，通畅者行IUI，梗阻者行IVF。

（彭祥炽）

第四节　输卵管先天发育异常和结扎术后梗阻的诊疗

输卵管发育异常是不孕的原因之一，也可能导致输卵管妊娠，因临床罕见，几乎均为手术时偶然发现。腹腔镜下发现输卵管发育异常有单侧输卵管缺失、双侧输卵管缺失、单侧（偶双侧）副输卵管及输卵管发育不全、闭塞或中段缺失，其中段缺失类似结扎术后输卵管，除输卵管部分节段缺失可行整形吻合外，其他均无法手术，希望生育者需借助体外受精胚胎移植技术助孕，本节主要讨论输卵管中段缺失和结扎术后致输卵管梗阻性不孕的微创整形吻合手术，手术方式可以经腹部或经腹腔镜手术完成，如何选择手术途径取决于患者的意愿、手术操作者的技术水平及患者的病情。

一、经腹或经腹腔镜输卵管吻合手术

（一）适应证

（1）输卵管先天中段缺失或结扎术后致梗阻性不孕症。

（2）输卵管正常通畅部分距离宫角部需长达4 cm。

（3）输卵管近端部分能够进针缝合。

（二）禁忌证

（1）重度盆腔粘连。

（2）盆腔结核。

（3）年龄大于40岁，或已确诊为POI或POF。

（4）子宫内膜异位症。

（5）男性梗阻无精子症或少弱畸形精子症。

（三）术前评估及准备

（1）女性卵巢功能的评估：排除POI及POF。

（2）男性精子功能的评估：精子的密度、活力、形态、精子顶体酶及精子DNA断裂指数

159

（DFI）。

（3）HSG 或 B 超判断输卵管的正常通畅长度需≥4 cm。

（4）备好显微镜、支架、6-0 的外科缝合线。

（四）手术步骤

（1）患者取平卧位（经腹）或头低脚高截石位（经腹腔镜）。

（2）下腹正中切口，逐层进入腹腔（经腹）或使用 4 个套管置入腹腔镜及器械（经腹腔镜）。

（3）分离输卵管、卵巢周围粘连。

（4）堵塞部位的辨认及处理：输卵管亚甲蓝通液，寻找输卵管近端的梗阻端，伞端放导管插入，推注生理盐水，选择输卵管远端梗阻部位，确定梗阻部位后，按照具体情况决定吻合一处还是两处，如果梗阻部位距离结扎部位距离短，仅 1 cm 左右，而剩下正常输卵管长度 5 cm 以上，切除梗阻部位，吻合一处。如果堵塞部位距离结扎部位 2 cm 以上，其余的正常的输卵管长度不足 5 cm 者，应将堵塞部位的输卵管分离切除瘢痕两处吻合输卵管。

（5）分离输卵管系膜及管腔：在输卵管梗阻部位的系膜处用 1IU 垂体后叶素注入生理盐水 10 ml 后取 5 ml 浸润性注射输卵管系膜，充分分离输卵管系膜，剪开输卵管系膜，暴露输卵管结扎或梗阻部位的近端和远端组织并剪断，亚甲蓝通液证实输卵管的近远端均通畅后再行吻合。特别注意分离剪开输卵管时要避免损伤输卵管管腔的正下方的一根动脉，如果出血可用正肾盐水冲洗或双极电凝输卵管系膜面，避免损伤输卵管黏膜。

（6）吻合输卵管管腔：6-0 的外科缝合线，第一针从输卵管远端管腔 6 点处的浆膜面进针，黏膜面出针，再从输卵管近端黏膜面进针，浆膜面出针，缝线结应打在管腔之外，结不可过紧以免组织坏死影响吻合口愈合，按 12、3、9 点的方向依次缝合输卵管宫腔，冲洗止血。

（7）吻合输卵管系膜：6-0 外科缝合线间断缝合输卵管系膜，注意输卵管管腔表面充分的腹膜化是吻合成功的关键，管腔腹膜的充分覆盖可以防止输卵管的粘连及输卵管瘘的形成，缝合线不宜太紧，冲洗创面，再次输卵管亚甲蓝通液确认输卵管通畅后结束手术，清理腹盆腔，术毕用透明质酸钠 5 ml 覆盖防止粘连。

二、经腹腔镜输卵管宫角植入术

（一）概述

宫腹腔镜联合下输卵管宫角植入术是在宫腔镜的引导下，将堵塞部位的宫角重新钻开一个小孔，在腹腔镜下将通畅部分的输卵管植入到宫腔，恢复生殖道通畅，以期达到生育的一种术式。Ranson 等报道显微外科子宫角-间质部吻合宫内妊娠率为 38%。Monteith 等报道 70 例输卵管绝育术后，采取开腹切开双侧子宫角或横形切开宫底，将双侧输卵管植入子宫，随访 12 个月，31 例自然妊娠，27 例活产，无异位妊娠。妊娠的妇女年龄较小（平均年龄 34 岁），平均年龄 38 岁者均未妊娠，其宫内妊娠率为 44%。这意味着显微外科输卵管子宫角吻合在处理输卵管近端阻塞方面仍有重要作用。对输卵管的解剖条件已不能实施其他重建术的患者，输卵管子宫角植入术是进行输卵管复通治疗的唯一方法。随着辅助生殖技术的提高,妊娠结局的改善,该手术的临床应用受到严峻挑战,几乎已被体外受精胚胎移植手术所取代,目前该手术仅适用于缺乏体外受精助孕技术的地区或拒绝行体外受精技术助孕的夫妇。

(二)手术指征

(1)正常生育年龄且有生育要求。

(2)输卵管间质部梗阻,输卵管远端正常。

(3)输卵管峡部梗阻,输卵管正常部分大于 60 mm。

(4)排除男方因素、子宫因素及卵巢因素引起的不孕症。

(三)手术风险评估及其对策

(1)术后自然受孕率低:HSG 或腹腔镜评估提示输卵管间质部或峡部梗阻,或手术离断术后,有强烈的手术要求且不能行输卵管吻合术者,可以行输卵管宫角植入术,但术后受孕率低,一般在 30%～35%,应详细向患者介绍其风险及预后,并建议患者可以行体外受精-胚胎移植助孕。

(2)术中出血及对策:宫角部肌层较厚,有子宫动脉及卵巢动脉双重供应,血运丰富,切开宫角可能引起难以控制的大出血,电凝止血可能引起组织的损伤,影响伤口愈合,导致手术失败,因此预防出血非常重要,术前可给予 GnRH-α 及止血药,术中给予垂体后叶素子宫肌层注射,6IU 稀释成 10 ml,取 5 ml 注射,术后注射缩宫素加强子宫收缩,关闭子宫血管,达到止血目的。

(3)备好手术特殊器械:输卵管宫角植入切割器。

(4)加强医患沟通,详细告知手术可行性及风险,助孕方式的选择,手术或 IVF-ET 均可,在患者充分知情的情况下签字手术。

(四)手术操作的难点与技巧(着重强调生育力保护)

(1)分离粘连:腹腔镜下分离输卵管周围粘连,使其恢复正常解剖,腹腔镜通液或宫腔镜插管通液确诊输卵管间质部或峡部梗阻。注意分离粘连时避免损伤子宫角部的子宫动脉与卵巢动脉的弓形血管吻合支,同时尽可能减少输卵管系膜血管的损伤;选用双极电凝和微型剪刀,尽可能避免单级电凝,保护子宫、卵巢及输卵管的血供及减少组织损伤;手术要精准,避免大面积电凝止血。

(2)游离输卵管管芯:术前预防出血,用生理盐水 10 ml 稀释垂体后叶素 6 IU,分别注射于子宫角部肌肉层内及输卵管系膜内,止血及分离输卵管管芯。

(3)输卵管植入前准备与输卵管功能评估:靠近输卵管宫角部分离输卵管浆膜,寻找输卵管芯,在输卵管原瘢痕处切断输卵管,游离管芯约 20 mm,剪断管芯堵塞部分,并用微型剪刀将输卵管峡部肌肉层及黏膜层剪开成 3 mm 深的两瓣,以防止输卵管再堵塞。

植入前再次评估确认输卵管通畅,检查断端输卵管的纤毛,评估输卵管的功能,腹腔镜下用 4-0 带针可吸收缝合线缝合输卵管前后两瓣,打结固定后剪除线尾,保留前后瓣缝针备用。

(4)输卵管植入手术技巧:在腹腔镜监视下,通过宫腔镜于子宫角部(植入部位)插入定位针,退出宫腔镜,置入导引棒,再置入宫角切割器,在腹腔镜下沿定位针切割宫角部子宫黏膜及肌层,直接穿透浆肌层,形成 3 mm 的小孔,取出切割器上的组织,退出导引棒,保留切割器备用。腹腔镜下钳夹输卵管前瓣上的缝针,将缝针置入旋切刀管内,缓慢退出切割刀管至宫腔,此时,缝针也随刀管进入宫腔,反方向从宫腔内进针,子宫前壁出针,轻轻将缝线拉紧,保留缝线。再置入刀管,同样的方法顺时针方向从宫腔内进针,子宫后壁出针,同样要保留缝线。缓慢收紧保留的缝线,将输卵管通过宫角的孔拉入宫腔,将保留的带针的缝线在子宫前壁、后壁各缝一针,镜下打结,固定输卵管。缝合输卵管系膜、输卵管浆肌层及子宫角浆肌层,包埋创面,使创面腹膜化,减少术后粘连。

(5)手术关键技术:①精确定位输卵管植入部位,子宫角锥形打洞,大小应以能顺利植入输卵管无困难为宜。②确保植入的输卵管全程通畅。③把通畅段输卵管近端剪成前后两瓣。④选择适当粗细的硅胶管为支架。⑤有效预防子宫角切口出血,避免宫角血肿形成。⑥避免广泛止血,减少血管及组织损伤,尽可能保留输卵管部分的壶腹部及完整的伞部是手术成功妊娠的关键。

(五)术后助孕策略及指导

(1)经期抗感染治疗 3 个月,辅助中药通管消炎方。

(2)补佳乐 4～6 mg,持续 6 周后每日加用黄体酮 10 mg,持续 10 d 停药。

(3)第 3 次月经干净 3～7 d 行输卵管通液,通畅后指导同房或人工授精。

(4)3 次 IUI 失败行体外受精胚胎移植(IVF 助孕)。

(周志　黄巧灵　彭祥炽)

第十二章 盆腔子宫内膜异位症合并不孕不育的微创诊疗

第一节 术前诊断评估及诊治原则

一、概述

子宫内膜异位症（endometriosis，EMT）包括腹膜型、卵巢型、深部浸润型及其他型，而盆腔内异症以卵巢型及腹膜型最多见，对于重症患者，往往腹膜型、卵巢型及深部浸润型同时伴发，其中腹膜型及卵巢型内异症具有更密切相关性，常常相伴相行。虽然关于内异症发病机制有众多学说，但迄今为止，内异症的发病机制尚不十分明确，子宫内膜种植学说仍被公认。但无法解释的是，高达90％的女性存在经血逆流现象，而仅有20％左右得内异症。同时化生学说、免疫学说，乃至近年来受到关注的"在位内膜决定论"等都给予经血逆流学说以补充及完善，足以证明内异症多因素、多步骤的发病特点。同时，内异症病变广泛性、病理多态性等特点也是使其成为临床疑难病的主要原因，由于其具有激素依赖性，治疗后易于复发，所以手术时机的选择尤为重要，直接影响患者的生育预后。

子宫内膜异位症是一种与不孕密切相关的妇科疾病，其发病率在一般人群中为1％～7％，在不孕妇女中更高达33％左右，而EMT患者中不孕症的发病率也高达30％～50％，手术是治疗子宫内膜异位症的首要措施。与传统开腹手术相比，腹腔镜手术治疗EMS合并不孕患者具有多项优势。如腹腔镜手术在相对封闭的腹腔内操作，定位准确，损伤小，失血少，术后粘连少，患者术后恢复快。因此，腹腔镜手术是EMS合并不孕的首选治疗方法。通过手术除可以剥除卵巢巧克力囊肿及腺肌瘤外，同时可以松解卵巢、输卵管周围的粘连，对微小病灶予以电凝处理，重建盆腔结构，术中还可用大量的0.9％氯化钠液冲洗盆腔，降低腹腔液中PGs的浓度，有利于卵泡的生长和卵巢排卵功能及输卵管功能的改善，从而提高EMT患者的妊娠率。

二、术前诊断评估及诊治原则

（一）术前诊断评估

子宫内膜异位症的发生及严重程度与不孕密切相关，但是成功妊娠与患者的年龄、不孕时间、既往生育情况、输卵管、卵巢和子宫的功能及EMT的严重程度均有关系。自然妊娠成功与否与病变程度有关，轻度子宫内膜异位症患者是有自然妊娠机会的，每月受孕机会波动在 14％～45％,中重度子宫内膜异位症患者在没有任何药物和手术的干预下仍有自然妊娠的概率,其必要条件是没有严重解剖异常。随着 EMT 疾病程度的加重、年龄的增加、不孕年限的延长,妊娠率显著下降。腹腔镜手术可明确诊断,清除病灶,重建盆腔结构,了解输卵管状态,改善腹腔内环境,增加患者受孕的机会,是 EMT 合并不孕的常用诊治手段。以腹腔镜检查为基础的 r-AFS 分期较为仔细,对诊断和治疗的选择也有一定的帮助,但该分期未能考虑病变表现的多样性和功能状况,分期与治疗后的妊娠机会没有很好的相关性。从另外一个侧面说明病变的严重程度与患者术后的生育力不成正比。鉴于 r-AFS 分期存在的不足,学者 Adamson 和 Pasta 提出 LF 概率,创立了 EFI 评分系统。该评分系统对患者的年龄、不孕时间、既往生育情况、输卵管、卵巢和子宫的功能及 EMT 的程度(r-AFS 分期)做量化评分,最后做出生育能力的评估和治疗建议,EFI 与累积妊娠率呈正相关。EFI 9～10 分的患者术后 3 年的累积妊娠率可达 70％,而在 4 分以下患者 3 年累积妊娠率在 20％以下。EFI 用于预测 EMT 合并不孕患者的术后妊娠率简易客观,评分标准明确,对 EMT 合并不孕患者的生育力能进行有效的评估,可使预后好的患者提高信心,而对预后不好的患者可避免浪费时间进行治疗,而直接行 IVF-ET。

(二)诊治原则

子宫内膜异位症与不孕之间的关系复杂多样,通过影响免疫、内分泌功能、内膜容受性、盆腔解剖结构和内环境等降低或损害生育功能。对于子宫内膜异位症合并不孕的患者的治疗目的为减少或去除异位病灶、提高生育力,其治疗方法有期待疗法、药物治疗、手术治疗、手术合并药物治疗、辅助生殖技术治疗等,治疗的关键在于根据患者的具体情况,如症状、年龄、病变严重程度和生育要求,同时基于循证医学的证据,选择和制定个性化治疗方案。对于轻度子宫内膜异位症不孕患者,可以进行期待治疗或药物治疗,半年后仍未妊娠,则应采取夫精人工授精(AIH)或控制性超促排卵方案(COH)等其他治疗措施。对于中、重度子宫内膜异位症患者可以行腹腔镜手术治疗,恢复盆腔解剖结构、去除异位病灶、改善盆腔内环境等,若治疗一段时间后仍未妊娠,可考虑改行体外受精-胚胎移植(IVF-ET)。严重子宫内膜异位症患者应使用促性腺激素释放激素激动剂(GnRH-a)或直接行 IVF-ET。2014 年最新的 ESHRE 关于子宫内膜异位症合并不孕的治疗指南可以为我们的临床工作提供帮助(表 12-1)。

表 12-1　2014 年 ESHRE 关于子宫内膜异位症合并不孕的治疗指南

建议	证据
A	抑制卵巢功能的药物不能促进生育
A	美国生殖医学会子宫内膜异位分级(AFS/ASRM)Ⅰ/Ⅱ级合并不孕的患者,行腹腔镜手术治疗可以促进生育
C	(AFS/ASRM)Ⅰ/Ⅱ级合并不孕的患者,使用 CO_2 激光汽化病灶相比单极电凝病灶会获得更好的累计妊娠率
A	卵巢子宫内膜异位囊肿合并不孕的患者,做囊肿切除优于引流和电凝,可增加自发妊娠率
GPP	建议临床医生详细告知异位囊肿的患者术后卵巢功能减退,甚至失去卵巢的可能。如患者既往有卵巢手术史,术前需认真评估

建议	证据
A	(AFS/ASRM)m/w 级合并不孕的患者,腹腔镜下手术治疗相比期待治疗可增加自发妊娠率
GPP	对子宫内膜异位症合并不孕的患者,术前辅助激素治疗不增加自发妊娠率
A	对子宫内膜异位症合并不孕的患者,术后辅助激素治疗不增加自发妊娠率
GPP	不推荐对子宫内膜异位症合并不孕的患者使用营养品、替代或补充治疗,因对其难以评估潜在的益处和伤害

注　GPP:基于专家建议的临床实践要点(good practice points);A 级:基于 meta 分析或多个随机试验的建议;C 级:基于单一的随机试验、大型非随机试验或队列研究的建议

第二节　腹膜型子宫内膜异位症的诊疗

一、概述

腹膜型子宫内膜异位症(peritoneal endometriosis,PEM)是指盆腹腔腹膜的各种内异症病灶,主要包括红色病变(早期病变)、蓝色病变(典型病变)、白色病变(陈旧病变)。腹膜型内异症多无明显临床症状,妇科检查和彩超等辅助检查不能发现病灶,易漏诊,多通过腹腔镜检查和/或手术中诊断。早期腹膜型内异症病灶病变轻微不典型,形态多样易忽略腹膜型病灶,导致内异症的漏诊。而腹腔镜下腹膜型内异症的早期发现、早期诊断,可以得到早期治疗,减少了复发机会,特别是因腹膜型内异症导致不孕的患者,如能早期发现、诊断腹膜型内异症病灶,早期去除病灶,就可能改变不孕的预后。提高腹腔镜下腹膜型内异症病灶形态的识别,可明确诊断,指导术中切净病灶,可减少术后复发机会和提高妊娠率。

二、手术适应证

(1)持续加重的慢性盆腔疼痛及痛经。

(2)不孕。

(3)卵巢巧克力囊肿形成。

三、手术禁忌证

有腹腔镜手术禁忌证的患者,如严重心肺功能不全、凝血功能障碍、腹腔内广泛粘连等。

四、围手术期生育功能的评估及生育力保护的预处理措施

腹腔镜手术对腹膜型 EMT 可明确诊断,清除病灶,重建盆腔结构,了解输卵管状态,改善腹腔内环境,增加患者受孕的机会,是 EMT 合并不孕的常用诊治手段。对于腹膜型 EMT 患者生育功能的评估与患者的年龄、不孕时间、既往生育情况、输卵管、卵巢和子宫的

功能及术中 EMT 的严重程度（r-AFS 分期）均有关系。

五、手术操作难点和技巧及手术中生育力功能保护措施

对于腹膜型 EMT，一定要在腹腔镜手术开始的时候就进腹观察腹膜形态学有无内异症病灶，若行其他手术后再观察，因盆腔内操作、切口部位出血和 CO_2 气体的刺激等易导致图像显示不清，无法观察分辨识别腹膜内异症。术中进腹发现腹膜表面、骶韧带及盆腔表面之 EMT 病灶，可采用单极电钩烧灼或 PK 刀电凝消融，若发现盆腔粘连过重，可借助分离钳、单极电钩、PK 刀等器械或能源进行钝、锐性分离，从而使粘连带、子宫、输卵管、卵巢恢复到正常游离状态。若有卵巢子宫内膜异位囊肿破裂史的，腹膜观察不清，需在高清显微镜下用生理盐水冲洗盆腹壁至无血液，巧克力囊肿破裂，囊液影响视野后，观察腹壁上有无异位病灶，术后应放置人工防粘连膜预防术后盆腔再粘连。

六、术后助孕策略及指导

对于Ⅰ～Ⅱ期患者，可在手术后下一周期起监测排卵或促排卵，指导性生活时间，争取及早妊娠。若 3 个月未孕者监测排卵，在排卵期可行人工授精，以提高患者妊娠率；若男性精子活力减弱者，手术后下一周期人工授精；输卵管功能丧失与精子活力过低者，行体外受精-胚胎移植（IVF-ET）。对于Ⅲ～Ⅳ期患者腹腔镜术后，建议术后使用 GnRH-a 药物治疗 3～6 个周期，治疗停药 1 个月后再行上述人工辅助生育技术。

第三节　卵巢型子宫内膜异位症的诊疗

一、概述

子宫内膜异位症是妇科常见疾病，在生育年龄妇女中发病率可达 10％～15％，其中最常见种植于卵巢和宫底韧带，若种植于卵巢，由于周期性出血，逐渐形成囊肿称为卵巢型子宫内膜异位症。典型情况下，陈旧性血液似巧克力样，俗称巧克力囊肿，其发病率占子宫内膜异位症的 20％～40％。常见的临床症状为月经不调、痛经、慢性盆腔痛、性交痛及不孕等，其不孕率高达 40％～50％，主要由于卵巢型内异症破坏卵巢组织，影响女性激素水平，一定程度上造成卵巢储备功能下降。由于其临床症状及卵巢功能降低严重困扰着患者的日常生活，影响身心健康及家庭的稳定，因此，在治疗过程中，应高度重视对患者卵巢功能的保护。

内异症的病理机制至今尚未明确，主要有种植学说、上皮化生学说和诱导学说，此外，内异症的形成还与遗传因素、免疫因素、炎症和在位内膜的特性密切相关。目前为止尚无单一理论学说能够完美解释任何位置的子宫内膜异位症的发病机制。

二、分型

根据囊肿大小及手术的难易程度，卵巢子宫内膜异位囊肿可分为 2 型。①型：囊肿＜

2 cm,囊壁有粘连。②型:囊肿>2 cm。Ⅱ型又可分为 3 种:卵巢表面内膜异位症病灶小,易剥离;囊肿壁有轻度浸润,层次较清,较易剥离;囊肿多房,浸润明显、不易剥离。

除此之外,1985 年,美国生育学会(现为美国生殖医学协会)第一次提出子宫内膜异位症分期系统,1997 年再次修正,形成了现在广泛使用的经典 r-AFS 分期系统。此分期法将子宫内膜异位症分为四期。①Ⅰ期(微型)1～5 分。②Ⅱ期(轻型):6～15 分。③Ⅲ期(中型):16～40 分。④Ⅳ期(重型)>40 分,其又分为轻度(Ⅰ～Ⅱ期)和重度(Ⅲ～Ⅳ期)。

三、临床诊断

目前临床上,药物治疗该疾病并不彻底,其药物的外力因素会导致卵巢子宫内膜异位囊肿破裂,引起盆腔及盆腔四周粘连。所以对该疾病应该早期诊断。

首先要根据患者的年龄、临床表现症状、体征大致判断疾病性质。其次影像检查技术是诊断卵巢子宫内膜异位症的主要手段,技术包括核磁共振成像(magnetic resonance imaging,MRI)、B 超和 CT。由于子宫内膜异位囊肿常见的发病年龄多见于已婚中年妇女,该年龄阶段子宫内存在金属节育环是 MRI 检查的禁忌证,同时也是造成影像 B 超图像质量不佳的因素,故 CT 为检查子宫内膜异位囊肿常见的首选方法。

四、内异症致不孕机制

内异症对女性生育能力的影响机制非常复杂,包括社会心理和病理生理等多种机制的相互作用。内异症引起不育的可能原因包括:①盆腔解剖结构改变。②卵巢功能和卵子质量受累。③腹腔免疫环境改变。④子宫内膜容受性降低等。

五、治疗方法

目前治疗原则为减灭和消除病灶,减轻和消除疼痛,促进和改善生育,减少和避免复发。其中尤其重要的是针对生育期年纪合并不孕症的卵巢内异症患者,其治疗方案应个体化,主要取决于患者的年龄、症状、临床期别、病灶部位和对生育的要求等,还基于循证医学的证据。迄今为止,对存在子宫内膜异位囊肿不孕患者的治疗方法还没有达成标准化及一致的认可方案,主要方法包括期待治疗、药物、手术、药物联合手术治疗和辅助生殖术等。

(一)药物治疗

药物治疗主要是造成体内低雌激素环境,使患者形成假孕、假绝经或药物性卵巢切除状态,导致异位子宫内膜萎缩、退化、坏死而达到治疗的目的,如促性腺激素释放激素激动剂(GnRH-a)、达那唑、孕激素类制剂及口服避孕药等。随着基础研究的深入、"在位内膜决定论"的发展使"靶向治疗"及"源头治疗"成为目前药物治疗研究的热点。

(二)手术治疗

手术治疗是卵巢子宫内膜异位囊肿治疗的首选方法,腹腔镜下卵巢子宫内膜异位囊肿剥除术已被认为是治疗卵巢子宫内膜异位囊肿的有效方法,研究显示,不论哪种 EMT 的病理类型(如腹膜型、卵巢型及深部浸润型),以及病变分期的轻重程度,手术对增加自然妊娠的机会均有不同程度的改善,术后1~2年的自然妊娠率约50%。但是仍有争议,因为随着研究的不断深入,个性化治疗方案的实施,腹腔镜手术也不能一概而论,因为微创腹腔镜手术也会损害卵巢功能。因为临床期别较高的内异症囊肿壁与卵巢皮质粘连程度较高,并伴有纤维化和多囊腔,且与盆腔侧腹膜、子宫、宫旁组织等邻近器官粘连严重,因此对卵巢皮质的损害程度较大,造成卵巢储备下降。

所以在以EMT为单一不孕原因的患者手术前必须充分了解不孕不育夫妇的情况:需排除合并严重妨碍自然妊娠的其他原因如男方因素及输卵管病变;需评估患者的卵巢储备功能;对卵巢型EMT详细了解病变部位、性质是否明确及既往有无手术史。

有以下情况之一均建议避免手术而直接行辅助生殖技术助孕:①卵巢储备功能明显下降。②女方年龄>38岁。③不孕年限长。④合并严重的输卵管病变。⑤合并严重的男方不育因素。⑥单侧卵巢型EMT已存在卵巢储备功能下降。⑦双侧卵巢型EMT或既往已有卵巢子宫内膜异位囊肿手术史,避免手术进一步损害卵巢储备功能。

综上所述,对合并EMT的不孕不育夫妇均需行全面的相关检查评估,根据目前的治疗指南与共识原则,并与患者充分沟通各种治疗方法的利弊与风险,在知情同意的情况下,合理选择助孕方案。

第四节　深部浸润型子宫内膜异位症的诊疗

深部浸润型子宫内膜异位症(deeply infiltrating endometriosis,DIE)的概念由Koninckx等在1992年首次提出,是一种特殊类型的子宫内膜异位症,指所有病灶浸润到腹膜下深度≥5 mm的内异症,可位于盆腔不同部位,如宫骶韧带、阴道(包括阴道直肠隔、阴道穹隆)、直肠壁、膀胱等(分别占69.2%、14.5%、9.9%、6.4%),主要表现为宫骶韧带变粗、缩短和结节,子宫直肠陷凹变浅或者消失,直肠窝深部或者阴道直肠隔结节,可导致痛经、慢性盆腔疼痛及性交痛等症状。而狭义的DIE主要是指后盆腔内异症(posterior DIE,PDIE)。目前DIE在人群发病率尚无系统报道,文献报道其发病率为1%~2%,约占EMs的20%。

一、病因

关于子宫内膜异位症的病因,至今尚无确切定论,主要学说及病因包括经血逆流-内膜细胞种植学说和苗勒管遗迹化生学说,目前大多数学者都认为深部内异症是随妇女经期经血倒流,使子宫内膜腺上皮和间质细胞种植于盆腔腹膜最终导致DIE,是造成不孕症的常见病因。

除上述这些假说外,国内学者郎景和于2003年提出在位子宫内膜决定论,认为有着不同特质的子宫内膜细胞逆流至盆腔中,引起子宫直肠陷凹等部位继发炎症反应,造成粘连,位于直肠陷凹深部的病灶被粘连覆盖,形成假性腹膜外病灶,这些病灶可进一步向阴道穹隆、阴道直肠隔或直肠壁浸润形成深部子宫内膜异位症结节。部分学者提出的子宫内膜干细胞概念,并指出来源于骨髓或子宫内膜基底层的干细胞具有在不同部位分化成子宫内膜组织的潜能。

另一方面,随着临床对 DIE 的认识度越来越高,目前已有研究尝试从流行病学角度对 DIE 的相关因素进行分析,如提出初潮过早(初次月经来潮年龄小于 11 岁)的女性更易发生 EMs,BMI 低于 18.5 可能是 EMs 患者发生 DIE 的高危因素。

二、分型

由于 DIE 病变涉及的范围较广,病灶的特点和手术难度亦有很大差异,故其分型至今尚未统一。目前多主张 Donnez 等 的 3 型分类法,因为这种分类法按核磁共振成像(magnetic resonance imaging,MRI)和直肠超声检查结果进行分型,不仅明确了病灶部位、范围和程度及发生率,还明确了术前检查、术前准备及手术处理方法,因此,对 DIE 的诊治尤其是手术治疗具有重要的临床指导意义。其具体分型如下。①Ⅰ型为阴道直肠隔病灶:占 10%,通常病灶较小(约 2 cm),容易诊断,术前不需要作静脉肾盂造影(intravenous pyelography,IVP)检查,阴道途径手术即可。② Ⅱ 型为阴道后穹隆病灶:最常见,占 65%,做钡餐造影常正常。③ Ⅲ 型为沙漏形状病灶:占 10%,78% 的患者有直肠壁浸润,术前必须做钡餐造影及肠道准备,较大病灶还需做 IVP 检查。

随着临床对 DIE 的认识度越来越高,2010 年戴毅及冷金花提出了后盆腔 DIE 分类,是唯一由国内学者提出的分类系统,其将后盆腔 DIE 分成 3 型:单纯型(指病灶未累及穹隆或直肠),穹隆型(指累及阴道后穹隆,而不伴直肠肌层浸润)和直肠型(指累及直肠肌层伴或不伴有穹隆受累),为疼痛评估和治疗提供较准确的参考体系。

三、临床表现

(1)疼痛:是最困扰患者的症状,可表现为原发性或继发性痛经、深部性交痛、周期性或非周期性慢性盆腔疼痛等。疼痛的重要物质基础是病灶中的神经末梢和周围的致痛物质,与腹膜内异症比较,DIE 病灶中神经末梢的数目明显增多,炎性疼痛介质水平明显提高。而 DIE 患者的疼痛程度则与病灶浸润深度相关。

(2)非特异性胃肠道症状、肛门坠胀、排便困难、经期便血等。

(3)排尿困难、尿频、尿急等泌尿系症状。

(4)原发或继发不孕:不孕是多数子宫内膜异位症患者最常见的症状,在 DIE 中的发生率很高。

内异症可从各个环节影响生育能力,如改变卵泡生成,排卵障碍,减少排卵前合成类固醇的颗粒细胞,精子的吞噬作用,受精受损,对早期胚胎发育的毒性,植入过程缺陷,卵母细胞的改变,胚胎种植能力降低,但 DIE 作为独立的影响因素影响生育能力,在影响生育机制方面有其特殊性。主要包括如下几个方面:①解剖结构的改变:盆腔粘连可能影响卵母细胞的释放,阻碍精子进入盆腔及输卵管内运送。②盆腔内环境的改变:异位内膜的内分泌和旁分泌作用及腹腔液体炎性细胞活化和炎性因子增多 。③心理生理影响:内异症患者深部性交痛的发生率为 50%～90%,降低了患者的性生活频率,影响夫妻感情。

四、临床诊断

DIE 的病变多比较弥散,与正常组织间没有明确的界限,形态各异,增加了 DIE 诊断的难度,故漏诊率及误诊率也较高,国外文献报道 DIE 从发病到疾病诊断需要历经 10 年,而且 74％的患者确诊前可能被误诊。目前需要的诊断步骤包括以下方面。

(一)患者病史

典型的主诉或病史包括痛经、性交痛、慢性盆腔疼痛及大便疼痛。

(二)妇科检查和窥器的评估(尤其是在月经期)

双合诊及三合诊对于确定病变存在,了解病变范围,判断病灶大小有重要作用,尤其是经期肛查可检查到直肠阴道结节的存在、大小和活动性(检查子宫位置固定不动,宫骶韧带增厚、子宫直肠陷窝或者直肠阴道隔痛性结节,都是 DIE 的阳性体征)。除此之外,窥器检查时尤其应注意阴道后穹隆有无蓝紫色结节。

特殊部位的 DIE,如膀胱内异症可以在子宫前、膀胱后方触及包块;输尿管内异症患者多与骶子宫韧带、子宫直肠陷窝、直肠阴道隔内异症同在,表现为骶子宫韧带结节;其他特殊部位的内异症多无法查到,需要经辅助检查确定。

(三)超声检查

经腹部超声(transab-dominal sonography,TAS)/经阴道超声(transvaginal sonography,TVS)/经直肠超声(trans-rectal ultrasound,TRUS)/直肠内镜超声(endoscopic rectal ultrasound,ERUS)。

1. 阴道超声　目前是 DIE 患者的首选检查,其诊断灵敏度为 95％～98％,特异性为 90％～100％。它可以探测整个盆腔内脏器,包括子宫及其韧带、直肠子宫陷窝、膀胱、直肠阴道隔及结肠、直肠等。TVS 诊断 DIE 的声像学特征多表现为条索形、结节样或团块状低回声区,形态不规则,边界清楚或边界不清,有时也可表现为点状高回声,这可能是因为不同的部位(子宫骶韧带、阴道、直肠阴道隔、直肠、乙状结肠、膀胱)而有所不同。

2. 直肠超声　经直肠超声检查的优点在于可发现 DIE 侵犯直肠壁的情况,术前了解直肠壁有无侵犯,对决定手术方式非常重要,如果患者有以下情况,就应该进行直肠超声检查。①月经期直肠刺激症状。②月经期直肠出血。③临床检查怀疑直肠壁有侵犯。④病灶直径超过 3 cm。

3. 盆腔 MRI　亦是诊断 DIE 的首选辅助检查,灵敏度为 76％～83％,特异性为 68％～98％。优点是对整个盆腔脏器,无论是前盆腔或后盆腔均可同时检查,这有两点原因:①DIE 主要位于子宫后方,经阴道 B 超不能很好检查的地方。②DIE 如果位于膀胱,MRI 的诊断会优于经阴道 B 超检查。虽然在内异症最后诊断和分期方面 MRI 尚不能取代腹腔镜,但在术前腹腔镜术式的选择与术后病情监测方面具有较强优势。

4. 直肠乙状结肠镜检查　DIE 累及肠道者,必要时需行结直肠镜检查帮助鉴别诊断病灶性质。

5. 静脉肾盂造影　用以评估 DIE 累及输尿管或膀胱患者的尿路梗阻情况并评估肾功

能及病变部位。

（四）实验室检查

血清 CA125 测定对子宫内膜异位症诊断有一定的临床意义,尤其术前血清 CA125 升高者,随诊血清 CA125 的变化可以判断手术疗效和预测复发。但由于 CA125 升高多见于重度内异症、盆腔有明显炎症反应、合并子宫内膜异位囊肿破裂或子宫腺肌病者。CA125 检测对早期内异症的诊断意义但 CA125 对 DIE 的诊断是否有特异性的价值,还缺乏相关的研究报道。

（五）腹腔镜检查术

诊断性腹腔镜检查是诊断盆腔 EMs 的"金标准",术后组织病理学结果是内异症确诊的基本证据。病理诊断的标准是病灶中可见子宫内膜腺体和间质,伴有炎症反应及纤维化。

五、治疗方法

对 DIE 的治疗要因人而异,根据患者的症状、体征、年龄、生育等个人状况制定治疗方案。

（一）手术治疗

手术是 DIE 最终治疗途径,目的是以最微创的方式最大程度地清除病灶、减少术后并发症的发生,提高患者的生存质量。目前,多数 DIE 患者采用腹腔镜治疗。但值得注意的是,DIE 的病灶位置深,盆腔粘连严重使腹腔镜下手术的难度加大,病灶切净较困难,手术效果不能令人满意。

DIE 存在多种手术方式,术式尚不统一,主要包括:①保守性手术,分离粘连,切除异位病灶,保留卵巢和子宫。②半根治性手术,切除子宫、异位病灶,至少要保留部分卵巢,适用于已生育、年龄 35 岁以上、疼痛顽固或同时伴有子宫病变者。③根治性手术,切除双侧附件、子宫及异位病灶,适用于围绝经期妇女。

研究表明,手术治疗几乎对于所有类型的子宫内膜异位症相关的不孕均有效,手术可以去除可见的子宫内膜异位病灶、清除盆腔炎性介质、恢复盆腔正常解剖结构、阻碍疾病进展、缓解性交痛等症状、提高性生活质量,从而提高术后妊娠率 。

虽然目前有多种手术方式,但目前最困扰医生的是如何处理生育年龄的 DIE 患者,特别是当 DIE 患者同时合并不孕时,术后提高患者生育力的处理尤为重要。ESHRE 指南指出,术后应用达那唑或 GnRH-α 治疗,与期待治疗相比,在提高子宫内膜异位症相关不孕患者的妊娠率方面并无差异(Ⅰb 类证据)。故建议对无其他原因不孕的患者术后尽早试行自然妊娠,如术后半年至 1 年仍未自然受孕者,建议体外授精-胚胎移植(in vitro fertilization and embryo transfer,IVF-ET)助孕。如患者年龄偏大,卵巢储备功能下降,男方精液常规分析异常,建议尽早助孕。

（二）药物治疗

1. 适应证

(1)既往手术治疗数次,症状复发。

（2）病变广泛，手术切除困难，手术的风险大，可考虑术前用药，使病灶萎缩，减少手术出血，使手术更安全有效。

（3）由于各种原因需要延期手术。

（4）无明显盆腔包块及不孕患者可选择经验性药物治疗。

2. 药物种类

（1）避孕药。

（2）促性腺激素释放激素激动剂（GnRH-α）。

（3）能缓解疼痛的非甾体抗炎药。

（4）雄激素衍生物，包括口服达那唑，达那唑阴道缓释系统及孕三烯酮。

（5）中医药治疗。

深部浸润型子宫内膜异位症的发病机制尚停留于学说阶段，其科学的发病机制有待于进一步与临床相结合的深入基础研究来证实。尽管腹腔镜以其诸多优点已逐渐被认为是DIE治疗的良好选择，但对于病变复杂的病例亦存在局限性，期待有效的药物为手术治疗提供良好的基础。对于深部浸润型子宫内膜异位症的发生、发展机制及治疗方法，有待于广大研究者的进一步研究为其提供切实可靠的依据。

（李爱斌）

第十三章　子宫疾病合并不孕的微创诊疗

第一节　子宫平滑肌瘤的宫腔镜诊疗

一、概述

子宫平滑肌瘤(leiomyoma of uterus)是由平滑肌及结缔组织组成的女性常见的良性肿瘤,多发生于30～50岁女性,发病因素尚未明确,可能与女性性激素相关,按肌瘤与子宫肌壁的关系可分为浆膜下肌瘤、肌壁间肌瘤及黏膜下肌瘤。

影响宫腔形态的肌瘤往往是不孕的因素,其可能的机制包括子宫肌瘤可改变宫颈管、宫腔及输卵管口的形态,或影响子宫收缩,从而影响精子的进入、胚胎的着床及受精卵的移行,或者与子宫内膜的慢性炎症反应、内分泌改变及子宫内膜容受性改变等方面相关。一般我们认为突向宫腔的肌瘤多会导致不孕,而不突向宫腔的肌瘤是否会改变妊娠结局尚不明确,有一项RCT研究发现,直径大于2.85 cm的肌壁间肌瘤,虽然未改变宫腔形态,但也会使IVF患者的分娩率降低。有生育要求的女性当患有子宫肌瘤时可行手术治疗,一般我们认为当肌瘤突向宫腔时可行宫腔镜下子宫肌瘤切除术(transcervical resection of myoma, TCRM),当肌瘤数目过多、外突明显,或肌瘤经宫腔镜切除会损伤大片子宫内膜的位置时,可采用腹腔镜手术治疗。同时我们认为对于子宫平滑肌瘤导致的不育,尽管术后生育率会提高,但仍会低于子宫正常的人群。

二、手术适应证

影响宫腔形态的子宫平滑肌瘤。

三、手术禁忌证

(1)绝对禁忌:无。

(2)相对禁忌:①体温>37.5℃。②子宫活跃性大量出血、重度贫血。③急性或亚急性生殖道或盆腔炎症。④近期发生子宫穿孔。⑤宫腔过度狭小或宫颈管狭窄、坚硬、难以扩张。⑥浸润性宫颈癌、生殖道结核未经抗结核治疗。⑦严重的内、外科合并症不能耐受手术操作。

四、围手术期生育功能的评估及生育力保护的预处理措施

一般我们认为突向宫腔、影响宫腔形态的肌瘤大多导致不孕,应于宫腔镜下行子宫肌瘤

切除术,术中我们还应该观察肌瘤的位置、大小、数目,综合评估肌瘤情况。术前直径≥4 cm 的Ⅰ型和Ⅱ型黏膜下肌瘤及肌壁间内突肌瘤,或黏膜下肌瘤合并严重贫血者,应用 GnRH-α 治疗2~3个月,使肌瘤和子宫体积缩小,纠正贫血。如肌瘤多发且直径较小,一般不建议行 GnRH-α 治疗,因其可进一步缩小肌瘤,使其界限不清,增加术中切除难度。

五、手术操作难点和技巧

1. 0型黏膜下肌瘤　肌瘤有蒂,未向肌层扩展,体积小者,可以环状电极切除肌瘤根蒂部后,以卵圆钳夹持取出,或用汽化电极去除。对于>3 cm 的肌瘤,需以环状电极从肌瘤两侧壁切割以缩小肌瘤体积,然后再切断瘤蒂,再以卵圆钳夹持拧转取出,酌情修整肌瘤瘤腔并止血。对于脱入阴道的肌瘤,在宫腔镜直视下切断肌瘤根蒂部取出。

2. Ⅰ型及Ⅱ型黏膜下肌瘤　Ⅰ型无蒂,向肌层扩展<50%,Ⅱ型无蒂,向肌层扩展> 50%,两型肌瘤在肌壁间均有较宽基底。以作用电极在肌瘤最突出部位切开瘤体包膜,使肌瘤瘤体突向宫腔,切除腔内部分肌瘤方法同0型黏膜下肌瘤,切除肌壁内肌瘤时要分清肌瘤和包膜,自包膜内完整切除,术中可通过使用缩宫素,使肌瘤向宫腔内移动,便于切除。对于向肌层扩展>50%的肌瘤,常需二次甚至多次手术。

3. 突向宫腔的肌壁间肌瘤　其腔内表面被覆有薄层的肌壁组织,先用针状电极划开肌瘤表面被覆的肌壁组织,若肌瘤像宫内突出,则进行切割和/或汽化,方法同Ⅰ型与Ⅱ型黏膜下肌瘤,若肌瘤保持原位不动,则停止手术,术后选用促性腺激素释放激素、内美通或达那唑2~3个月后行第二次切除。

4. 不突向宫腔的肌壁间肌瘤　与黏膜的距离<1 cm,也可在宫腔镜下切除,方法同突向宫腔的肌壁间肌瘤。

六、手术中生育功能保护措施

多个肌瘤切除术后,宫腔内的粘连较常见,在这种情况下,如果不育,二探并行粘连松解术是很必要的,如果肌瘤对面的内膜没有切除,可以减少粘连的形成,因此可于肌瘤最突出的部位进行开窗,在包膜内切除肌瘤,尽量减少对内膜的损伤。

七、术后助孕策略及指导

若肌瘤较大或内突不明显,常需月经来潮两次后进行二次手术,或多次手术,当宫腔恢复正常形态,且月经正常来潮后即可试孕。

(冯力民)

第二节　子宫平滑肌瘤的腹腔镜诊疗

一、概述

子宫肌瘤是由平滑肌组织及结缔组织组成的育龄期女性最常见的良性肿瘤,其发病因素尚未明确,可能与女性性激素相关。子宫肌瘤除了能导致月经改变、尿频、便秘等症状外,还可对女性生育能力产生不同程度的影响。目前子宫肌瘤导致不孕的原因尚不明确,其可能的机制包括子宫肌瘤可改变宫颈管、宫腔及输卵管口的形态,或影响子宫收缩,从而影响精子的进入、胚胎的着床及受精卵的移行,或者与子宫内膜的慢性炎症反应、内分泌改变及子宫内膜容受性改变等方面相关。一般我们认为突向宫腔的肌瘤多会导致不孕,而不突向宫腔的肌瘤是否会改变妊娠结局尚不明确。有研究认为合并有子宫肌瘤的患者,尤其宫腔形态有改变时,妊娠率及着床率明显降低。但也有研究表明伴有未引起宫腔形态改变的肌壁间肌瘤的患者,妊娠率也会有所降低。另有一项研究发现,伴有肌壁间肌瘤的患者行辅助生殖,虽宫腔形态无改变,但其妊娠率及活产率仍低于无肌瘤患者。

2017 年子宫肌瘤的诊治专家共识中指出,子宫肌瘤合并不孕是手术治疗的适应证之一。腹腔镜手术具有创伤小、恢复快、住院时间短、术后粘连发生率低等特点,已成为临床上治疗子宫肌瘤的常用手术方式。

二、腹腔镜下子宫肌瘤剔除术的适应证与禁忌证

子宫肌瘤的手术方式选择,应根据肌瘤的位置、大小、数目、术者的手术操作技术和经验等综合考虑。有专家提出的腹腔镜下子宫肌瘤剔除术的适应证包括:①术者有娴熟的腹腔镜下缝合技巧。②壁间或浆膜下肌瘤最小直径≥4 cm,最大直径≤10 cm,以带蒂肌瘤为宜。③肌瘤数目≤10 个。④排除肌瘤恶变的可能。禁忌证包括:①子宫有恶性肿瘤的征兆。②妊娠子宫。③直径<3 cm 的子宫肌壁间肌瘤,尤其是肌壁间多发性"碎石样"小肌瘤,术中探查时容易遗漏。④多发性子宫肌瘤,肌瘤数目>10 个。⑤瘤体过大,影响术野,一般瘤体超过 12 cm 不宜施术。⑥肿瘤生长部位特殊,手术困难,如宫颈部、阔韧带内、近输尿管、膀胱或子宫血管处等。其中⑤和⑥为相对禁忌证。中国专家共识提出对于肌瘤数目较多、肌瘤直径大(如>10 cm)、特殊部位的肌瘤、盆腔严重粘连手术难度增大或可能增加未来妊娠时子宫破裂风险者宜行开腹手术。此外,对于可能存在不能确定恶性潜能的平滑肌肿瘤甚至平滑肌肉瘤者,肌瘤粉碎过程中可能存在肿瘤播散的风险(ⅢB 级证据),应选择开腹手术。

三、腹腔镜下子宫肌瘤剔除术的手术技巧

腹腔镜手术术前及术中我们应该关注肌瘤的位置、大小及数目,评估手术的难度及患者的生育功能。对于体积较大的肌瘤,术前也可应用 GnRH-α 治疗,不仅使肌瘤体积缩小,还可使其血运减少,达到减少术中出血及缩短手术时间的效果。

术中子宫切口的选择也需综合考虑,应根据肌瘤的位置、肌纤维及血管的走行,以及缝合的便利性选择合适的切口位置。

对于有生育要求的患者,子宫肌瘤剔除术中应注意避免电刀的使用,虽然其止血效果好,但其可导致组织坏死,形成瘢痕,从而易导致妊娠子宫的破裂,因此对于有生育要求的患者,尽量使用功率较小的电切模式或者剪刀切开肌层,以减少及避免热损伤对肌层愈合的影响。

腹腔镜术中的缝合技术十分关键,我们一般建议连续缝合,因其可以减少出血及手术时

间,倒钩缝合可以保持张力,减少局部的炎症。应注意分层缝合,并将创面底部缝合,不留死腔,因其会影响创面的愈合,较好的缝合技术可以避免子宫破裂的发生。子宫浆膜层是否缝合仍存在争议,有研究建议缝合,因其可以恢复子宫的解剖结构,但也有研究认为缝合子宫浆膜层可以增加盆腔的粘连情况。

推荐术后子宫创面应用防粘连制剂以减少粘连,有助于减少再次手术的难度,但在改善生育及妊娠结局方面尚无足够的数据证实。

四、腹腔镜下子宫肌瘤剔除术的术后妊娠情况

1. 术后妊娠率 一项回顾性分析显示患者因生育问题行腹腔镜下子宫肌瘤剔除术,术后总妊娠率为42%,其中行辅助生殖技术的患者的妊娠率达50%,流产率仅5%。腹腔镜术后患者妊娠情况与多种因素相关,但目前尚无统一结论。目前较多研究认为,年龄是影响术后妊娠率的一大因素,年龄越大,术后妊娠率越低,这可能与患者的卵巢功能相关。

2. 术后并发症 子宫破裂为腹腔镜下子宫肌瘤剔除术后的严重并发症,发生概率不高,但一旦发生将对母婴生命带来极大的威胁,我们也应对此提高警惕。有学者在台湾一家产科中心进行观察研究发现,15年间产妇分娩过程中共出现22例子宫破裂病例,其中伴有剖宫产史的患者共7例,无剖宫产史但伴有腔镜手术史的患者共13例(腹腔镜下子宫肌瘤剔除术10例,宫腔镜下子宫肌瘤电切术1例,腹腔镜下宫角妊娠切除术2例),无任何手术史的患者共2例。因此对于伴有腔镜手术史的患者再次妊娠,我们应十分关注,并警惕子宫破裂的发生。有研究显示开腹及腹腔镜下子宫肌瘤剔除术后子宫破裂的发生率为1.7%及4.9%。也有研究发现,伴有腹腔镜下子宫肌瘤剔除术史的患者,当妊娠足月行剖宫产术的同时,部分患者也进行了瘢痕缺陷修补,但对于伴有开腹子宫肌瘤剔除术史的患者,并无患者行瘢痕缺陷修补。开腹手术使用能量器械较少,并且缝合更充分,因此大多数研究认为开腹子宫肌瘤剔除术术后瘢痕的愈合较腹腔镜手术术后瘢痕愈合良好。但也有研究通过总结近年来的临床研究结果发现,对于技术娴熟的腔镜医师,腹腔镜术后子宫破裂发生率与开腹术后无明显差异。

目前认为与子宫肌瘤剔除术后妊娠子宫破裂的相关因素有过度使用能量器械及缝合不充分。术中能量器械使用过多,可造成周围肌层组织受损,甚至坏死,可影响术后肌层的愈合;术中如缝合不充分,留有无效腔,可形成血肿,甚至造成感染,同时也影响伤口的愈合,导致再次妊娠子宫破裂的风险升高。还有研究认为除与手术操作方法(子宫切口缝合及止血方式)相关,还与感染、局部血肿形成、体质量指数和个人体质特点等相关。有专家提出对于瘢痕的愈合,重要的是创面的全层缝合,不留死腔,从而可以预防血肿的形成,而不在乎缝合的层数。但是分层缝合能使不留死腔的概率更高,从而缝合更安全,因此临床上我们建议分层缝合。

3. 术后妊娠时机 腹腔镜下子宫肌瘤剔除术后的妊娠时机目前并无统一结论。对于剖宫产术后的妊娠时间,目前大多数研究认为术后2~3年为切口愈合的最佳时期,该时期妊娠子宫破裂发生的概率更低。但是行腹腔镜下子宫肌瘤剔除术的患者与行剖宫产的患者的情况并不相同,目前研究多认为肌瘤剔除术后瘢痕的愈合多发生在术后3~6个月,并且如果避

孕时间太长,患者的妊娠率会随着年龄的增加而降低,肌瘤复发的风险也随之升高,因此,目前多数研究建议术后应避孕 6 个月到 1 年。也有研究建议术后的避孕时间应结合术前 B 超及术中所见肌瘤大小及位置深浅决定:①浆膜下肌瘤、肌壁间肌瘤距离内膜>5 mm 者,可以不避孕。②肌瘤底部距离内膜 3~5 mm 者,避孕 3~6 个月。③肌瘤底部贴近内膜或者术中穿通宫腔者,避孕 1 年。④如需 IVF 者可先取卵全胚冷冻,择期移植,告知患者需避孕 1 年,建议单胎移植。

五、总结

腹腔镜下子宫肌瘤剔除术为近年来治疗不孕合并子宫肌瘤的常用手术方式,其创伤小、恢复快等特点是临床上多数患者选择的原因,但患者术后再次妊娠时也会出现一些严重并发症,如子宫破裂。对于有生育要求的患者,我们应严格选择有该术式适应证的患者,术前应充分告知患者妊娠子宫破裂的风险,有经验并且技术娴熟的腹腔镜医师作为术者进行手术,术中尽量避免过度使用能量器械,创面分层充分缝合,避免无效腔及血肿,术后患者再次妊娠应视为高危妊娠,孕期加强监护,关注瘢痕的完整性及连续性,如孕期出现腹痛症状,应警惕子宫破裂的发生。

(冯力民)

第三节　子宫内膜息肉的宫腔镜诊疗

一、概述

子宫内膜息肉(endometrial polyps,EP)是由内膜腺体及间质组织组成,是宫腔内带蒂突出于内膜的良性病变,形成 EP 的危险因素包括年龄、高血压、糖尿病及使用他莫昔芬等,常见于 35 岁以上的女性。EP 最常见的症状是异常子宫出血(abnormal uterine bleed,AUB)及不孕,国际妇产科联盟(FIGO)已将 EP 归为 AUB 的一个类型 AUB-P,在不孕的患者中 EP 的发生率较高,在一项大型前瞻性研究中,1 000 例不孕且准备进行辅助生殖的妇女中,EP 的发生率为 32%,且有研究发现,EP 的部位及数目对妊娠结局有一定影响,如息肉位于子宫输卵管连接部位或多发性息肉多导致不孕,但其大小对妊娠结局无影响,EP 导致不孕的机制尚不明确,但有研究提出可能与以下因素相关:EP 为宫腔内占位,阻止受精卵与内膜接触;可导致 AUB;导致子宫内膜慢性炎症反应;如 EP 生长于输卵管开口处,可阻碍精子进入输卵管或阻碍受精卵进入宫腔;雌孕激素受体的异常可影响内膜蜕膜化;芳香化酶表达增加使局部雌激素合成增加等。

对于 EP 的诊断,AAGL 表明经阴道超声是 EP 常用的检查手段,加用彩色多普勒超声后检出率更高,而宫腔镜引导下活检是诊断 EP 的金标准,具有最高的敏感性及特异性。同样,宫腔镜下子宫内膜息肉电切术(transcervical resection of polyps,TCRP)也是治疗 EP 的金标准。AAGL 的 A 级证据也表明,当不孕患者伴有 EP 时,手术切除 EP 可以增加不孕患者自然妊娠或辅助生殖技术的成功率。

二、手术适应证

超声发现子宫内膜息肉,或因异常子宫出血和/或其他症状行宫腔镜检查时发现子宫内膜息肉,并排除恶性病变。

三、手术禁忌证

(1)绝对禁忌:无。

(2)相对禁忌:①体温>37.5℃。②子宫活跃性大量出血、重度贫血。③急性或亚急性生殖道或盆腔炎症。④近期发生子宫穿孔。⑤宫腔过度狭小或宫颈管狭窄、坚硬、难以扩张。⑥浸润性宫颈癌、生殖道结核未经抗结核治疗。⑦严重的内、外科合并症不能耐受手术操作。

四、围手术期生育功能的评估及生育力保护的预处理措施

术中应综合评估 EP 的位置及数量,对于不孕的患者术后还应排除其他导致不孕的因素。

当患者发现 EP 后,可于术前口服黄体酮撤退出血导致子宫内膜剥脱后,复查超声观察有无 EP,如仍存在,再进行宫腔镜下子宫内膜息肉电切术。

五、手术操作难点和技巧

1. 宫腔镜挟持法　适用于息肉较小、蒂位于子宫上段或输卵管开口者,用微型活检钳挟持取出。

2. 宫腔镜切除术　适用于息肉多发、复发者。将切割环置于蒂部的远端进行切割,切割深度需达肌层,以减少复发。

六、手术中生育功能保护措施

宫腔镜可以更直观、全面观察宫腔的情况,术中准确定位 EP 位置,保护子宫内膜,减少其损伤面积,从而可以更好地改善患者的生殖功能。

七、术后助孕策略及指导

合并有 EP,尤其是多发息肉的患者往往是无排卵月经的表现,息肉切除术后需调整月经周期,促排卵治疗方可抑制息肉复发,达到妊娠的目的。

（冯力民）

第四节　宫腔粘连的宫腹腔诊疗

一、概述

宫腔粘连(intrauterine adhesions IUA)是由于子宫内膜基底层损伤引起的子宫内膜间

质被纤维组织取代,宫腔部分或全部闭塞,甚至累及宫颈管,子宫内膜变薄,对激素的刺激缺乏反应,大部分组织缺乏血管的现象,临床表现为月经减少,闭经,痛经,反复性流产,不孕等。IUA 又称为 Asherman 综合征,是导致不孕的重要宫内病变,有研究显示约 43% 的不孕患者伴有宫腔粘连,子宫相关因素的不孕患者中宫腔粘连的发生率为 0.3%～14%,但其确切的发病率难以估计,因为很多无症状患者并未就诊。宫腔粘连的病因主要有子宫内膜的损伤、宫内感染及患者自身因素,宫腔粘连的分级现多采用的是美国生殖协会提出的标准,其中包括粘连的类型、程度及患者月经改变的情况。宫腔镜下宫腔粘连分解术(transcervical resection of adhesions,TCRA),因为其可视下操作,减少了周围正常子宫内膜的损伤,目前是最安全有效的治疗方法。

二、手术适应证

因月经量减少和/或其他症状进行宫腔镜检查发现宫腔粘连者。

三、手术禁忌证

(1)绝对禁忌:无。
(2)相对禁忌:①体温＞37.5℃。②子宫活跃性大量出血、重度贫血。③急性或亚急性生殖道或盆腔炎症。④近期发生子宫穿孔。⑤宫腔过度狭小或宫颈管狭窄、坚硬、难以扩张。⑥浸润性宫颈癌、生殖道结核未经抗结核治疗。⑦严重的内、外科合并症不能耐受手术操作。

四、围手术期生育功能的评估及生育力保护的预处理措施

患者的生育功能与患者的年龄、病程长短、粘连程度、手术后是否复发及治疗后月经模式恢复相关,因此应综合上述因素综合评估患者的生育功能。

目前宫腔粘连的治疗多采用综合化治疗,术前即应用口服药物促进内膜生长,这样有利于术中 B 超监护下更好地识别子宫内膜,目前临床最常用的方法是每日 4 mg 的戊酸雌二醇或等价的其他雌激素持续至少 21 d,在最后 7 d 加用 10 mg 的醋酸甲羟孕酮或等价的黄体酮,同时口服扩血管药物。

五、手术操作难点和技巧

依据粘连类型、粘连范围酌情选择分离方法。膜性粘连可以用宫腔探针、细的宫颈扩条、钝性或锐性分离铲或微型剪刀分离;肌性粘连多以针状电极或环状电极分离,分离术中应分清子宫腔的解剖学形态,操作应沿宫腔中线向两侧进行,注意子宫腔的对称性。TCRA术后预防粘连十分必要,目前预防的主要方法包括放置宫内节育器、Foley 尿管,防粘连膜,透明质酸钠等,并且我们建议 TCRA 术后 1 个月或 2 个月再次行宫腔镜二次探查术,以明确是否有新的粘连发生。

六、手术中生育功能保护措施

一般菲薄、位于宫腔中央的粘连组织易分解,而致密、位于宫腔侧壁处的粘连分解较易

发生子宫穿孔,使用电极或电环切除可以提供精确的切除范围,可以精密止血,但是可能存在后期对子宫内膜的损伤。宫腔镜下剪刀切开粘连带避免了激光或者热能切除的并发症,可以减少对周围正常子宫内膜的损伤。

七、术后助孕策略及指导

轻中度粘连患者因子宫内膜破坏少,可于术后 3 个月后妊娠。重度以上粘连患者因子宫内膜破坏广泛,建议术后避孕半年以上再考虑妊娠,过早妊娠可造成胚胎发育异常或胎盘发育异常,若妊娠失败处理困难,可加重粘连。有时虽妊娠至足月,易发生胎盘粘连、植入,导致产后大出血甚至需切除子宫。因此 IUA 分离及电切后的妊娠均视为高危妊娠,应给予严密监护。

(冯力民)

第五节　子宫先天发育异常的宫腹腔镜诊疗

一、概述

可以宫腔镜手术治疗的子宫先天发育异常疾病主要为子宫纵隔,子宫纵隔是子宫发育异常的一种常见类型,是由于副中肾管融合不完全所致,因其改变了宫腔结构,阻碍受精卵着床及胚胎发育,而导致不孕、流产、早产等不良妊娠结局,不全子宫纵隔及完全子宫纵隔占不孕症患者的比例分别为 0.37% 和 0.13%。患者多无临床症状,常由于不孕、流产就诊而被发现,超声及子宫输卵管造影是常用的检查手段,确诊需行宫腔镜检查。

患者如无生育要求,可不进行治疗,若患者有生育要求,可行宫腔镜下子宫纵隔电切术(transcervical resection of septum,TCRS),该术式直观、微创,手术时间短,术后恢复快,可恢复宫腔形态,能明显改善妊娠结局,可显著提高自然妊娠或辅助生育的妊娠率或活产率,有研究发现行中隔子宫电切术的患者不孕率、流产率分别由术前的 46.4%、56.7% 降至 27.5%、5.0%,活产率由术前的 6.7% 升至 53.3%。

二、手术适应证

有生育要求,确诊为子宫纵隔的患者。

三、手术禁忌证

(1)绝对禁忌:无。

(2)相对禁忌:①体温>37.5℃。②子宫活跃性大量出血、重度贫血。③急性或亚急性生殖道或盆腔炎症。④近期发生子宫穿孔。⑤宫腔过度狭小或宫颈管狭窄、坚硬、难以扩张。⑥浸润性宫颈癌、生殖道结核未经抗结核治疗。⑦严重的内、外科合并症不能耐受手术操作。

四、围手术期生育功能的评估及生育力保护的预处理措施

子宫纵隔多导致不孕及流产,多数患者因胎停育行清宫术后复查超声,或因不孕行超声检查时发现子宫纵隔,因此有生育要求的子宫纵隔患者均应行手术治疗。术前无须特殊预处理。

五、手术操作难点和技巧

1. 不全子宫纵隔电切　用针状电极由下极向基底部左右对称切割,切开至双侧输卵管开口连线水平下,对照两侧输卵管开口,宫底部宫腔成弧形,切割面平坦,宫底、前、后壁等厚时终止。建议 1～2 个月经周期后行宫腔镜二探,切除≥5 mm 的残隔。

2. 完全子宫纵隔电切术　对合并阴道纵隔的患者,先使用电刀切割开阴道纵隔。完全子宫纵隔采用水囊法切除:暴露宫颈,于一侧宫腔内放置 18 号 Foly 尿管,球囊内注入 0.9％氯化钠注射液 2 ml,于另一侧置入带环状电极的电切镜,在宫颈内口上方最突出处横向电切一刀,穿透至对侧宫腔,撤出尿管,改针状电极向基底部切割,方法同不全纵隔。其余方法同上,术毕阴道内放置油纱纱布卷,24 h 取出,减少阴道纵隔电切面出血,避免粘连导致形成后天纵隔。

六、手术中生育功能保护措施

术中避免一次切割过度,避免子宫穿孔的发生,常规二次探查,术中残余纵隔≤0.5 cm,二次探查时仅取出宫内节育器,指导妊娠;残余纵隔＞0.5 cm,行二次电切术。如为完全子宫纵隔,术中应保留宫颈管部分,以防术后出现宫颈功能不全,出现流产、早产等现象。

七、术后助孕策略及指导

术后患者腹部和子宫壁无瘢痕,不减少子宫体积,如妊娠可经阴道分娩,不必强制行剖宫产手术,除非有剖宫产指征;术后妊娠为高危妊娠,对患者充分告知,孕期需严密随访。

(冯力民)

第六节　子宫内膜不典型增生及早期子宫内膜癌的保留生育功能诊疗

一、概述

近年来,40 岁以下患有子宫内膜不典型增生或子宫内膜癌的患者比例呈现出升高趋势。其中大部分罹患子宫内膜癌的年轻患者存在十分强烈的保留生育功能的要求。

子宫内膜癌的高危因素包括:不孕未产、长期无排卵型功血、绝经期延迟等使子宫内膜长期处于激素的刺激状态;与雌激素水平增高相关的妇科疾病,如多囊卵巢综合征、卵巢粒层细胞瘤、子宫内膜增生等仅有雌激素的刺激,而无孕激素的拮抗;使用合成性雌激素史;垂

体功能失调性疾病,如糖尿病、高血压;家族癌瘤史,复发癌及重复癌倾向,乳癌、卵巢癌病史等;乳癌术后长期服用他莫昔芬病史。

宫腔镜下切除病灶组织联合促性腺激素释放激素激动剂及选择性雌激素受体调节药的治疗方法可以避免手术切除子宫,保留患者生育功能。并通过自然受孕或辅助生殖技术助孕而达到使患者妊娠的目的,大幅地提高了患者生活质量。

有文献报道对 16 例早期子宫内膜癌患者进行保留生育功能治疗及随访,结果提示 11 例缓解(69%),随访平均时间为 50 个月,复发 1 例(9%),自然妊娠 3 例(18%),说明保留生育功能对于年轻子宫内膜癌患者有可行性。

二、适应证

(1)年龄≤40 岁,生育要求强烈,且有随访条件。

(2)组织学提示为孕激素受体阳性、高分化(G1)子宫内膜腺癌。

(3)B 型彩色多普勒超声、磁共振等辅助检查提示无子宫肌层和宫颈浸润,未显示淋巴结或远处病灶转移。

(4)血清标志物糖类抗原 125<35KU/L,非手术治疗前行腹腔镜探查无卵巢肿瘤。

(5)排除心肺功能异常、急性肝肾功能损伤、凝血功能障碍等系统疾病,无药物治疗禁忌。

(6)夫妇双方的生育能力正常。

(7)无家族史、既往无其他肿瘤发生史或合并其他部位肿瘤。

(8)能够充分理解风险,并签署知情告知同意书。且即使治疗有效,也不能保证患者能成功妊娠或顺利分娩。

三、治疗

宫腔镜下切除病灶组织联合宫腔内放置左炔诺孕酮宫内缓释系统是我院对于这类患者的主要治疗手段,其原理在于每日释放 20 μg 左炔诺酮,经子宫内膜丰富的毛细血管网吸收,使宫腔内形成持续性的高孕激素状态,导致子宫内膜萎缩或蜕膜化;同时诱导雌二醇向雌酮转化,抑制 18-雌二醇激活酶,下调雌激素受体,并定期随访。多次宫腔镜下取活检未见肿瘤细胞即可进行妊娠,现我院已有 3 位患者成功妊娠并分娩,仅 1 例因分娩后未继续放置左炔诺孕酮宫内缓释系统而导致内膜癌的复发。

(冯力民)

第七节 子宫颈癌的保留生育功能的手术及生育力保护

一、概述

宫颈癌是女性常见恶性肿瘤之一,在发展中国家宫颈癌居妇科恶性肿瘤的首位。随着宫颈细胞学筛查和人乳头瘤病毒(HPV)检测的临床普遍应用,发现早期宫颈浸润癌的患者逐渐增多,且呈明显年轻化趋势,其发病平均年龄由 53 岁降至 42 岁,超过 1/4 的患者小于 40 岁,许多患者有生育要求。传统的治疗方法如广泛性子宫切除术(radical hysterectomy, RH)或根治性放疗虽然对早期宫颈癌疗效较好,但均会导致患者丧失生育功能。为寻找治疗年轻宫颈癌患者的更合理方法,Balega 等发现宫颈癌的生长首先侵犯周围组织,累及宫体者少见,向输卵管及卵巢转移者仅占 1%～2%。直接浸润主要为宫旁浸润,远处转移以淋巴转移为主,血行转移少见。且淋巴转移主要是沿淋巴管循序向上转移,少有逾越式转移。宫颈癌生长转移特点为年轻的早期宫颈癌患者实施保留子宫的保守性手术、维持其生育功能提供了理论依据。

宫颈癌保留生育功能的手术包括宫颈锥切术和根治性宫颈切除术(radical trachelectomy,RT)。前者主要适用于宫颈原位癌和 IA1 期无淋巴血管间隙浸润(LVSI)的早期宫颈癌患者,后者主要适用于 IA1 期伴 LVSI、IA2 或 IB1 期的早期宫颈癌患者。1994 年法国学者 Dargent 首次报道了阴式根治性宫颈切除术(VRT)配合腹腔镜下盆腔淋巴清扫术(LPL),也称腹腔镜阴式根治性宫颈切除术(laparoscopic vaginal radical trachelectomy,LVRT)来治疗希望保留生育功能且小癌灶局限于宫颈的患者。开创了保留生育功能手术的新纪元,被称为 20 世纪宫颈癌手术发展的里程碑。此后该术式不断被改进,目前主要包括经阴道根治性宫颈切除术联合腹腔镜淋巴清扫术、腹式根治性宫颈切除术(abdominal radical trachelectomy,ART)、腹腔镜下根治性宫颈切除术(laparoscopic radical trachelectomy,LRT)及机器人广泛性宫颈切除术(robotic radical trachelectomy,RRT)。

二、RT 手术适应证

(1)患者有强烈的生育要求。

(2)国际妇产科联盟(FIGO)分期为 IA1 期伴 LVSI、IA2 或 IB1 期。

(3)肿瘤直径≤2 cm。

(4)组织学类型为鳞癌、腺癌或腺鳞癌。

(5)病变局限于宫颈外口,未达颈管上方及未累及内口。

(6)无盆腔淋巴结和远处转移。

扩大适应证的讨论:①随着辅助生殖技术的发展,不孕的宫颈癌患者也可行保留生育功能的 RT 治疗。过去只有在患者有强烈的生育要求下才予以实施 RT,而且术前需排除患者存在的不孕因素。但是随着辅助生殖技术的发展和提高,不孕症目前不应成为保留生育功能宫颈癌手术的绝对禁忌证。②IB1 期中宫颈局部肿物直径>2 cm、IB2 期和ⅡA 期是否手术指征。目前较多学者认同肿瘤直径>2 cm 是术后复发的危险因素。有学者通过文献总结 548 例手术,发现肿瘤直径>2 cm 复发率为 17%,肿瘤直径≤2 cm 复发率为 2%。因此,最新 2015 年 NCCN 宫颈癌临床实践指南特别强调,广泛性宫颈切除术只适合 IA2 期和肿瘤直径≤2 cm 的 IB1 期的患者,不适于ⅡA 期患者。那么,对于超出此范围的 IB1 期、IB2 期和ⅡA 期患者是否应放弃保留生育功能的手术?有学者尝试利用腹腔镜淋巴结清扫判断淋巴结有无转移,并结合新辅助化疗扩大 RT 手术的适应证及改变手术方式。他们认为新辅助化疗为宫颈局部病灶>2 cm 者提供了保留生育功能的手术机会,但其安全性和疗效缺乏大样本的长期随访资料,须进一步探索。

三、RT 手术方式及注意事项

RT 虽然有经阴道、腹式、经腹腔镜和机器人等不同途径,但这些术式的共同特点是:保留子宫体,切除 80% 的子宫颈及一定范围的宫旁组织,对保留的宫颈进行环扎,吻合宫颈峡部与阴道黏膜边缘。手术中需要做两次病理,第 1 次病理是清扫下的盆腔淋巴结,如果阴性,再做下一步的 RT 手术。其实第 2 次的术中快速病理对于 RT 手术是否继续进行更为重要,宫颈切断的要求是距肿瘤有一定的距离,对于鳞癌来说,有 5 mm 的正常组织切缘也许就足够了,但 5 mm 对于腺癌可能不够,8~10 mm 相对更安全。如果切缘距肿瘤距离小于上述范围,则改行 RH。

1. 经阴道根治性宫颈切除术(vaginal radical trachelectomy,VRT) 经典的 Dargent 术式首先是淋巴结的清除,如病理证实淋巴结无转移则进行 VRT 手术。VRT 要求术者能准确分离输尿管,结扎子宫动脉分支,只有对阴道手术非常熟悉的医生才可能得心应手。VRT 手术的并发症与经典的经阴道宫颈癌根治术一样,可以出现大血管及输尿管、膀胱、直肠的损伤,其中发生比例高的是输尿管的损伤。第二是感染,经阴道操作逆行感染的机会相对较高。因此,术后要加强抗感染的治疗。第三是由于环扎缝合术和子宫体保留操作困难的增加,VRT 的术后其他并发症也要略有增加,如痛经、子宫出血、环扎缝合异常、阴道分泌物增多、宫颈管狭窄、月经不调等。

2. 腹式根治性宫颈切除术(abdominal radical trachelectomy,ART) 该手术经腹完成盆腔淋巴结切除的同时行广泛性宫颈及宫旁组织切除。其优点是可以更广泛地切除子宫旁组织。对于阴式手术经验不足、阴道解剖异常、肿瘤直径>2 cm、未产妇、肥胖患者或某些妊娠期发现的宫颈癌患者,经阴道手术难度增加,可选择经腹途径。ART 手术过程中因为保留了卵巢血管、子宫动脉而导致宫颈部分手术操作不便。有的学者主张为了操作方便,先切断子宫动脉,术后再吻合。VRT 和 ART 相对于 RH 而言,破坏性小,技术要求和难度却更高。VRT 常给人留下切除范围不够的印象。因此有学者认为对肿瘤较小者选择 VRT 较好,而对于病灶较大者,如确有生育需要可行 ART。

3. 腹腔镜下根治性宫颈切除术(laparoscopic radical trachelectomy,LRT) 充分利用了腹腔镜微创和视野放大的优势,使宫旁间隙、主骶韧带和血管神经更易识别。因此,LRT 比 ART 手术更容易保留子宫动脉,减轻手术粘连,更有利于妊娠,并避免了经腹手术创伤大、出血多的情况。LRT 比 VRT 手术视野好,可切除更加足够的宫旁组织。对于未生育、病灶偏大的患者,LRT 可以切除更宽的宫旁组织和更好地确定子宫峡部切开的位置。因此,虽然腹腔镜下保留生育功能的手术方式学习曲线较长,掌握起来有一定的难度,但该术式体现恶性肿瘤治疗"微创化"趋势,具有不可替代的优势。

LRT 手术注意事项,在不切断圆韧带和骨盆漏斗韧带的情况下,行盆腔淋巴清扫同时要注意子宫动脉周围淋巴的清扫。为保证将切除的盆腔淋巴结完整取出,并避免污染腹部穿刺孔造成不必要的肿瘤种植,建议在阴道切开后将盆腔各组淋巴结整块送检。在保留子宫动脉的情况下,沿输尿管走行打开输尿管隧道,连同膀胱一起下推输尿管 3 cm 以上。最好保留双侧的子宫动脉及上行支。切断子宫骶骨韧带和主韧带时,最好分离并保留至少一侧盆腔神经。

4. 机器人辅助下根治性宫颈切除术（robotic radical trachelectomy，RRT）　从本质上来说,属于腹腔镜技术的范畴。但是机器人手术有其技术优势,比如三维立体视野增加了手术层次感、多角度旋转的手术器械增加了手术灵敏度、缓震软件增加了手术精细性等特点,使其操作可以在更狭窄的空间进行,甚至可以完成传统腹腔镜下不能完成的操作,比如宫颈与阴道易于吻合。但机器人手术需要购买昂贵的设备、特殊的培训,而且 RRT 手术费用远远高于前面提到的 3 种手术方式。

四、RT 手术进展

Ⅰ期和Ⅱ期宫颈癌患者中,至少 70% 盆腔淋巴结无转移的患者要承受由盆腔淋巴清扫术带来的血管、神经损伤和淋巴囊肿等并发症,以及由于切除正常淋巴结消除了阻隔远处转移的第 1 道屏障,而引起局部免疫力降低的负效应。因此,对宫颈癌患者是否行盆腔淋巴清扫术存在争议,学界引入了前哨淋巴结（sentinel lymph node，SLN）的概念。SLN 是首先直接接受原发性肿瘤淋巴引流的淋巴结,即原发肿瘤区域淋巴引流的第 1 站,为肿瘤淋巴转移中较易受侵的区域淋巴结,其组织学形态反映其他次级淋巴结的组织学状态。如 SLN 活检无肿瘤浸润,可推测无淋巴结转移,如 SLN 活检阳性,则可能有进一步淋巴结转移,必须进行淋巴结清扫。SLN 阳性及阴性预测率为 100%。即当 SLN 阴性时,全盆腔淋巴结清扫后均未发现转移淋巴结;当 SLN 为阳性时,其余淋巴结也可发现有转移。

SLN 可通过淋巴绘图识别,淋巴绘图方法是在原发肿瘤附近注射某种生物染料或其他标志物,后者随淋巴引流到局部淋巴结,从而使优先接受引流的淋巴结位置暴露,再经过肉眼或仪器识别。在宫颈癌方面,SLN 主要识别方法可归纳为以下 3 种：①生物活性染料示踪法。②放射性核素示踪法。③生物活性染料-放射性核素联合示踪法。

五、术后随访与复发

分期较晚、病灶直径＞2 cm、淋巴结阳性、血管淋巴管癌栓、深部间质浸润和特殊组织学类型等均为 RT 术后复发的高危因素。有统计表明,总的复发率在 2% 左右。术后随访应遵循宫颈癌治疗后的随访原则。随访时间目前尚无统一意见,建议术后 2 年内每 3 个月随访 1 次,因为大多数复发均出现在术后 2 年左右;此后的 3 年每 6 个月随访 1 次,之后进入普通人群常规检查。随访内容包括宫颈细胞学检查、阴道镜检查、宫颈管搔刮和高危型人乳头瘤病毒（HPV）检测。因患者术后的宫颈细胞学检查常出现较多受挤压的腺细胞,对于术前组织病理学为腺癌的患者,应注意与术前的宫颈细胞学细胞涂片比较。有学者还建议术后定期行磁共振成像（MRI）或正电子发射断层成像术（PET）/CT 等影像学方面的检查,因后者费用较高,目前尚未推荐作为一线随访项目。

六、术后的生育问题

1. 宫颈锥切术后生育问题　多数学者认为宫颈锥切术可对受孕能力产生一定影响,原因包括：①切除部分宫颈组织可导致宫颈狭窄，使精子通过受阻。②切除了宫颈内口分泌黏液的腺体，使宫颈局部免疫屏障破坏，容易导致上行性感染，产生盆腔炎，引起输卵管性不孕。但也有学者术后随访发现宫颈锥切术对术后受孕能力的影响并不明显，Mathevet 等对86 例锥切患者进行 38～118 个月随访，未发现因宫颈锥切术导致不孕的患者。

宫颈锥切术对妊娠结局的影响主要有流产、早产、胎膜早破和低出生体质量儿。Crane 等检索了近 20 个宫颈锥切术对妊娠结局影响的文献，分析后发现锥切术明显增加早产、低出生体质量儿的发生率，而低出生体质量儿发生率升高可能是早产所引起的。

目前研究认为影响妊娠结局的因素主要有锥切术后距妊娠间隔的时间和锥切的范围。①妊娠间隔时间：Himes 等发现锥切术后至妊娠的时间长短与妊娠结局相关，他们对 2001—2004 年间的患者进行了回顾性分析，发现锥切术与早产无明显相关，但是锥切术后至妊娠间隔的时间长短才是影响早产的关键因素。间隔时间短的患者早产发生率比间隔时间长的患者高，差异有统计学意义。因为术后宫颈组织的再生修复是一个炎性浸润的过程，随时间的延长，炎症逐渐消退，而宫颈长度也有所恢复，增加了宫颈抗感染的能力。有学者发现宫颈组织的再生一般是在锥切术后 3～12 个月内，避免在这段时间内受孕能够减少早产的风险，治疗到妊娠之间的间隔＜6 个月会使发生早产的危险度增高 30％～60％。②锥切范围：关于锥切范围对妊娠结局的影响，多数学者认为宫颈锥切高度与不良妊娠结局有关。Sousa 等认为早产风险随宫颈长度减少而增大，宫颈长度＞30 mm 时早产率＜1％；宫颈长度为 5 mm 时，早产率则高达 80％。国内研究显示：当锥切深度＞1.17 cm，胎膜早破的风险是对照组的 3 倍。

宫颈锥切术后妊娠的患者是否需行预防性宫颈环扎术？Leiman 等 1980 年对 77 例行宫颈锥切术患者的妊娠结局进行回顾性分析，研究宫颈锥切范围和妊娠结局的关系，将锥切高度≤2 cm 或体积≤4 cm³ 者称为小锥切；而将锥切高度＞2 cm 或体积＞4 cm³ 者称为大锥切。结果表明，大锥切患者妊娠中期流产率和早产率均高于小锥切，建议大锥切患者行预防性宫颈环扎术。

2. RT 术后生育问题　术后妊娠时机，目前在 RT 术后妊娠时间的间隔问题上尚无统一意见。组织完全修复需要 3 个月左右，间隔时间越长，复发风险越低。妊娠前要注意观察月经恢复情况、超声或宫腔镜监测子宫内膜生长和卵巢排卵情况。有学者认为，如果肿瘤病灶小、预后好，术后妊娠可能不必等待过长时间。建议术后半年至 1 年内对患者进行定期随诊，每 3 个月进行 1 次宫颈细胞学检查，若无复发，可建议患者妊娠。

影响 RT 手术患者的自然妊娠等生育问题的因素如下。①宫颈管狭窄：这是一个很重要的原因，它不仅影响患者妊娠，而且也影响患者月经排出，临床发现有 40％的患者术后发生宫颈管狭窄并需要进行宫颈扩张，为妊娠创造机会。②阴道缩短和狭窄：这可能导致患者出现性交疼痛，从而惧怕性交。③手术对卵巢功能的影响：手术中切断子宫动脉有可能会破坏卵巢的血供，并对卵巢功能造成损伤。④手术对子宫内膜的影响：手术切断了子宫的一些供血动脉分支，在导致术后卵巢功能发生障碍的同时，也可能会导致子宫内膜异常。⑤宫颈缩短：逆行感染的防护屏障受到影响，逆行感染的机会大大增加，容易引起子宫内膜局部炎症、粘连等。以上问题都可以导致自然妊娠失败，所以接受 RT 手术的患者总的受孕率不高,对于自然妊娠失败的患者需要尽早采取辅助生殖技术以达到生育的愿望。

RT 术后妊娠结局,Shepherd 等报道,RT 术后 5 年累计妊娠率为 52.8%。患者 RT 术后受孕后自然流产率和早产率较高。妊娠并发症主要表现为中期妊娠流产、过期流产、感染性流产、早产、胎盘早剥及羊膜炎等发病率增加。术后妊娠的流产及早产发生率较高,估计与宫颈切除后产生的解剖缺陷及绒毛膜羊膜炎等因素有关。①RT 术后宫颈组织的再生修复也是一个炎性浸润的过程,可影响宫颈的免疫微环境和妊娠早期细胞因子环境,或留下隐性感染病灶导致妊娠后的上行性感染。②RT 术后宫颈明显缩短,使有效宫颈黏液栓形成减少。黏液栓被认为是阴道菌群和羊膜之间的屏障,可防止上行感染。由于 RT 术破坏了天然屏障,使患者妊娠后易导致羊膜感染继发羊膜炎,使胎儿流产和早产。③宫颈切除后峡部行环扎术时,缝线的异物刺激,有可能增加感染和胎膜早破的发生。

七、宫颈癌治疗中的生育力保护问题

手术、化疗、放疗或联合治疗,均可损害患者生育功能,引起闭经及卵巢早衰(premature ovarian failure,POF),甚至丧失生殖功能。主要化疗药物的生殖毒性程度,见表 13-1。卵子对放疗也较为敏感,放射剂量为 2Gy 就足以破坏整个卵泡池中 1/2 的卵细胞,放、化疗联合治疗导致的卵巢功能受损或衰竭风险高达 100%。

表 13-1　主要化疗药物的生殖毒性程度及辅助方案

风险	单一药物	辅助方案
高风险	环磷酰胺	—
	异环磷酰胺	—
	苯丁酸氮芥	—
	美法仑	对 40 岁以上妇女施行环磷酰胺/甲氨蝶呤/氟尿嘧啶(CMF),氟尿嘧啶/表柔比星/环磷酰胺(FEC),氟尿嘧啶/多柔比星/环磷酰肽(FAC)6 个周期
	白消安	—
	氮芥	—
	塞替派	—
中风险	顺铂	对 30～39 岁妇女施行环磷酰胺/甲氨蝶呤/氟尿嘧啶(CMF),氟尿嘧啶/表柔比星/环磷酰胺(FEC),氟尿嘧啶/多柔比星/环磷酰胺(FAC)6 个周期
	卡铂	对 40 岁以上妇女施行多柔比星/环磷酰胺(AC),表柔比星/环磷酰胺(EC)4 个周期)
低风险	多柔比星	
	紫杉烷	含杉烷的混合方案

风险	单一药物	辅助方案
低风险	博来霉素	—
	放线菌素 D	—
	长春新碱	对 30 岁以下妇女施行环磷酰胺/甲氨蝶呤/氟尿嘧呤(CMF),氟尿嘧啶/表柔比星/环磷酰胺(FEC),氟尿嘧啶/多柔比星/环磷酰胺(FAC)6 个周期
	长春碱	—
	甲氨蝶呤	—
	巯嘌呤	对 40 岁以上妇女施行多柔比星/环磷酰胺（AC），表柔比星/环磷酰胺(EC)4 个周期
不确定风险	5-氟尿嘧呤	—
	曲妥珠单抗	—
	贝伐单抗	—
	拉帕替尼	—

对于女性肿瘤患者而言,生育能力保存和保护的方法复杂、多样,主要的方法包括:①放、化疗前行卵巢移位术/性腺屏蔽(保留生育功能手术)。②胚胎冷冻。③化疗中应用促性腺激素释放激素类似物 GnRH-α 保护卵巢功能。④卵子冷冻(成熟卵子、未成熟卵子)。⑤卵巢组织冷冻/卵巢冷冻(原位移植/异位移植)。⑥子宫移植。⑦人工卵巢工程。⑧干细胞的诱导分化。其中前 4 项对女性肿瘤患者生育能力保存和保护的方法已在临床实践中广泛应用或正在完善研究中,已经具有很好的临床实用价值或比较接近于临床实用阶段;而后 4 项则是正在兴起和有待深入研究的课题,特别是最后 2 项技术,仍然尚停留于实验室研究阶段。

现阶段临床研究对宫颈癌患者生育功能的保护及保存,仍处于初级阶段,即只能根据疾病分期、分级及是否存在高危因素等个体化选择。随着肿瘤生殖学的不断发展,特别是卵巢冷冻移植、子宫移植等相关理论和技术的逐渐成熟、完善,宫颈癌患者治愈后仍可生育,将不再是遥不可及的神话。

(周志 宋晓婕)

第十四章　卵巢疾病合并不孕的微创诊疗

第一节　卵巢良性肿瘤的腹腔镜诊疗

一、概述

卵巢良性肿瘤是一种常见的妇科疾病,可发生于任何年龄阶段的女性,但多发于育龄期妇女,发生率为10%～15%。其主要包括卵巢单纯囊肿、卵巢子宫内膜异位囊肿、良性成熟性畸胎瘤、卵巢冠囊肿、卵巢上皮性良性肿瘤等。其中浆液性囊腺瘤约占25%,黏液性囊腺瘤约占20%,成熟性畸胎瘤占10%～20%。

卵巢囊肿早期多无临床症状,大部分于查体或超声检查时发现。如囊肿增大可能出现以下症状:自觉腹围增大,触及下腹有包块,早晨憋尿时明显,排尿后消失。偶觉腰痛、腹胀、尿频,或有便秘。如卵巢囊肿发生蒂扭转、破裂、感染时表现为急腹症。其中10%左右的卵巢囊肿发生蒂扭转,好发于囊肿蒂长、中等大小、活动度良好,重心偏于一侧的囊肿(畸胎瘤多见),3%的卵巢囊肿由于自发性或者外伤出现破裂,感染较少见,多继发于囊肿蒂扭转或破裂后。自1947年Palmer首次将腹腔镜应用于妇科临床,迄今只有半个多世纪,但由于腹腔镜手术具有创伤小、术中失血少、术后恢复快等特点,现已成为治疗育龄期妇女卵巢良性肿瘤的首选方式。手术的主要目的之一是排除恶性肿瘤,研究显示,小于5 cm的肿块恶性率低于1%,5～10 cm的肿块恶性率低于11%,大于10 cm的肿块恶性率高达72%。

卵巢良性囊肿不仅能引起盆腔内异常的炎性细胞因子增多,导致慢性盆腔炎、盆腔粘连、盆腔痛,其生长还破坏卵巢的正常组织结构,影响卵巢内的血液循环、卵泡的生长发育,干扰卵巢的正常内分泌及排卵功能,成为引起女性不孕的重要因素。

二、手术适应证

(1)卵巢囊肿持续存在或增大、直径>5 cm,B超提示囊肿透声差或回声不均匀(如囊肿含有实性部分)。

(2)卵巢囊肿合并蒂扭转,或囊内出血、囊壁破裂、感染保守治疗失败。

(3)肿瘤标记物显著升高,或影响生殖内分泌,如影响排卵、导致功血等。

三、手术禁忌证

①严重的心肺系统疾病。②大的腹壁疝及膈疝。③弥散性腹膜炎。④颅内压显著增高。⑤视网膜脱落。⑥过度肥胖者。⑦肿瘤过大者(直径>10 cm)。

四、围手术期生育功能的评估及生育力保护的预处理措施

(1)通过抗苗勒管激素(anti-mullerian hormone,AMH)、抑制素B、基础FSH、窦卵泡数(antral follicle count,AFC)、卵巢容积(ovarian volume,OV)等指标评估卵巢储备功能。

(2)术前需根据病史、查体及超声、肿瘤标记物、性激素水平等评估:①卵巢囊肿性质(良性/恶性)。②肿瘤单侧/双侧。③囊肿是否具有内分泌功能。

(3)育龄期女性容易发生一些生理性囊肿,比如卵泡囊肿、黄体囊肿、黄素化囊肿、滤泡囊肿,可能是由于内分泌失调、促黄体生成素分泌不足、药物刺激所致的过度生理性反应,多为单侧、壁薄,表面光滑,活动好,直径多小于6 cm,B超显示透声好或无回声,可暂观察或口服避孕药,口服避孕药对垂体进行负反馈调节以减少促性腺激素对卵巢的刺激,引起囊肿消退。不管用药与否,生理性囊肿通常会在3个月内自行消失,无须手术治疗,术前评估需结合患者病史、卵巢囊肿超声特点及肿瘤标记物,严格掌握手术指证。

五、手术操作技巧及生育力保护措施

1. 探查 全面评估盆腹腔,取腹水或腹腔冲洗液送病理进行肿瘤细胞学检查。针对不孕症患者先进行宫腔镜检查,评估输卵管状态,行输卵管通液术。

2. 卵巢切口选择 尽量选择在远离卵巢门的一侧无血管区部分,沿卵巢长径切开易于剥除,避免撕裂离断卵巢造成更大的损伤。切口尽量选择在卵巢包膜最薄部分。如囊肿表面卵巢皮质较厚用电刀切开,电切/电凝功率应降到20～25W,避免切口过深囊肿破裂,而较薄的卵巢皮质可钳夹提起皮质,用剪刀由无血管区剪开卵巢皮质。

3. 剥除囊肿 Alborzi等发现腹腔镜或开腹行单侧卵巢良性囊肿剥除术后,65%～80%子宫内膜异位囊肿、36%～50%畸胎瘤、36%～37%浆液性囊腺瘤和14%～35%黏液性囊腺瘤的囊壁上有卵巢组织,而且部分卵巢组织上有原始卵泡和(或)初级卵泡,因此,术中对卵巢功能的保护成为生殖内分泌医生关注的焦点。切开囊肿表面卵巢皮质后,弯钳钳夹卵巢包膜边缘两侧,向外翻卷,将囊肿剥出。或采用剪刀、弯钳和吸引器钝性分离囊肿与正常卵巢组织,剥除囊肿时要注意解剖层次清晰,避免剥除囊肿壁带走正常卵巢组织,当剥除至卵巢门周围时尤其小心,因为多数囊肿在此处附着紧密,且有滋养血管,尽量先行电凝后再游离剥除,避免盲目剥除损伤卵巢门血管而造成被动止血,损伤卵巢组织。如果囊肿壁和卵巢间致密粘连可考虑水分离法,对于难以分离的部分可能需要剪刀锐性剥离或者单极电凝分离,尽可能的剥除全部囊壁,以防复发。囊肿剥除过程中注意避免切口撕裂延长至卵巢门而损伤卵巢血管。

4. 创面止血 较小的残余卵巢组织一般不需要缝合,可采用电凝止血。Kangas等人报道,单极、双极及超声刀对组织损伤的深度分别为2.1 cm、1.3 cm和0.9 cm。现在多数学者认为,在卵巢止血过程中,应尽可能避免使用单极,尽量使用双极电凝。为了进一步减少对电凝周围及深层卵巢组织损伤,助手在电凝后应立即用生理盐水冲洗手术剥离面,一方面冷却降温,减少电凝对周围卵巢组织的热辐射损伤;另一方面有利发现出血点并准确定位止血,避免大面积盲目电凝、持续电凝,止血过程中要体会"点到为止"。止血过程中应先处理剥离面,再凝固切口边缘,以免边缘卷缩内翻影响暴露;先处理出血量较大的部位,然后再电

凝细小出血点。创面较大或者多量出血者,应避免反复电凝止血,可采用 3-0 微乔线做同心圆缝合关闭无效腔止血整形,但缝合也不宜过多、过紧,做到止血确切、缩小粗糙面、减少对卵巢功能的影响,不伤及周围脏器。

超声刀通过机械震荡产生摩擦热及由于组织张力而形成的向两边的切力,使组织内的水分被汽化、蛋白氢键断裂、细胞分解而使组织被切开或凝固,由于细胞内蛋白变性,从而形成胶状封闭血管达到止血效果。Diamantis 和 Landman 等人的研究中,都得出了单极和双极电凝的热损伤范围远大于超声刀的结论,由此可见,新型腹腔镜器械可以使得手术更加微创,副损伤更小。

5. 尽量避免囊肿破裂　不同的卵巢囊肿特点不同,畸胎瘤往往囊壁较厚,与卵巢皮质层次清晰,易于剥除,其囊内液为油脂、毛发等,破裂后不易彻底清理,其内容物在腹腔内扩散可能会造成腹膜刺激征和肉芽肿形成,术中应尽量避免破裂。子宫内膜异位囊肿与卵巢皮质致密粘连,甚至存在浸润侵蚀现象,囊肿与卵巢组织界限层次不清,部分囊壁充血、糟脆,术中极易破裂,故剔除子宫内膜异位囊肿时可考虑于囊肿壁薄弱处切开或穿刺,抽吸、冲洗、清理囊内巧克力样液体,之后再找到囊壁与正常组织间界限剔除囊肿。术中完整剔除囊肿置入标本袋中,在标本袋中进行囊内液吸引等操作。对于过大的肿瘤不易完整取出时,可先抽取囊内液体,但应防止内容物溢出,以免囊液污染腹盆腔形成种植,可能引起腹膜假性黏液瘤,如果术中出现囊内容物溢出,需用大量温热生理盐水冲洗,直至冲洗液变为清亮,从而可减少术后发生化学性腹膜炎、继发性肉芽肿、广泛盆腔粘连等风险。

6. 标本检查　取出标本应全面检查,估计其性质,必要时行冰冻病理检查,确定手术范围。

六、术后助孕策略及指导

大量文献报道提出卵巢囊肿剔除术会不同程度的损伤卵巢功能,即使是经验丰富的手术医师剥除卵巢囊肿的同时也可能带走正常的卵巢组织。Amooee 等人研究证实卵巢囊肿剔除术后 AMH 水平显著下降,术后 1 个月开始回升,术后 6 个月达稳定状态,但不能完全恢复到术前水平,且卵巢巧克力囊肿剔除术后卵巢储备功能下降更显著,因此针对合并不孕的患者术后需积极助孕。根据子输卵管状态、男方精液情况,卵巢储备功能及卵巢囊肿性质术后予以助孕指导。

对于卵巢单纯囊肿、成熟性畸胎瘤,轻、中度子宫内膜异位症患者,如卵巢储备功能正常,输卵管形态正常通畅,可期待治疗 6 个月,辅以监测排卵/促排卵及指导同房/人工授精助孕,如果不成功可考虑 IVF 助孕。对于重度子宫内膜异位症、卵巢储备功能较差或输卵管梗阻复通失败、输卵管积水已手术切除患者,术后建议尽快 IVF 助孕。

第二节　卵巢交界性肿瘤的微创诊疗

一、概述

卵巢交界性肿瘤(borderlineovariantumor,BOT)是指组织病理学特点和生物学行为介于良性肿瘤和恶性肿瘤之间的特殊类型卵巢肿瘤,1929 年被 Taylor 等首次提出,1973 年被 WHO 列入卵巢肿瘤的分类中,占所有卵巢肿瘤的 10%～30%。主要类型为卵巢交界性浆液性肿瘤(serous border line ovariantumor,SBOT)、卵巢交界性黏液性肿瘤(mucinous border line ovariantumor,MBOT)、交界性子宫内膜样肿瘤和混合性卵巢交界性肿瘤,卵巢交界性肿瘤具有低度的恶性潜能,发病率较低,预后较卵巢癌好,多发生于育龄期女性,年龄在 30～50 岁,大约有 1/3 的患者年龄不超过 40 岁。近年来,卵巢交界性肿瘤发病率呈现明显的上升及发病年龄年轻化的趋势。

目前,卵巢交界性肿瘤的高危因素尚不明确,经产、多产和哺乳可降低卵巢交界性肿瘤发生率,分娩 3 次以上其发病风险进一步降低。口服避孕药对于卵巢交界性肿瘤发病风险的影响研究结果不一致。其他因素如初潮年龄、绝经年龄、体重指数、家族史等是否与卵巢交界性肿瘤发病相关目前尚有争议。另有研究显示,分娩、子宫切除等并非保护性因素,可能与此类人群年龄较轻有关。

多数 BOT 患者早期通常无明显临床表现,症状隐匿,约超过一半患者于常规妇科检查时发现包块,不孕、腹痛、月经改变或异常阴道流血通常也是 BOT 被早期发现的原因。随着肿瘤增大、病情进展可能触及腹部包块,引起胃肠道症状、下腹坠胀感、性交不适或尿频、尿急等膀胱压迫症状;若肿瘤破裂或扭转可导致剧烈腹痛、发热等急腹症表现。80% 以上患者诊断时疾病处于早期(FIGO Ⅰ期),预后较好。根据最近德国研究报道,卵巢交界性肿瘤患者中 FIGO Ⅰ期、Ⅱ期和Ⅲ期的比例分别为 82.3%、7.6% 和 10.1%。

统计显示有 10%～35% 的患者治疗前有不孕病史,随着认识研究的不断深入,对卵巢交界性肿瘤的治疗,已逐渐从根治性手术治疗的传统模式转变为保守性手术治疗。在对患者预后无显著影响前提下,更多地关注患者术后生育功能等生存质量问题。诊断水平的提高、治疗手段的多样化、治疗效果的提高、随访的加强、辅助生殖技术的成熟,也为保留患者的生育功能提供了可能。

二、手术适应证

保留生育功能手术主要适用于年轻、早期、有强烈生育要求的患者,研究显示对于Ⅰ期患者保留生育功能的手术是安全的,近年认为对于进展期 BOT 也较安全,且认为无浸润性种植的晚期 BOT 者也可行保留生育功能手术。2015 年 NCCN《卵巢肿瘤指南》指出,对于Ⅰ～Ⅳ期要求保留生育功能的患者,均可以行保留生育功能全面分期手术,但需保证有良好的依从性,术后能长期随访,在行全面分期术时,对于育龄期并有生育要求的 BOT 患者可仅行单侧输卵管卵巢切除术,并保留对侧正常的卵巢组织和子宫。对无生育要求的患者,行全面分期手术或标准的卵巢恶性肿瘤细胞减灭术。

多个报道称腹腔镜手术与开腹手术相比,卵巢肿瘤的破裂率明显增高,而破裂致的肿瘤细胞扩散、种植是影响其预后的独立危险因素。在法国的一个多中心的研究资料中,358 名 BOT 患者中有 149 例行腹腔镜手术治疗,其术中卵巢肿瘤破裂的比率较开腹组高,但术后复发率无明显差异。虽然无大量的资料表明囊肿破裂会影响患者的生存期,肿瘤直径比较大、术中破裂播散概率增加的患者不推荐进行腹腔镜手术,同时在期别较晚的病例中腹腔镜手术的安全性仍待明确。

三、手术禁忌证

①严重的心肺系统疾病。②大的腹壁疝及膈疝。③弥散性腹膜炎。④颅内压显著增高。⑤视网膜脱落。⑥过度肥胖者。⑦肿瘤直径者（直径>10 cm）为相对禁忌证。

四、围手术期生育功能的评估及生育力保护的预处理措施

1. 超声评估 超声诊断 BOT 的敏感性为 87%～96%，特异性为 81%～87%，若超声检查发现卵巢囊性肿物中出现乳头状突起、实性区或密集分隔、房分增厚时应警惕为交界瘤可能，若除肿瘤包膜可测到血流信号外，内部乳头上、增厚的隔上能测定到血流信号或低阻力血流信号，阻力指数<0.50 更有助于诊断。

2. 肿瘤标记物 临床常用的血清标记物与卵巢上皮癌相同，包括 CA125、CA199、CA724、CEA 等，但诊断 BOT 的敏感性和特异性均较低。文献报道，对于卵巢交界性肿瘤患者进行血清学检查，24%～61% 的患者 CA125 升高，敏感性为 84%，特异性为 83%；49% 的患者 CA199 升高，17% 的患者 CEA 升高，33% 的患者 CA724 升高，CA125 在 75% 的浆液性交界性肿瘤患者中升高，CA199 在 57% 的黏液性交界性肿瘤患者中升高。

3. MRI/CT 对于诊断 BOT 的准确率为 75%，敏感性为 92%，特异性为 85%，浆液性 BOT 表现为附件区包块，囊性或者囊实性，伴有分隔及赘生物。实性部分在 CT 和 MRI 上表现为中度强化。在 MRI 检查中，如果病变在 T1 加权像呈高信号，而 T2 加权像上表现为水密度信号，提示包块内没有实性成分。黏液性 BOT 在 MRI 上通常表现为多房囊性、囊内包含在 T1 或 T2 加权像不同的信号强度的液体成分。囊内赘生物显示造影剂摄取延迟，在 T1 加权像上，黏液成分可以呈高强度信号，附壁结节在 T2 加权图像上呈高强度信号。CT 与 MRI 相比，对软组织的分辨能力差，故而 CT 对于分辨卵巢肿瘤的性质具有一定的局限性，但 CT 可以用来协助发现卵巢外病变、确定肿瘤分期。

4. 评估卵巢储备功能 通过抗苗勒管激素（AMH）、抑制素 B、基础 FSH、窦卵泡数（AFC）、正常卵巢组织容积（OV）等指标评估卵巢储备功能。

5. 其他 对于一些卵巢已被巨大肿瘤或双侧肿瘤破坏，多次手术使卵巢早衰的年轻患者，其依然有强烈的生育愿望，术前可以考虑以下方法生育力保存：冻存胚胎、卵母细胞、卵巢组织等。卵巢组织冻存不需要通过刺激卵巢获得卵母细胞和胚胎，避免了体外受精治疗使用激素的副反应，不会延迟治疗，但由于这种组织移植具有潜在保留恶性细胞的可能，易诱发肿瘤复发，所以必须经过病理证实阴性后冻存。

五、手术操作技巧及生育力保护措施

1. 探查 虽然在诸多研究观察中分期手术与否对患者复发率及生存率没有差别，大部分学者仍主张初次行分期手术（即使是保守手术），术中仔细探查盆腔、腹腔脏器表面，做腹腔冲洗液细胞学检查、大网膜活检或横结肠下大网膜切除、肿大淋巴结切除，对于黏液性 BOT，建议切除阑尾。分期手术有助于识别侵袭性种植及决定是否进行化疗。

2. 冰冻病理 术前卵巢交界性肿瘤尚缺乏特异性诊断方法,术中冰冻组织病理学检查对诊断非常重要,但并不能完全排除卵巢癌的诊断。有研究显示,针对卵巢交界性肿瘤,术中冰冻组织病理学检查的准确性为 69.5%,而过度诊断和诊断不足率分别为 1.2% 和 29.3%。因此,手术中对腹腔和腹膜后淋巴结的探查对于卵巢交界性肿瘤的诊断仍占重要地位。

3. 术式选择 报道显示手术范围愈保守者复发率愈高,行肿瘤剥除者的复发率高于单侧卵巢切除,更高于全子宫切除及双侧附件切除者,但卵巢交界性肿瘤由于生物学行为趋于"良性",各组生存率接近 100%,差异无显著性。2016 年 NCCN《卵巢癌诊治指南》建议,卵巢交界性肿瘤的治疗方案应根据患者的病理学分类、临床特点、年龄、保留生育的愿望及疾病分期而制定。

(1)全面分期手术/肿瘤细胞减灭术:对无生育要求者进行标准的全面分期手术,术中尽可能切除干净病灶。全面分期手术主要包括腹水或腹腔冲洗液细胞学检查,全子宫+双附件+盆腔病灶+横结肠下大网膜切除+腹膜多点活检,如为黏液性肿瘤还需行阑尾切除。对于Ⅱ、Ⅲ期的患者,应进行肿瘤细胞减灭术,Ⅳ期交界性肿瘤极少见。BOT 淋巴结受累的阳性率低,而且其复发率与淋巴结阴性病例的复发率相比差别无统计学意义。虽然淋巴结切除会提高部分患者的病理分期,但对于预后及复发的影响并不明显,且系统的淋巴结清扫会引起相应的并发症,不利于患者的预后。因此,对于卵巢交界性肿瘤不建议常规行淋巴结清扫,若发现淋巴结肿大,可考虑行淋巴结切除,然而,淋巴结受累与淋巴结肿大并无明确的关联。但 NCCN 仍建议进行严格分期手术,便与更好地发现复发的高危因素,排除 BOT 与低度恶性卵巢上皮性癌共存的可能。

(2)保留生育功能手术:以年轻且有生育要求的女性为主,术后应保留子宫及健侧附件,如双侧卵巢均受累时至少保留一侧部分卵巢组织。一般来说,保留生育功能手术的治疗是安全有效的,不会影响患者的术后存活情况,但仍需进行长期的复查,以防复发。

保留生育功能手术方式包括侧附件切除,患侧囊肿剥除,双侧囊肿剥除,一侧附件切除及对侧囊肿剥除,对于早期 BOT 者,手术方式应首选患侧附件切除术,而不是单纯囊肿剥除。Wu 等对 1984—2008 年治疗的 233 例患者进行术后随访,发现单纯囊肿切除组的复发率明显高于附件切除组,复发风险约为 3 倍,术后 5 年无瘤生存率(76.4%)明显低于附件切除组(95%)。其原因可能为肿瘤边界不清、手术切缘术中病理诊断困难、肿瘤存在多灶性生长的特点。大量研究发现,一侧附件切除能较好地保留 BOT 病患的生育功能及维持性激素水平。

但也有学者认为虽然囊肿剥除术术后复发率高且复发时间短,但复发的 BOT 病患绝大部分仍是 BOT,极少数发展为卵巢癌,都能通过再次手术成功治疗。因此远期预后良好,并不增加术后病患的病死率。有报道显示,年轻、非浆液性的患者行囊肿剥除术,术后妊娠率明显高于一侧附件切除者。但目前推荐的单纯肿瘤剥除术只局限于下列情况采用:肿瘤为双侧性,则选择包膜完整,周围无粘连,评估肿瘤未侵及包膜或包膜外的一侧行肿瘤剥除术,保留一些正常卵巢组织;或患者曾行一侧卵巢切除术仅剩单侧卵巢,但有相邻的正常卵巢组织,肿瘤与卵巢关系疏松,可行囊肿剥出术者。需强调将切除标本边缘做病理检查,有无肿瘤细胞残存;若无相邻的正常组织存在,则只能行附件切除术。

4. 对侧卵巢处理　有 $25\%\sim50\%$ 的浆液性及 $5\%\sim10\%$ 的黏液性 BOT 可发生于双侧卵巢,既往主张保守性手术时应行对侧卵巢剖视或行楔形切除送病理检查。一系列的研究证实,对侧卵巢剖视或楔形切除不能防止 BOT 的漏诊,对于减少剩余卵巢肿瘤复发没有帮助,而且会造成剩余卵巢功能损伤、生育力下降,增加术后盆腔粘连,造成不孕症等风险。故对肉眼观察完全正常的卵巢不必行剖视或楔形切除活检。但细致地检查对侧卵巢表面并对可疑病变或囊肿进行活检有助于筛查。

5. 术后化疗　一般认为细胞毒性药物对增殖快的细胞比较敏感,交界性肿瘤对化疗的敏感性极差,甚至表现出抗化疗的特性。对于 Ⅰ 期 BOT 患者,国内外学者一致认为术后化疗不仅未使其复发率与病死率下降,而且会引起化疗并发症,故不需要化疗,但应密切随访。对于 Ⅱ～Ⅲ 期术后是否化疗目前尚有争议。Chambers 等学者的研究表明伴有浸润性腹膜种植的晚期 BOT 患者,尤其是 DNA 为非整倍体时,肿瘤的生物学行为与侵袭性卵巢癌类似,应进行术后辅助化疗。但目前尚无充分的证据支持化疗能延长 BOT 患者的生存期及提高生存率,反而可能会由于化疗药物的毒副作用而影响 BOT 患者的生存率。也有研究证实新辅助化疗和新靶向药物尤其对于晚期卵巢交界性肿瘤可能有效。2015 年 NCCN《卵巢肿瘤指南推荐》,对于复发或持续性手术后残留,推荐以铂类为主的化疗。如患者腹膜表面伴有浸润性种植,则预后相对较差。如患者无浸润性种植,目前尚无证据证明术后化疗是否有益,可建议患者术后密切观察随访。

六、术后随访及妊娠策略

1. 术后随访　BOT 具有较强的复发性,病灶潜藏时间较长,最多可达 30 年复发。因此,对于 BOT 患者术后必须进行随访,尤其是经保留生育能力的患者术后需长期随访。随访策略:术后 2 年内每 3 个月进行一次随访,之后 3 年内每 6 个月进行一次,5 年之后 1 年随访 1 次。随访内容:症状、妇科检查,阴道超声检查及血清 CA125 检查,必要时进行磁共振成像等检查。

2. 妊娠时机　文献报道,保留生育功能手术后患者自然妊娠率为 $32\%\sim65\%$,也有报道保留卵巢功能有正常月经者自然妊娠率 50%。Vasconcelos 等对 39 个研究中共 2 752 例 BOT 行保留生育功能手术者进行了荟萃分析,总的妊娠率为 55.7%。孕期诸如宫外孕、流产、早产、胎儿畸形等并发症发生并未增加。

术后受孕期间应间隔多久,目前还没有一致的说法。尽管最近有报道称最早可于术后 3 个月即怀孕。因为 BOT 复发比浸润性癌要晚,故术后 3～6 个月怀孕也是可以允许的,部分学者认为,术后早期妊娠,盆腔血供丰富,增加疾病复发、再发风险,术后月经恢复 1～2 年后妊娠最佳。其对于未育保留生育功能的 BOT 患者,在准备怀孕前每 3～6 个月复查癌标,超声等是很关键的。

3. 辅助生殖技术可行性　$10\%\sim35\%$ 的患者治疗前有不孕病史,有些患者因术后粘连、剩余卵巢组织少功能低下致不孕,术后需要行促排卵、IVF 等辅助生殖技术助孕,已有学者证实促排卵药物可能会促进乳腺癌、霍奇金淋巴瘤或者黑素瘤的发生发展,但与卵巢肿瘤的进程是否有关,存在较多争议。有人认为卵巢过度刺激及 IVF 是诱发 BOT 的高危因素,但也有学者通过体外细胞培养发现高水平雌激素、孕激素及 FSH 不会刺激 BOT 和浸润性卵巢癌肿瘤细胞增殖,且 hCG 有抑制细胞增殖作用,目前多数学者认为辅助生殖技术是可行的,但由于 BOT 术后辅助生育技术资料少,有待进一步研究。但是因为采取辅助生殖技术出生的胎儿例数较少且时间比较短,相关的文献报道也较为贫乏所以有关成功率和预后有待于大量病例对照研究及评估。

4. 争议 分娩后是否行根治性手术有争议,国内外学者尚无统一定论,需考虑多个因素:肿瘤组织类型(是否有种植性浸润)、临床分期、既往术式(肿瘤剔除或一侧附件切除)及患者的意愿。即使再次复发,绝大部分患者仍表现为 BOT,极少进展为卵巢恶性上皮性肿瘤,且可通过二次或多次手术切除,能治疗彻底。所以认为,BOT 患者完成生育后可严密随访,一旦复发后再行手术治疗;但对已经复发病例或心理负担重的患者,可在完成生育后再次行根治性手术切除。与患者及家属充分沟通,满意的减灭肿瘤是基本原则。

第三节　卵巢恶性肿瘤的微创诊疗

一、概述

卵巢恶性肿瘤是妇科最常见的恶性肿瘤,死亡率较高,可以发生于任何年龄,不同组织学类型肿瘤的好发年龄段各异。20 岁以下女性中生殖细胞肿瘤最常见,上皮性卵巢癌绝大多数发生于绝经后的妇女。近年来,卵巢癌的发病年龄逐渐降低,有约 15% 的上皮性卵巢癌发生在小于 40 岁的妇女。生育年龄早、早绝经和使用口服避孕药则可降低发生卵巢癌的风险。

组织类型上大多为上皮组织来源(占卵巢恶性肿瘤的 50%～70%),分为以下亚型:浆液性肿瘤、黏液性肿瘤,子宫内膜样肿瘤、透明细胞肿瘤、Brenner 肿瘤、未分化癌、混合性上皮肿瘤。在卵巢和输卵管癌中,浆液性癌是最常见的类型。非上皮性恶性肿瘤不常见,包括颗粒细胞瘤、生殖细胞瘤、肉瘤和淋巴瘤。上皮性卵巢癌可来源于子宫内膜异位症或卵巢皮质包涵囊肿。这类疾病包括低级别子宫内膜样腺癌、透明细胞癌、交界性和低级别浆液性癌及黏液性癌。这类肿瘤可能由低级别的前驱病变缓慢发展而来(内膜异位囊肿或囊腺瘤等),可归类为Ⅰ型肿瘤。

约 2/3 的上皮性卵巢癌患者诊断时已是Ⅲ期或Ⅳ期。症状包括腹部隐痛或腹部不适、月经紊乱、消化不良及其他轻微消化功能异常,这些症状可能仅出现数周。疾病进展时,出现腹胀或因腹水量增加而感到不适,腹腔内压力增加或液体渗入胸腔内,患者可伴有呼吸系统症状。异常阴道流血并不常见。腹膜、大网膜和盆腔、腹腔脏器及横膈和肝脏表面是卵巢恶性肿瘤常见的转移部位,胸膜受累也可见到,腹腔外和胸腔外转移比较少见。

二、手术适应证

一旦确诊卵巢肿瘤,应行手术治疗。手术目的包括明确诊断;切除肿瘤;恶性肿瘤进行手术－病理分期。术式包括保留生育功能的全面分期手术及肿瘤细胞减灭术。

1. 保留生育功能的手术（fertility-sparing surgery，FSS）适应证 ①希望保留生育功能的年轻患者，某些Ⅰ期和/或低危的卵巢肿瘤（即早期低度浸润性肿瘤、卵巢低度恶性潜能肿瘤），子宫和对侧附件无肿瘤侵犯者，可在充分知情同意后行保留子宫和对侧输卵管卵巢的单侧输卵管卵巢切除术。②有生育要求者任何期别的恶性生殖细胞肿瘤或性索间质肿瘤（包括无性细胞瘤、未成熟畸胎瘤、胚胎瘤、内胚窦（卵黄囊）瘤）都可以行保留生育功能的手术，儿童或青少年的早期生殖细胞肿瘤可省略全面分期术。术后需使用超声进行随访监测，患者完成生育后可考虑接受根治性手术。

2. 肿瘤细胞减灭术适应证 对于无生育要求的患者，临床Ⅱ～Ⅳ期患者、癌肉瘤患者，进行最大限度的肿瘤细胞减灭术，达到无肉眼残留病灶或使残余肿瘤的最大径＜1 cm。尽量切除上腹部转移灶。

在经选择的患者，有经验的手术医生可以选择腹腔镜完成全面分期手术和肿瘤细胞减灭术，腹腔镜有助于评估初治和复发患者减瘤术能否达到最大程度。如腹腔镜减瘤术不理想，必须转开腹手术。

三、手术禁忌证

①严重的心肺系统疾病。②大的腹壁疝及膈疝。③弥散性腹膜炎。④颅内压显著增高。⑤视网膜脱落。⑥过度肥胖者。⑦肿瘤直径者（直径＞10 cm）为相对禁忌证。

四、围手术期评估及生育力保护的预处理措施

（1）发现盆腔可疑包块和（或）腹水、腹胀和（或）无其他明显恶性相关症状的患者，应详细采集病史以确定患者有无危险因素、其他肿瘤病史及家族性肿瘤史。进行全面的体格检查，包括全身体检和乳腺、盆腔及直肠检查。术前应行胸部影像学检查，以排除胸腔积液，应行盆腹腔 CT 显示腹腔内病变的扩散范围。

（2）肿瘤标记物：包括 CA125、癌胚抗原（CEA）、人附睾蛋白 4（HE4）、甲胎蛋白（AFP）、β-人绒毛膜促性腺激素（β-hCG）。

（3）对拟诊早期卵巢癌患者，应避免进行细针穿刺进行诊断，以防止肿瘤破裂导致肿瘤细胞在腹腔内播散。对于晚期的巨块型患者，细针穿刺术是获得明确病理诊断的必要手段。必须排除来源于肠道、子宫、胰腺的癌症及淋巴瘤。

（4）通过抗苗勒管激素（AMH）、抑制素 B、基础 FSH、窦卵泡数（AFC）、正常卵巢组织容积（OV）等指标评估卵巢储备功能。

（5）生育力的保存：目前专家提出的保存方式主要包括胚胎冻存、卵母细胞冻存及卵巢组织冻存。①胚胎冷冻是目前临床上常用的保存生育力的方法，适合于有配偶的女性，优点是技术成熟，解冻胚胎移植后妊娠成功率高，局限性为：超促排卵需要 2～3 周准备时间，因此不适用于恶性程度高、需立即治疗的患者。在超促排卵时会引起血清中的雌二醇水平显著升高，对于激素依赖的肿瘤患者不适用。②卵母细胞冷冻：优点不需要配偶或供精者，适合于儿童及单身女性患者。缺点：人类卵母细胞体积大、含水量高、膜的渗透性低，在冷冻的

过程中容易发生损伤,但当前的玻璃化冷冻技术使得卵母细胞的存活率可高达90%,现今,玻璃化冷冻方法的每枚卵母细胞的活婴出生率为5.2%。③卵巢组织冷冻:适用于各年龄段,不需刺激卵巢,可在月经周期的任何一天进行,且不受有无配偶的限制。自体移植后不但能够提供卵母细胞,还有可能恢复自身生殖内分泌功能,是更为理想的生育力保存办法。2004年,卵巢组织冷冻移植使癌症患者生出健康婴儿成为现实。据报道,截至2013年,卵巢组织冷冻的自体移植已成功应用于60例肿瘤,到2015年,分娩超过40例婴儿。但该技术更为复杂和困难,且移植需要二次手术,移植时因局部缺血问题使卵泡损失率高达66%,并且存在着携带肿瘤细胞致肿瘤复发的危险性。

值得注意的是,目前所有生育力保存方法均不能100%达到生育目的,此外,冷冻保护剂存在一定毒性,体外操作过程可能对配子、胚胎和卵巢组织产生化学毒副反应和物理损伤,均可能在分子生物学水平影响细胞的结构和功能,可能导致遗传物质和表观遗传修饰的异常。

五、手术操作技巧及生育力保护措施

1. 全面分期手术　早期卵巢癌治疗的重要组成部分,以排除可能存在的隐匿性晚期疾病,但是根据小儿外科文献,在出现明显临床早期恶性生殖细胞肿瘤的儿童/青少年患者中可不行全面分期手术。手术探查:无肉眼可见病灶或未触及转移灶,须遵循以下操作以便准确分期:仔细检查所有腹膜面;收集腹水,若无腹水则取腹腔冲洗液;横结肠下大网膜切除;选择性盆腔和主动脉旁淋巴结切除术(行主动脉旁淋巴结切除时,需将位于下腔静脉和腹主动脉表面及两侧的淋巴脂肪组织全部切除,上界至少达肠系膜下动脉水平,最好达肾血管水平。盆腔淋巴结切除术包括髂内外血管表面和内侧的淋巴脂肪组织、闭孔神经前方的闭孔窝淋巴脂肪组织,最好一起切除髂总血管周围的淋巴脂肪组织)。单侧肿瘤至少切除同侧盆腔淋巴结;活检或切除所有可疑病灶、肿物或粘连;正常腹膜表面随机活检,活检部位包括:右侧横膈下侧面、膀胱腹膜反折、子宫直肠陷凹、双侧结肠旁沟和双侧骨盆侧壁;黏液性肿瘤切除阑尾。尽量完整切除肿瘤并避免肿瘤破裂。

2. 冰冻病理检查　如果患者要求保留生育功能,术中需先切除肿物行冰冻病理评估,经冰冻切片病理证实为各期恶性生殖细胞肿瘤和交界性卵巢肿瘤、临床Ⅰ期上皮性卵巢癌或间质肿瘤,子宫和对侧附件无肿瘤侵犯,可考虑行保留生育功能的手术。

3. 肿瘤细胞减灭术　对于晚期卵巢癌患者,最重要的预后因素是减灭术后残留病灶的体积。如果患者病情允许都应先行手术治疗,尽最大努力实现满意的细胞减灭术,术中可能需要切除肠管,有时还可能要完全或部分切除其他器官。与仅切除增大淋巴结相比较,系统性盆腔和腹主动脉旁淋巴结切除并不能延长患者的总生存期,可略延长患者的无进展生存期。

六、术后随访、妊娠及指导

1. 术后化疗　IA和IB期G1～G2级上皮性卵巢癌患者预后很好,研究证实辅助化疗并无益处。G3和IC期患者多数会接受以铂类药物为基础的辅助化疗,但对于IA期和IB

期的 G3 患者,化疗是否有益尚有争议。所有Ⅱ期患者都应接受辅助化疗。Ⅰ期患者通常使用 3~6 个疗程,研究发现 3 个疗程卡铂+紫杉醇化疗的效果与 6 个疗程相同,但分层分析发现,对于高级别浆液性癌患者,6 个疗程效果可能更佳。晚期患者的化疗标准化疗方案为以铂类药物为基础的全身联合化疗 6 个疗程,包括卡铂或顺铂、紫杉醇或多西他赛。

2. 化疗前 GnRH-α 预处理 一般主张在化疗前 7~10 d 使用,其作用机制有以下几点:①抑制 FSH 释放,阻止卵泡进入周期募集,保护初级卵泡,进而卵泡储备得以保护。②造成体内低雌激素环境,减少卵巢的血供,从而减少卵巢局部化疗药物的累积量。③GnRH-α 直接作用于卵母细胞、卵丘复合物、颗粒细胞或其他卵巢结构,激活 GnRH-Ⅰ 和 GnRH-Ⅱ 受体,减少卵泡凋亡。④上调性性腺内抗凋亡分子,如神经鞘氨醇-1-磷酸(S-1-P),调节细胞生长,抑制细胞凋亡。⑤可能有保护卵巢生殖干细胞的作用,诱导卵巢内未分化的生殖干细胞分化成原始卵泡细胞。但 Elgindy 等在一项系统评价和 meta 分析中纳入 10 项研究,共计907 例患者。GnRH-α 在月经恢复或预防卵巢功能早衰方面没有优势,使用 GnRH-α 者卵巢功能恢复率为 68.4%,未使用 GnRH-α 组的卵巢功能恢复率为 59.9%,卵巢储备功能相关指标,如 FSH、窦前卵泡数、AMH 等,是否使用 GnRH-α 差异无统计学意义,术后自然妊娠率也无增加,而根据美国临床肿瘤学会(american societyof clinical oncology,ASCO)2013年的指南建议,肿瘤患者治疗中使用 GnRH-α 保护生育力的证据不足,尚须大规模前瞻性研究证实,只能作为临床试验进一步研究,不能作为保护卵巢功能的方法推荐。

3. 术后随访策略 在治疗结束后 1 年内,每 3 个月随访 1 次,然后可逐渐延长随访间隔,2 年后可每 4~6 个月随访 1 次,5 年后可每年随访 1 次。随访内容:①患者的病史,包括任何家族肿瘤史的变化和所有可能提示复发的症状(如盆腔疼痛、腹胀、早饱、梗阻、体重下降、疲劳)。②体格检查(包括乳腺、盆腔和直肠检查)。③如未进行基因检测,随访时可建议患者完成基因检测。④早期癌症患者进行乳腺癌筛查、在接受保留生育功能手术治疗的患者进行宫颈癌筛查。⑤定期检测 CA125,但其升高即开始二线化疗能否为患者带来临床益处一直存有争议。欧洲癌症治疗研究组织(european organization for researchon treatment of cancer,EORTC)一项大样本研究显示,对于无临床复发症状的患者,仅根据 CA125 升高而给予化疗并不能延长患者的生存期,但是会影响生存质量。⑥如有临床症状,行胸部/腹部/盆腔 CT、MRI、PET 或 PET-CT 等影像学检查。

4. 妊娠时机 妊娠时机的选择非常重要的,但治疗后适宜生育时间的选择目前尚未见大样本的循证医学证据。手术或化疗后过早妊娠可能导致肿瘤的复发甚至恶化,过迟可能会因患者卵巢功能储备下降而无法获得满意的妊娠结局。大量报道统计,治疗后 2 年内是卵巢恶性肿瘤复发最多的时期,故妊娠的最好时机是治疗结束后 2 年,高龄女性则应综合考虑治疗及年龄对生育的影响。

5. 妊娠结局 意大利的一项回顾性研究对 240 例接受保留生育功能手术的早期卵巢上皮癌患者进行了 9 年的随访,105 例(45%)患者尝试妊娠,其中 84 例(80%)妊娠成功。Yang 等对 59 例卵巢恶性生殖细胞肿瘤患者行保留生育功能的手术治疗后平均随访56.5个月,39 例尝试妊娠,31 例成功妊娠,并有 33 名活产婴儿出生。大量事实证明,保留生育功能后妊娠率及活产率相对较高。

6. 辅助生殖技术应用 卵巢恶性肿瘤手术及化疗可能引起卵巢功能下降,对于这些患者放宽体外受精-胚胎移植技术(IVF-ET)的指征,在可妊娠时期尽快妊娠,辅助生殖治疗是否影响卵巢癌治疗后患者的远期预后目前无定论,在促排卵治疗前一定要告知可能引起肿瘤复发的风险。但部分患者在促排卵治疗中常常出现卵巢低反应,使周期取消率增加,妊娠率显著下降,在辅助生殖治疗前应向患者及家属充分告知,让其有一定的心理准备,必要时选择放弃助孕、赠卵或领养,一些文献报道,微刺激方案和长方案优于拮抗剂方案和短方案。

第四节　多囊卵巢综合征的腹腔镜诊疗

一、概述

多囊卵巢综合征(polycystic ovary syndrome,PCOS)是妇女最常见的内分泌紊乱性疾病之一,也是引起无排卵性不孕和高雄激素血症的主要原因。1935 年 Stein 和 Leventhal 首次报道,故又称 Stein-Leventhal 综合征。各国报道显示育龄期女性患病率在 5%～10%,根据我国"十一五"国家科技支持计划的大样本、多中心的流行病学研究显示中国育龄女性的 PCOS 患病率为 5.6%。在不孕人群中比例高达 21%,在无排卵性不孕人群中比例甚至高达75%。

诊断为多囊卵巢综合征,首先需要调整生活方式,控制体重和增加锻炼。可采用口服避孕药和孕激素后半周期疗法,有助于调整月经周期,改善高雄激素的临床表现;周期性撤退性出血可改善子宫内膜状态,预防子宫内膜癌的发生。存在胰岛素抵抗者,可口服二甲双胍进行治疗。对于有生育要求的患者可采用促排卵治疗,目前首选的促排卵治疗方法是口服枸橼酸氯米芬(citrate clomiphene,CC),如氯米芬促排卵治疗无效(占 PCOS 患者的 15%～20%),可考虑使用促性腺激素等药物诱发排卵或腹腔镜下卵巢打孔术(laparoscopic ovarian drilling,LOD)作为二线治疗方案,体外受精-胚胎移植(IVF-ET)及未成熟卵体外培养技术(IVM)等辅助生殖技术(ART)则作为三线治疗方案。

早在 1939 年,Stein 和 Leventhal 报道了开腹卵巢楔形切除术(ovarian wedge resection,OWR),将双侧卵巢各楔形切除 1/3,以降低体内雄激素水平,提高机体排卵率及妊娠率,95%的闭经患者月经恢复正常,不孕者中约 80%妊娠。但后续报道此术式卵巢表面创面大、渗血多,术后盆腔粘连的发生率高达 34%,并且存在继发卵巢早衰的风险,固已基本被摒弃。腹腔镜手术包括经腹腔和经阴道注水腹腔镜两种,具有损伤小、恢复快的优点,其中经腹腹腔镜下卵巢打孔术最为常用。1984 年,Gjonnaess 首次报道了腹腔镜下卵巢电凝打孔术的操作方法及治疗效果。2001 年,Fernandez 等首次报道了通过经阴道注水腹腔镜(transvaginal hydro laparoscopy,THL)对氯米芬抵抗的患者进行卵巢打孔治疗,6 个月累计妊娠率达71%。当前,LOD 治疗 PCOS 患者的效果得到广泛的认可,并且可有效地降低卵巢过度刺激综合征(ovarian hyperstimulation syndrome,OHSS)及多胎妊娠的发生率。

LOD 改善排卵的机制仍不清楚,可能涉及以下几个方面:①穿刺烧灼卵泡使得卵泡液流出,其中的一些异常激素及因子水平趋向正常化,改善卵巢内微环境。②破坏卵泡膜细胞,雄激素合成减少,进而减少雄激素向雌激素的转化,使得外周血的雌激素减少,解除对FSH 的负反馈。③去除卵巢机械屏障,减少卵巢体积及张力,改善卵巢的血液循环。④破坏卵巢间质使得抑制素减少。⑤手术引起局部炎症反应,使得多种具有促排卵作用的细胞因子和物质释放。各个环节均可促进下丘脑-垂体-卵巢轴功能得以恢复,促进优势卵泡生长、发育,恢复排卵。

二、手术适应证

主要用于无排卵枸橼酸氯米芬抵抗、因其他疾病需腹腔镜检查盆腔(如输卵管粘连、梗阻,子宫内膜异位症等)、随诊条件差、不能进行促性腺激素治疗监测者,建议选择体重指数(BMI)≤34 kg/m^2,LH>10U/L,游离睾酮水平高的患者作为治疗对象。

三、手术禁忌证(同一般腹腔镜手术)

①严重的心肺系统疾病。②大的腹壁疝及膈疝。③弥散性腹膜炎。④颅内压显著增高。⑤视网膜脱落。⑥过度肥胖者。

四、围手术期生育功能的评估及生育力保护的预处理措施

评估卵巢储备功能指标包括抗苗勒管激素(AMH)、抑制素 B、基础 FSH、经阴道 B 超下的卵巢窦卵泡数(AFC)、卵巢容积及卵巢的反应性等。其中,AMH 在窦前卵泡(初级和次级卵泡)的颗粒细胞中表达量高,在大的窦卵泡(>8 mm)的颗粒细胞中表达力降低,成熟的排卵前卵泡及闭锁卵泡中不表达。PCOS 患者中 AMH 浓度常为正常对照人群的 2～3 倍,有一种观点认为 AMH 浓度升高可作为 PCOS 的诊断指标。

大约 30% 的 PCOS 女性对 LOD 反应不良,临床表现为术后 8 周内无排卵、未来月经。术前充分评估,识别反应不良因素对于改善治疗结局,避免不必要的手术至关重要。现研究显示,肥胖、不孕年限大于 3 年、基础 LH<10 IU/L,睾酮水平>4.5 nmol/L 及 AMH>7.7 ng/ml可能对 LOD 反应差。

五、手术操作技巧及生育力保护措施

1. 注意保护卵巢功能　腹腔镜下卵巢打孔术主要应用电凝或者激光操作,理论上,打孔手术对卵泡池造成了一定的损害,可能影响卵巢储备功能,甚至导致卵巢早衰。有实验研究显示,在卵巢表面每打 1 个孔,就有 0.4 ml 的卵巢组织受到破坏。因此,在追求手术的有效性同时,应当避免卵巢储备细胞永久减少而造成卵巢早衰和功能减退。

(1)研究显示 LOD 术中使用的总能量对卵巢功能的影响至关重要。总能量是由打孔数目、持续时间及电凝功率决定的,计算的公式为:总能量=打孔功率(W)×每个孔使用的时间(s)×打孔数。Dabirashrafi 曾报道 1 例 LOD 术后卵巢功能衰竭的案例,术中使用的总能量是 16 000 J(400 W×5 s×8 孔),Shalaby 也曾报道,对双侧卵巢打孔超过 16 个,会导致卵巢功能明显下降。目前大多学者认为,LOD 术中可以根据卵巢大小在每侧卵巢表面用电凝

针各打 4～6 个孔,直径 2～4 mm,深 5～6 mm,持续时间 4～5 s,打孔功率 30～40W。

(2)操作时尽量选择卵巢表面突出的小的滤泡囊肿进行穿刺烧灼,对于无明显滤泡者,可以烧灼白膜增厚处。应当自卵巢系膜对侧的卵巢表面垂直刺入卵巢组织,远离卵巢门及输卵管,避开卵巢表面血管,以免影响卵巢血供,从而导致卵巢储备功能下降或早衰。电灼时要注意使卵巢降温,可以边电灼边冲洗,避免热量损伤过多的卵巢组织。

2. 避免术后形成盆腔粘连

(1)电凝是利用高频电流对机体组织产生热效应,导致组织细胞变性、干燥、汽化及碳化。相比之下,激光打孔会比电凝更容易产生较多的粘连物质,且不同类型激光术后粘连形成的风险也不同,CO_2 激光产生的粘连形成情况可能比 Nd:YAG 激光形成粘连更为严重,因此目前多采用电凝打孔方法。

(2)操作时动作轻柔,打孔时穿刺针要垂直进针,深入卵巢内部,减少对卵巢表面造成的损伤,彻底检查有无出血点,双极电凝蜻蜓点水式电凝止血,减少不必要的损伤和电凝。

(3)术毕生理盐水冲洗盆腔及卵巢表面,去除电凝碳化凝固的蛋白,可在卵巢表面涂布防粘连药物或者盆腔内留置乳酸林格液,预防盆腔粘连形成。

六、术后助孕策略及指导

文献报道,术后血清 LH 和雄激素水平下降,而 FSH 升高,LH 脉冲幅度也下降,但频率不变,LOD 术后 6 个月内的排卵率在 54%～76%,自然妊娠率为 28%～56%,术后 12 个月的排卵率在 33%～88%,自然妊娠率为 54%～70%。Saleh 和 Khalil 综述了 10 项评估电凝 LOD 的研究,术后 12 个月患者累计排卵率是 82.7%,妊娠率是 64.8%,激光打孔的术后累计排卵率是 77.5%,妊娠率是 54.5%,二者之间无统计学差异。最近的一项 Cochrane 回顾性研究,包括了 1 210 位患者,结果显示,LOD 与促性腺激素等药物诱发排卵及芳香化酶抑制剂的活产率相近,但多胎率显著下降。

针对不孕有生育要求患者,术后可予以监测排卵,如果术后 3 个月内患者均无排卵,可考虑应用枸橼酸氯米芬进行促排卵治疗,CC 促排卵治疗 3 个周期无效可考虑应用促性腺激素等药物诱发排卵。

第五节 卵巢早衰腹腔镜卵巢一侧切除联合原始卵泡体外激活自体卵巢移植术

一、概述

卵巢早衰(premature ovarian failure,POF)指女性 40 岁前由于卵巢功能衰退而引发闭经,激素特征为高促性腺激素水平伴雌激素水平下降的症候群。诊断标准为 40 岁以前出现至少 4 个月以上闭经,并有 2 次或 2 次以上血清 FSH 大于 40U/L(2 次检查间隔 1 个月以上),雌二醇水平<73.2 pmol/L。其发病率为 1%～3%,原发性闭经患者中 POF 的发生率

为 10%~28%,而继发性闭经患者中为 4%~18%。30 岁发生卵巢早衰的概率约为 0.1%,20 岁发生卵巢早衰的概率约为 0.01%,约 10% 的不孕患者与卵巢早衰相关,且 POF 的发病率有逐年升高且向低龄化发展的趋势,给尚未生育的患者、家庭及社会均带来了极大的困扰。

卵巢早衰患者早期可表现为月经不规律或月经稀发,继而发生持续性闭经,不同程度雌激素低下症状,如潮热、出汗等血管舒缩症状,抑郁、焦虑、失眠、记忆力减退等神经精神症状,阴道干涩瘙痒,有灼烧感,尿急、尿频、尿痛等泌尿生殖症状。进一步引起不孕症、骨质疏松症、心血管疾病、心理疾病等不良后果,严重的影响女性的身心健康。

关于 POF 的具体病理机制尚未完全阐明,有遗传因素、环境因素、先天性酶缺乏、促性腺激素受体作用障碍、卵巢局部多因子调节系统或网络失调、病毒感染(如腮腺炎病毒)、自身免疫性疾病、代谢性疾病、医源性(手术、放化疗)损伤等有关,近年临床观察发现,卵巢早衰还与多次人流、减肥不当、压力过大及不良生活习惯有关。其中约 80% 的患者病因不明确。20%~30% 的 POF 患者家系中有其他受累成员。目前的研究认为,POF 更有可能是一种遗传和环境相作用的多基因遗传病。

卵巢早衰患者卵巢功能是否永久性衰竭仍然存在一定的争议,过去很多学者认为高 FSH 水平下卵巢早衰患者卵巢功能的丧失应是不可逆的,但近年来更多的研究显示,卵巢早衰患者卵巢仍然可存在一定的功能。文献报道,约 33% 的 POF 患者在疾病早期卵巢内存在卵泡,但对内源性促性腺激素敏感性低,约 25% 的 POF 患者在 1~5 年可能有卵泡生长,在人工周期治疗期间或之后可能发生妊娠。Kalu 等报道约 50% 的 POF 患者会出现间歇性排卵现象,其中 5%~10% 的患者在确诊经过规范的周期性治疗后可以自然妊娠。

由于卵巢早衰描述的仅仅是卵巢功能的终结状态,而卵巢功能的衰退是一个连续的过程,且有研究显示大约有一半以上的患者卵巢功能有间断的或不可预知的恢复。因此,近年来国际上逐渐用卵巢功能不全(primary ovarian insufficiency,POI)来替代卵巢早衰的称呼。

目前,临床尚未找到一种安全、有效的 POF 治疗方案。主要的方法包括激素替代治疗、免疫调节、中医药治疗、心理治疗等,基因治疗、干细胞治疗有望成为新的治疗手段,但仍在研究阶段。针对不孕问题,有研究显示,POF 患者,降低 FSH 后可以增加残余卵泡的募集,获得成熟卵泡,但即使使用体外授精-胚胎移植技术同时用人工周期替代疗法妊娠率仍然极低。如果仍有强烈的生育要求,可建议行赠卵 IVF-ET,但面临着伦理及法律的限制。

尽管 POF 患者卵巢中可能仍有一些休眠卵泡,但这些卵泡很难自发生长,2010 年 Li 等报道了体外激活(in-vitroactivation,IVA)技术,可通过人工激活残留的休眠卵泡使 POF 患者用自身的卵子获得妊娠。其作用机制与海马肿瘤抑制通路有关,海马(Hippo)信号通路是调节细胞增殖和决定器官大小的重要细胞内信号系统,此通路的失调将导致组织器官的增长。Yes 相关蛋白(YAP)和转录共激活因子(TAZ)是 Hippo 信号通路下游最主要的效应器,它们作为转录共激活因子及多功能细胞内连接蛋白,参与细胞内信号的转导和对其下游靶因子的转录共激活过程。有研究证明卵巢碎片可使 YAP 蛋白磷酸化减少,导致下游 CCN 生长因子和 BIRC 凋亡抑制因子的上调,从而激发卵巢碎片的生长;PI3K 激活剂通过激 PI3K-AKT-FOXO3 信号通路来激活休眠始基卵泡,IVA 主要通过结合卵巢碎片及 PI3K

激活剂来激活 POF 患者卵巢中剩余的卵泡,促进卵泡生长发育。虽然 IVA 技术仍处于探索阶段,但已有成功的案例报道,对于卵巢早衰的患者具有重要意义。

二、手术适应证

确诊为卵巢早衰有强烈生育愿望,无手术及妊娠分娩禁忌者,充分交代病情愿意承担相应风险,可考虑实施卵巢切除联合原始卵泡体外激活自体卵巢移植术。

三、手术禁忌证(同一般腹腔镜手术)

①严重的心肺系统疾病。②大的腹壁疝及膈疝。③弥散性腹膜炎。④颅内压显著增高。⑤视网膜脱落。⑥过度肥胖者。

四、围手术期评估及生育力保护的预处理措施

(1)询问病史,应包括生殖毒物接触史、病毒感染史,明确病因,对于正在接触生殖毒物、经历相关病毒感染及进行无法避免的医源性损伤的患者,给予生育力保护。

(2)通过抗苗勒管激素(AMH)、抑制素 B、基础 FSH、窦卵泡数(AFC)、卵巢容积(OV)等指标评估卵巢储备功能。彩色多普勒超声检查对 POF 的诊断有重要的价值,POF 患者常表现为卵巢体积明显缩小,实质回声增强,无卵泡发育,卵巢内血流减少稀疏。

(3)染色体核型分析可用于诊断染色体结构异常引起的 POF,如 Turner's 综合征。在临床上,也可针对 POF 相关的常见基因进行筛查,如 FMR-1、BMP15、FIGLA、NR5A1 等,但由于 POF 涉及多个基因,并且易受外界环境影响,这些技术临床价值待定。

(4)目前还没有明确的能引起 POF 的抗体,抗卵巢组织抗体(anti ovary antibody,AOA)、抗透明带抗体(AzpBb)、类固醇细胞抗体(steroid cell autoantibodies,SCA)、性腺激素受体抗体等可以作为参考指标。因其他自身免疫性疾病导致的 POF,通过检测相应的抗体及器官功能有助于明确原因,如抗核抗体、抗双链 DNA 抗体、类风湿因子、甲状腺功能、肾上腺功能、甲状旁腺功能等。

(5)术前无法通过非侵入性方法估计 POF 患者残存卵泡数,也无法明确其是否对 IVA 反应良好。

五、手术操作技巧及生育力保护措施

(1)通过腹腔镜手术将一侧或双侧卵巢组织切除,由于 POF 患者卵巢血供非常差,切除后无须广泛电凝止血。

(2)其后需将卵巢小块移植至输卵管浆膜下,因此在切除卵巢过程中应避免损伤输卵管及其血供。

(3)卵巢切下后立即去除髓质,将卵巢皮质部分切成小块(大小 0.5～1 cm,厚度 1～2 mm),为了评估 POF 患者卵巢皮质中残存卵泡数目,用每个皮质带的 10%～20% 进行组织学分析,残余卵泡的组织学评估对于预测 IVA 治疗成功与否非常关键,当前数据显示有残存卵泡的患者中 50% 会在此后的促排卵过程中有卵泡生长发育,没有残留卵泡的患者在

移植后 1 年观察期间没有卵泡生长。

（4）玻璃化冷冻卵巢组织：尽管卵巢组织的低温保存对 IVA 不是必需的，但是冻存卵巢组织后有充分的时间来进行剩余卵泡的组织学评估，此外，如进行了一侧卵巢的冻存，在二次腹腔镜手术进行卵巢自体移植前，还可以先尝试应用对侧卵巢进行辅助生殖助孕。

（5）体外激活：解冻卵巢组织冷冻后，将卵巢片段分成 1～2 mm 立方体，用 PI3K 激动剂培养 2 d。

（6）自体移植：将卵巢立方体洗涤，通过腹腔镜手术自体移植到输卵管的浆膜下。之所以选择移植在输卵管浆膜下是因为局部血管化程度高，且便于经阴道超声监测及 IVF-ET 过程中的取卵。在输卵管浆膜下方注射生理盐水使其肿胀，切开浆膜，在输卵管管壁及浆膜间形成人工腔隙，每侧输卵管的腔隙中植入 20～80 块卵巢小立方体，然后缝合创面，或者应用氧化纤维素覆盖来封闭浆膜，避免卵巢立方体丢失。

六、术后助孕策略及指导

术后，每周或每 2 周检测血清雌激素、Gn 水平及阴道 B 超监测窦卵泡生长。在外源性 Gn 刺激前，通过雌激素及 GnRH-α 预处理，可抑制内源性 Gn 的升高，从而恢复剩余卵泡对外源性 Gn 刺激的反应性，并可抑制卵泡生长过程中过早黄素化。当卵泡达到排卵前期时，应用 hCG 促卵母细胞成熟，36 h 后，经阴道超声引导下取出卵母细胞，用丈夫的精子进行体外受精，随后进行胚胎移植。

到目前为止，文献报道通过 IVA 技术治疗 POF 患者，已有两例成功分娩，两人正在妊娠中，一例流产，其中第一例分娩的儿童已近 4 岁。值得注意的是，IVA 技术可能提高一部分人群成熟卵母细胞的数量，但并不能改善年龄相关的卵母细胞质量下降。虽然已有成功案例，但新生儿远期影响不肯定，在更广泛的临床应用之前，需要进行进一步的研究。

（李蓉）

第十五章　异常妊娠的微创诊疗

第一节　输卵管妊娠的诊疗

一、概述

输卵管妊娠指受精卵种植于输卵管,属于异位妊娠的一种,包括输卵管壶腹部妊娠、输卵管伞部妊娠、输卵管间质部妊娠,是异位妊娠中发病率最高的(98%),其他异位妊娠还可能发生在子宫颈、剖宫产瘢痕、卵巢或腹腔,甚至宫内和宫外妊娠同时存在。典型临床症状为停经、腹痛、阴道流血,对有上述症状的任何育龄期妇女都应该怀疑异位妊娠。另外,输卵管渗出的血液可能会刺激横膈从而引发肩痛,而血液淤积在位于后部的直肠子宫陷凹(Douglas陷凹)则可能会引起强烈的便意。出现头晕或休克提示输卵管已经破裂,这会导致严重的腹腔内出血。体格检查发现可能包括附件压痛、宫颈摇摆痛和/或腹部压痛,附件包块及子宫轻度增大。然而,有小的、未破裂的输卵管妊娠妇女的体格检查结果往往并不显著。

目前没有一组病史和体格检查结果可以高度可靠地确诊或者排除输卵管妊娠。临床上常常基于下文所述的影像学检查和实验室检查做出诊断。经阴道超声检查是确定妊娠位置的最有用的检查方法。如果影像学检查结果没有诊断意义,可能是由于孕周太小而不能通过超声看到胚胎。此时应连续检测血清 hCG 浓度直到达到 hCG 临界区。hCG 临界区是基于孕囊可见与 hCG 浓度之间的相关性,具有重要的诊断意义。它被定义为在其之上如果确实存在宫内妊娠,则超声检查应该能够看到孕囊的血清 hCG 水平。在大多数机构中,经阴道超声检查(transvaginal sonography,TVS)时,该血清 hCG 临界为 1 500 U/L 或 2 000 U/L,经腹部超声检查时,该水平更高(6 500 U/L)。在妊娠极早期,几乎所有病例均可通过 TVUS 与 hCG 联合检查得到确定诊断,从而使得患者可以选择比手术切除创伤性更小的治疗方法。辅助诊断性试验包括血清孕酮水平、诊刮术、腹腔镜检查、后穹隆穿刺术等。

输卵管妊娠治疗方法包括期待治疗、药物治疗、手术治疗,本节主要讨论手术治疗相关问题。

二、手术适应证

(一)手术的指征

1. 急诊手术指征

(1)患者血流动力学不稳定。

(2)存在即将或正在发生异位肿块破裂的体征或症状。

2. 异位妊娠手术指征

(1)经阴道超声检查中明确显示输卵管异位妊娠或提示异位妊娠的附件包块时,可进行手术干预。

(2)药物保守治疗无效。

3. 同时进行另一手术操作的指征

(1)要求绝育。

(2)计划将来体外受精受孕,且已知存在输卵管积水。

三、手术禁忌证

(一)相对禁忌证

如果在超声检查中无可见的包块,术中不会看到或触及输卵管异位妊娠病灶的可能性较高。

(二)手术绝对禁忌证

(1)麻醉药物过敏。

(2)严重肝功能、肾功能衰竭患者等。

四、围手术期生育功能的评估及生育力保护的预处理措施

(一)生育功能的评估

围手术期如果条件允许,应采集患者一般情况、生育史、手术史、生育要求等情况,做出合理的生育功能评估及手术方式的选择。很多因素会影响输卵管妊娠后女性的生育力。既往不孕史是预测生育力的最重要因素。有不孕史的女性在异位妊娠后的妊娠率是没有已知不孕史的女性的1/4。既往输卵管损伤的女性较输卵管外观正常的对照女性将来妊娠率降低(42%vs.79%)。患侧附件周围粘连反映出输卵管情况较差。异位妊娠时有宫内节育器的女性,将来生育力似乎有更好的预后。

(二)手术范围选择

1. 输卵管造口术与输卵管切除术

(1)对于输卵管妊娠,有两种手术方式可供选择:输卵管切除术(切除输卵管)和输卵管造口术(切开输卵管取出输卵管妊娠物,保留剩余输卵管完整);使用这两种术式时后续妊娠中的生育力结局可能类似,但是传统的认识上仍然认为造口术后有更高的再生育概率和持续异位妊娠率。输卵管切除术是标准术式,输卵管造口术常用于为女性提供保守的手术选择。总而言之,输卵管造口术的优势在于保留了输卵管以备将来的生育。特别是对于希望在将来生育的女性和对侧输卵管受损或缺失的女性,应优选输卵管造口术。但是必须告知患者存在术后持续性异位妊娠风险。鉴于现有数据及临床考虑,对于多数未破裂的输卵管妊娠的女性,如果计划接受手术治疗,我们建议进行输卵管造口术。

(2)具有以下情况的女性需要进行输卵管切除术:①输卵管破裂。②无法控制的输卵管

出血。③中度或重度损伤的输卵管。④输卵管妊娠物较大,在我们的实践中,以 3 cm 作为阈值。如果患者计划在后来的受孕中接受 IVF 或者希望永久绝育,则她们也可能选择输卵管切除术。

2. 手术方式的选择:腹腔镜手术还是开腹手术 腹腔镜手术是治疗异位妊娠的标准手术方式。多数异位妊娠即使在存在腹腔积血的情况下也可采用腹腔镜手术治疗。相对于开腹手术,腹腔镜手术术后恢复生育率高于开腹手术,有统计学差异,但是,对于有急性出血的患者,一些外科医生优选剖腹手术。手术方式应该由外科医生与麻醉科医生商讨后并考虑患者的临床情况再做出决定。

此外,对于间质部妊娠,一些外科医生偏好剖腹手术。间质部妊娠是一种罕见的异位妊娠,外科医生对这种手术的经验可能较少。该手术还可能导致更多的血液丢失并且要切开子宫肌层而需要进行缝合,单孔腹腔镜[也称单孔腹腔镜手术(laparoendoscopic single-site surgery,LESS)]在治疗异位妊娠方面也开始大放异彩。迄今为止唯一的前瞻性研究报告称,接受 LESS 输卵管切除术的输卵管妊娠女性与接受传统腹腔镜治疗者相比,在手术时间、血液丢失及住院时间方面有类似的结局。相信随着异位妊娠的越来越早诊断和单孔腹腔镜技术的越来越娴熟,LESS 手术在将来会造福更多女性。

(三)手术操作难点和技巧及生育功能的保护

手术中操作难点及生育功能保护的技巧如下。

(1)手术中注意轻柔操作、止血明确、清除妊娠组织完整,这些是难点,也是尽可能减少输卵管损伤的技巧表现之处。

术中将 22 G 针经 5 mm 的穿刺孔插入,并经此将加压素溶液注入膨胀最大处的输卵管壁,这有助于最大程度减少输卵管切开部位的出血。我们的经验是使用加压素浓度 0.2 U/mL 的生理盐水溶液,注射量最多 5 ml。

清除妊娠物时,先使用高压下灌洗液水分离术联合抽吸冲洗器轻柔钝性剥离的方式将妊娠产物从输卵管移除。然后将样本置于腹腔镜储袋内并从腹腔取出;腹腔镜储袋对于取出胎盘组织的大块碎片也很有用。相较于钝性移除妊娠物,使用液体移除妊娠物效果更优。用钳取出妊娠产物碎片可能导致滋养层组织残留,尤其是在输卵管靠近异位妊娠物的部位。

还有人提出在切开取胚之前,用 7-0 丝线暂时阻断病灶部位血运能减少术中出血,更有效的保留输卵管,保护生育力。

小心冲洗输卵管并检查止血,出血点可通过施加压力或轻微双极电凝来止血。为了避免输卵管被过度电凝,我们使用显微外科双极电凝镊。如果出血仍持续,可使用 6-0 可吸收线结扎输卵管系膜中的血管。尽量避免对输卵管内的胎盘床进行电凝,因为这样会造成输卵管的严重损伤。

最后使切口开放待其二期愈合,一期闭合与二期愈合后的生育率及粘连形成率相似。

(2)输卵管切除术是指切除部分或全部输卵管。如果损伤处局限于包含异位妊娠物的中间部分输卵管,可进行部分或全部输卵管切除。如果输卵管剩余部分的长度很短或必须切除输卵管伞端来移除异位妊娠物,则应进行全部输卵管切除术。

在部分输卵管切除和全部输卵管切除之间做出决定取决于患者的年龄、有单侧还是双侧输卵管及将来的生育计划。如果患者有双侧输卵管，切除一侧输卵管不一定导致输卵管绝育。如果患者只有一侧输卵管，输卵管切除术会导致输卵管绝育，使患者只能选择 IVF 来进行妊娠。一般来说，我们进行部分输卵管切除术，以允许患者在将来可选择输卵管再吻合术。然而，对于将接受 IVF 的女性，我们倾向于完全输卵管切除术，从而降低输卵管残端妊娠和发生输卵管近端积水的可能性。

腹腔镜下输卵管切除术有数种方法。一种方法是用抓钳将输卵管穿过预先系好的套圈，将套圈收紧，然后切除并取出输卵管。另一个方法，套圈可置于输卵管残端。或者，可使用电外科技术电灼输卵管系膜中的血管，然后剪掉需切除部分。在靠近子宫处切除输卵管的宫角部。应将输卵管提起并在进行电凝时尽量靠近输卵管，以避免不慎损伤卵巢血管。

如果通过开腹手术行完全输卵管切除，需用一把血管钳夹住输卵管系膜，并用另一把血管钳夹住输卵管近端尽可能靠近宫角的部分。两把血管钳的尖端应当相互接触，以完全阻断输卵管系膜内的血管。然后切除输卵管，用 2-0 或 3-0 的合成可吸收缝线结扎残端。在部分输卵管切除术中，血管钳需分别置于异位妊娠物的近端和远端。

（四）术后助孕措施及指导

异位着床的常见原因是临床或亚临床输卵管炎导致输卵管的解剖结构和功能发生改变。这些改变一般是双侧性且是永久性的；因此，异位妊娠后就通常出现异位妊娠复发和不孕。

目前尚无数据确定异位妊娠手术治疗后受孕的最佳间隔时间。我们建议患者在下个月经周期后再尝试受孕。

异位妊娠的复发率约为 15%（4%～26%），这种差异可能与输卵管自身情况的不同有关。两次异位妊娠后，复发风险上升到 30%。

手术治疗异位妊娠后几乎所有（93%）的自然妊娠均发生在术后 18 个月内。如果患者在最初的 12～18 个月没有受孕或其对侧输卵管缺失或损伤，则转为接受 IVF 是合适的做法。

（欧婕　刘欣燕）

第二节　卵巢妊娠的诊疗

一、概述

卵巢妊娠指的是受精卵着床于卵巢，在卵巢生长和发育，它是一种特殊的异位妊娠。据资料表明，卵巢妊娠在异位妊娠中的发生率占异位妊娠的 0.5%～3%。近年来该疾病的发病率有增加趋势，对女性的健康带来不良的影响。

卵巢妊娠这一概念由 Muurice 在 1682 年提出，并于 1878 年由 spiegelberg 提出了诊断标准并使用至今。内容包括：①患侧输卵管完整并与卵巢分开。②胚囊位于卵巢组织内。

③卵巢与胚囊以子宫卵巢韧带与子宫相连。④胚囊壁为卵巢组织。在有第①、②项的基础上,加上第③项或(和)第④项即可确定为卵巢妊娠。根据受精卵种植的部位可将卵巢妊娠分为①原发性卵巢妊娠,此类型特征为,在卵巢形成一个完整的胚囊,其又可分为滤泡内和滤泡外卵巢妊娠。滤泡内型罕见,即受精卵种植在卵巢滤泡内;滤泡外型指受精卵种植在卵巢表面、间质内、髓质内或在滤泡的近旁。②混合型:指妊娠囊壁由部分卵巢组织覆盖,卵巢组织并不组成胚囊的全部囊壁。

对于卵巢妊娠的病因,目前还没有明确,但可能与下列因素有关:①大多数卵巢妊娠发生于已生育的妇女,可能和宫腔、腹部手术、盆腔炎有一定的关系。在宫腔进行手术操作会改变患者的宫腔环境,比如导致内膜损伤,对受精卵的着床和生长带来一定的影响,导致异位妊娠的发生率增加;而盆腔炎和腹部手术或者子宫内膜异位症引起的卵巢炎症会导致排卵出现障碍,卵细胞在破裂的滤泡之内滞留,受精在卵巢内。②部分患者宫内放置有节育器,这可能会增加卵巢妊娠的发生率。③辅助生殖技术的应用也会使卵巢妊娠发生率进一步增长。

卵巢妊娠比输卵管妊娠更易出现腹痛、肛门坠胀、妊娠部位破裂、失血性休克等症状,而有停经史、阴道流血症状的比例较低。所以对无确切停经史,无阴道流血但有下腹疼痛或休克症状者。结合血 β-hCG 阳性,应高度怀疑卵巢妊娠。Comstok 报道,卵巢妊娠 B 超下可表现为:以外带宽回声环的囊肿形式出现在卵巢表面或卵巢内,囊的大小落后于孕龄。随着阴道彩色多普勒超声的应用,使卵巢妊娠的术前诊断成为可能。其声像特征为:子宫正常或略大,宫腔内未见胚囊;卵巢内部或表面见完整的胚囊结构或不均质回声;或附件区见杂乱不均质回声,其内可测及或未测及完整的胚囊结构,盆腹腔常见多量游离液体。

二、治疗

卵巢妊娠发病急,治疗以手术为主。如果术中高度怀疑但不能明确为卵巢妊娠,必要时可以行卵巢楔形切除术并送冰冻病理。总之,由于卵巢妊娠少见,术前明确诊断相当困难,其误诊率高,常易误诊为输卵管妊娠、卵巢囊肿、黄体破裂、急性阑尾炎等,而贻误治疗,带来严重后果。所以,要详细了解病史,及时为患者做认真细致的检查及 B 超等影像学检查,为卵巢妊娠做好鉴别诊断。同时,要认真判断,尽量减少误诊。最后的确诊需依据术后病理检查。

手术路径可选择开腹或腹腔镜,术后常规病理检查。近年来由于腹腔镜技术的提高,卵巢妊娠得到早期诊断并且取得很好的治疗效果,腹腔镜手术所占比例呈上升趋势。腹腔镜手术可直接观察盆腔内情况,证实术前诊断并明确部位,具有创伤小、恢复快的优点。既可为诊断提供可靠的病理学依据,也能及时为患者实施微创治疗,更有利于保存生育功能,是一种很好的治疗手段。即使卵巢妊娠破裂出血,有经验的医生亦可以配合适宜的麻醉及心电监护下,在抢救休克的同时顺利完成手术。手术方式:①病灶清除+电凝术。适用于妊娠物小,周围卵巢组织正常的患者,术中分离并取出妊娠组织,创面可电凝止血。②卵巢楔形切除术。适用于妊娠组织大,周围卵巢组织血侵、糟脆的患者。将妊娠组织及周围糟脆的卵巢组织一并剪除,电凝止血,亦可用 3-0 可吸收线缝合止血。③附件切除术。当卵巢和输卵管无法分离或无法保留卵巢时可行患侧附件切除。目前对于单行患侧卵巢切除术尚有争议。因为单侧卵巢切除而保留输卵管,有可能会使孕卵外游,增加日后输卵管异位妊娠的机会,所以一般不主张单侧卵巢切除。目前最为提倡的手术方式为腹腔镜下卵巢楔性切除术。

腹腔镜手术关键是对卵巢组织与卵巢功能的保护,特别是对有生育要求的妇女。任何创伤和损伤性的操作均可造成卵巢功能的损害、卵巢周围组织粘连,从而影响卵巢功能。手术剔除妊娠囊或楔形切除妊娠部位卵巢组织时需细致操作,尽量避免卵巢表面大面积损伤带来的卵泡损害,而影响卵巢生育与内分泌功能。单极电凝法简单易行,但易损伤卵巢功能。双极电凝法对电凝部位周围的组织损伤较小,常可应用于创面的止血。可先冲洗,以便准确定位出血点,然后精确的定点凝血。在开展腹腔镜卵巢手术时,应加强术者基本技能和手术技巧的训练,掌握好镜下缝合技术,多用缝合法处理残留卵巢,尽量少使用电凝方式,同时也应缩短电凝时间,减少电灼组织的面积,尤其是对卵巢门部位的电凝,尽量避免电凝对卵巢组织的热损伤,创面采用缝合止血较电凝止血可更好地保护卵巢功能。但要避免因过度缝合,而严重影响卵巢的血供。有学者在手术中同时剔除妊娠黄体,消除了产生孕酮的主要来源,体内孕酮迅速降低,手术后残留在体内的滋养细胞失去营养支持或受免疫排斥反应而自然坏死。即使有少量不可见的绒毛脱落及残留,失去黄体功能的支持也可坏死吸收。从而可有效防止持续性异位妊娠的发生。

1. 非手术治疗(药物治疗) 适应证:适用于血流动力学稳定、卵巢妊娠未破裂、附件包块直径≤4.0 cm,血 β-hCG 值≤4 000 U/L,生命体征平稳,无明显内出血体征的患者。目前关于卵巢妊娠的非手术治疗,近年来也有一些尝试。局部治疗:证实为卵巢妊娠未破裂,可在腹腔镜或超声引导下直接将 MTX 注射入卵巢妊娠部位,剂量为 1 mg/kg,另外还有文献报道局部注射前列腺素或 50% 葡萄糖注射液。全身化疗:MTX 50 mg/m²,分次或多次肌肉注射,也有采用肌肉注射 MTX 0.4 mg/(kg·d),5 d 为 1 个疗程,间隔 5 d,共 2 个疗程。目前无论局部还是全身药物治疗,均有多例失败的报道,这可能因为卵巢没有肌性组织,有大量疏松结缔组织和静脉血管构成,排卵后黄体又是囊性结构,血管更加丰富,孕卵种植在这样组织中,生长更活跃,极易破裂出血。药物治疗后,滋养细胞坏死溶解,胚囊与着床部位发生剥离,更易引起大出血。所以目前卵巢妊娠以手术治疗为主。随着介入医学的发展,也有学者尝试经卵巢动脉插管注入 MTX 治疗,因病例较少,尚需进一步研究。

2. 手术+药物治疗 由于胚胎组织向卵巢实质侵润,卵巢楔形切除或修补后仍有滋养细胞少量残留,为避免行卵巢切除术,减少持续异位妊娠的发生,可在腹腔镜病灶清除的基础上,局部注射 MTX 25～30 mg,术后 β-hCG 下降快。

患者无论手术或药物治疗后,均须检测 β-hCG 下降至正常。有研究发现,电凝止血可导致卵巢内残余的各级卵泡颗粒细胞、卵泡膜细胞、黄体细胞重度片状凝固坏死,以及血管壁肿胀、塌陷,管腔狭窄、堵塞,因此可导致术后残余卵巢内分泌功能下降,从而进一步影响患者的卵巢储备功能。目前常用于检测临床卵巢储备功能的项目有:①激素测定,促卵泡生成素、促黄体生成素、雌激素、抑制素 B(INHB)、抗苗勒管激素(AMH)。②卵巢超声检查,窦状卵泡计数(AFC)、卵巢体积、卵巢血流。AFC 作为单个预测卵巢反应的指标,是目前敏感性、特异性最高的预测手段,AFC<5 个,预示卵巢储备功能下降。对于年龄较大、卵巢功能

不良,而又有生育要求的患者,手术中应尽量采取缝合止血,减少对残留卵巢组织的损伤。术后月经恢复正常后,即可开始指导妊娠,如超声监测排卵等。

虽然卵巢妊娠的危害性大于输卵管妊娠,更易发生早期的腹腔内出血,危及生命。但治疗后,再次发生异位妊娠的概率低,对生殖影响小。MTX 不增加自然流产率和胎儿畸形的发生,是安全的,药物非手术治疗和腹腔镜保守手术后生殖状态相似。

(李春颖　刘欣燕)

第三节　宫角部妊娠的诊疗

一、概述

受精卵着床在输卵管口近宫腔侧或在输卵管间质部,但向宫腔侧发育而不在间质部发育,称为子宫角妊娠。目前宫角妊娠占异位妊娠的 $2\%\sim4\%$,近年来宫角妊娠占异位妊娠的比例升高,文献报道在 16 年间子宫角妊娠占异位妊娠的发生比率由 20 世纪 90 年代的 1.7% 上升到 21 世纪的 3.4%,考虑原因可能是随着宫、腹腔手术操作率的增加,盆腔炎性疾病等的增加,对受精卵正常运行机制和受精卵着床的影响,导致该病的发病率增加;其次,随着临床医生对该病认识的逐渐提高和重视,及诊断技术的不断提高,尤其是超声和腔镜技术的发展使得子宫角妊娠的早期确诊率也相应升高。

宫角妊娠的病因及发病机制尚未阐明,一般认为与宫腔操作史、放置 IUD、盆腔炎或腹部手术史等有关,临床上输卵管间质部妊娠常与宫角妊娠混淆,但宫角妊娠有别于其他的异位妊娠,严格来说宫角妊娠不属于异位妊娠,应属于为着床部位的异常,由于宫角妊娠在解剖上的特殊性,妊娠结局可以多样化,宫内流产,宫角破裂,有的可怀孕至足月。随着超声技术的发展,目前超声对宫角妊娠的诊断越来越准确,但仍常与输卵管间质部妊娠混淆,偏宫角内侧的在早期妊娠容易被超声误诊为宫内早孕,偏宫角外侧的妊娠容易误诊为输卵管妊娠,所以应充分进行超声评估,目前认为宫角妊娠的超声影像提示在子宫内膜线消失或即将消失的同时探及妊娠囊或妊娠包块,与子宫内膜相延续,其周围有完整较厚的肌壁层;而间质部妊娠在妊娠囊或妊娠包块周边仅有间断薄肌层包围,其内侧缘接近宫腔内膜,但并不与之相延续,必要时核磁共振辅助检查进一步明确诊断。除影像学 B 超和核磁共振外,血 β-hCG 也是诊断宫角妊娠最主要的方法和依据。宫角妊娠时血 hCG 值均显著升高,但可因孕囊发育欠佳而略低于正常的宫内妊娠,但一般高于输卵管异位妊娠。目前国内外一般认为宫角妊娠的诊断有 3 点:①腹痛伴有子宫不对称性增大,直视下发现子宫角一侧扩大。②伴有圆韧带外侧移位。③胎儿娩出后,胎盘滞留在子宫角。

二、治疗

宫角妊娠的治疗方式众多,目前暂无规范,各种治疗方法对患者影响不一,应根据患者的情况和疾病的进展综合评估,根据病灶大小、停经天数、孕囊附着部位及宫角部子宫肌层厚度等进行综合评估,以最安全、最微创,尽可能降低对生育功能影响的个体化治疗为最佳方案。

在宫角处的妊娠囊随妊娠进展,可向宫角侧发展,向宫腔侧发展和向输卵管侧发展等,由于宫角处内膜和肌层较薄,早期滋养层发育不良,可发生早期流产、胚胎停育;向宫腔侧的妊娠囊会逐渐移向宫腔,但胎盘仍附着于宫角,部分出现胎盘植入等,故对部分有生育要求的宫角妊娠患者,超声提示孕囊与宫角部宫壁外缘距离较远,即宫角部肌层厚,均可继续观察处理,在1~2周复查后再次诊断并采取措施,妊娠期容易发生胎位异常,胎膜早破等风险,应密切观察,孕晚期应以剖宫产终止妊娠为宜,产后应注意胎盘胎膜的完整性。子宫角妊娠向输卵管间质部扩展者,导致宫角外突,宫角部子宫和卵巢及输卵管的血运丰富,一般会在妊娠12周左右发生破裂,一旦破裂易发生严重内出血,急性失血,引起失血性休克,严重威胁孕妇生命,目前文献报道病死率为2%~2.5%。目前子宫角部妊娠的治疗方法主要有药物治疗及手术治疗。

1. 药物治疗 药物治疗是一种非侵入性的保守治疗方法,尤其适用于年轻需保留生育功能的患者,药物治疗能避免手术造成的宫角瘢痕、粘连等损伤,但是有一定的失败率和危险性,应用范围受限,近年来,由于宫角妊娠的早期诊断,患者接受药物保守治疗的机会增加。目前药物治疗主要应用于较早发现的患者,主要有米非司酮配伍米索前列醇的药物流产、局部或全身应用甲氨蝶呤(MTX)、中草药等。

血流动力学稳定,无明显腹腔内出血表现,症状轻,包块直径较小,hCG小于2 000 U/L,肝、肾功能正常患者可考虑药物保守治疗,MTX与米非司酮联合用药有协同作用,可有效杀灭滋养细胞,不破坏输卵管组织,不影响输卵管组织的修复功能,可更快、更有效地发挥作用。治疗期间应密切监视患者一般情况及hCG变化情况。

2. 手术治疗 手术治疗是目前主要的治疗方法。随着腔镜技术的不断发展,使宫角妊娠的手术治疗方式不断更新,主要包括超声引导下清宫术、宫腔镜下或宫腹腔镜联合清宫术、腹腔镜下吸宫术、病灶清除或宫角切除术、剖腹探查术等。腹腔镜手术与开腹手术相比,有诊断明确、手术微创、最大限度地保留患者的生育功能等优点,目前正在广泛的应用,有逐渐取代开腹手术的趋势。

(1)B超或腹腔镜监测下吸宫术:对于妊娠天数少,包块小,肌层厚度大于3 mm未破裂型,可选B超引导下或腹腔镜监护下吸宫,是保留解剖结构和生育能力的宫角妊娠的微创治疗方法,超声和腹腔镜下的监视可避免妊娠残留或宫角穿孔,避免多次宫腔手术操作对子宫内膜下次妊娠的影响。

(2)腹腔镜或宫腔镜手术:与超声引导下清宫术相比,腹腔镜除了微创以外,还有较高的安全性和成功率。术中能清楚地了解患侧宫角病变程度,吸宫时定位准确,当术中出现子宫角穿孔、吸宫失败时,可立即在腹腔镜下行宫角妊娠病灶清除并及时止血,对吸宫不全,胚胎机化,宫腔镜治疗有一定优势,它可直观准确地观察到宫内的病变,直视下操作明确清宫是否彻底,保证手术质量,避免盲目手术,反复清宫造成感染、宫腔粘连、不孕等,为成功保留患者生育能力及提高术后妊娠成功率提供了保证。

(3)开腹手术:由于子宫角部肌层较厚,血供丰富,手术治疗时出血汹涌不易止血,宫腹腔镜手术出血多,难于止血,既往宫角妊娠多采用开腹手术治疗,传统手术方式切除了一侧宫角,但手术创伤大,改变了子宫形态,不仅降低了下次妊娠的概率,而且增加了再次妊娠时流产、早产、子宫破裂等风险。随着腔镜技术在妇科领域的广泛应用和手术技术的日趋成熟。目前手术方式主要采用腹腔镜治疗,主要有腹腔镜妊娠物剔除术,腹腔镜宫角楔形切除术等。

3. 围手术期生育功能的评估及生育力保护的预处理措施 宫角妊娠破裂大出血,有生育要求,可选择病变侧宫角和输卵管切除术,术后患者生育能力可能会降低,再次妊娠有发生子宫破裂的风险,可能一定程度上增加了剖宫产的发生率。对于血流动力学稳定的宫角妊娠,一般采用腹腔镜宫角切开妊娠物剔除术,必要时局部注射甲氨蝶呤,保留了子宫及输卵管的管完整性,有效地保留了患者的生育功能。

B超可引导器械直达孕卵着床处,并能观察妊娠物从宫壁脱落情况,有利于妊娠物的彻底清除,因宫角处肌层相对较薄弱,易发生穿孔,术中操作动作切忌粗暴。但若包块大,距离浆膜层厚度极薄时不能使用B超引导下刮宫,否则有造成子宫破裂的风险。

腹腔镜监视下的宫腔镜检查,术中可以直视子宫情况,一旦宫角破裂,可立即缝合裂口。术中可使用7、8号吸宫棒,容易到达宫角部位,不容易导致宫角部破裂,宫腔电切镜可切除及凝固活性绒毛组织,使绒毛组织在短时间内坏死脱落,用宫腔电切镜刮除组织或电切、电凝绒毛附着处时有穿孔的风险,需小心操作。

4. 手术操作难点和技巧(着重强调生育力保护) 腹腔镜手术治疗宫角妊娠时,在宫角妊娠包块与正常子宫交界处肌层内注射垂体后叶素可使子宫肌层血管强烈收缩,减少术中妊娠囊剥离时的出血。妊娠组织物取出采用水压分离法,将组织物快速完整剥出,不但减少妊娠囊种植部位出血而且可避免组织物残留。因宫角部妊娠病灶基底部均较宽,切除病灶常出现电凝难以控制的出血,可采用荷包缝合后再切开取胚,缝扎可有效阻断病灶的血液供应,减少切开取胚时的出血。术者快速清除妊娠组织后,快速结扎切口缝线,残端再电凝缝扎止血,使手术简单操作易行。由于宫角妊娠病灶处的子宫肌层厚且血流丰富,在清除妊娠组织的过程因渗血难以止血而清除不干净,又会引起持续性异位妊娠故于术后病灶周围局部注射甲氨蝶呤可防止持续性异位妊娠。

5. 术后助孕指导 宫角妊娠治疗后应密切监视hCG的变化,与异位妊娠后发生继发不孕有显著相关的因素包括年龄、治疗前的hCG水平、有无异位妊娠病史、有无不孕史、对侧卵管状况等。宫角妊娠术后注意避孕,腹腔镜宫角切开或者宫角妊娠一侧宫角切除术后,形成瘢痕子宫,再次妊娠时警惕瘢痕子宫破裂等风险。

(李志毅 刘欣燕)

第四节 宫颈妊娠的诊疗

一、概述

宫颈妊娠是指着床发生在子宫颈管内的一种较少见的异位妊娠。宫颈妊娠占异位妊娠不到1‰,约为9 000次分娩中发生1例。近年来随着辅助生殖技术的发展,宫颈妊娠可能更加常见,在体外受精妊娠中占0.1%,在IVF导致的异位妊娠中占3.7%。由于宫颈组织是以纤维结缔组织占优势,平滑肌组织仅占15%,收缩力差,血窦开放时常常无法自动止血,因此宫颈妊娠一旦误诊,常引起危及生命的大出血。近年来超声技术的发展为宫颈妊娠的早期诊断提供了技术基础,极大地改善了患者的预后。宫颈妊娠的原因尚不清楚,鉴于与之前的刮宫史或剖宫产史有明显关联,与既往宫颈或子宫手术相关的局部病理改变可能起到一定作用。另一种理论认为,受精卵在具有着床能力之前就快速进入了子宫颈管内,或者因子宫内膜尚不具备着床容受性。

临床表现为停经后出现无痛性阴道流血,初时量少,后逐渐增多,亦可表现为间歇性阴道大量出血,甚至发生休克。不足1/3的患者会出现下腹痛或痛性痉挛,疼痛但不伴出血则很少见。双合诊检查或刮宫时常诱发出血。妇科检查宫颈软而大,宫颈大于宫体,有时宫颈外口有血块堵塞,宫颈外口稍扩张而内口紧闭呈小孔状为其特征。相比之下,尽管宫内妊娠时宫颈也柔软且变得轻度充血,但是宫内妊娠的特征性变化是子宫体增大而没有明显的宫颈增大。

二、诊断

宫颈妊娠常可引起严重并发症,早期诊断是降低并发症、改善预后的重要因素。但宫颈妊娠的早期诊断常有困难,常在拟诊为不全流产或难免流产刮宫时才做出诊断。

1. 病史及临床表现

(1)停经后出现无痛性不规则阴道出血,流血量多少不一,先是淡血性或血性,以后逐渐增加为大量出血。流血时间一般在妊娠5～12周,多数在6～8周。

(2)妇科检查宫颈膨大、充血变软,呈紫蓝色,不成比例地增大,甚至大于宫体,宫颈和宫体相连呈葫芦状。

(3)胚胎完全种植在宫颈管内。

(4)宫颈内口紧闭,而外口部分扩张。

2. 辅助检查　宫颈妊娠用超声诊断的准确率为87.5%,最终确诊应根据病理检查。

(1)宫颈妊娠的超声诊断标准:①发现孕囊或胎盘在宫颈内。②子宫内膜线正常。③子宫颈管膨胀,子宫呈沙漏形(8字形)。④其他征象包括在宫颈内区域可见胚胎或胎儿,以及孕囊在子宫颈内口或子宫动脉平面以下。

(2)其病理诊断标准是:①胎盘附着部位必须有宫颈腺体。②宫腔内无妊娠物。③全部或部分胎盘组织必须位于宫颈内口水平以下。病理诊断在临床上并不实用,因为其需要行子宫切除术,宫颈异位妊娠的主要鉴别诊断考虑是靠近宫颈部位的不全流产。

鉴别宫颈妊娠与不全流产的典型B超特征包括:①有可见胚胎的宫颈妊娠常常可见到心脏活动,而不全流产则没有心脏活动。②宫颈妊娠的孕囊有规则的轮廓,而不全流产的孕囊轮廓常常不规则,并且在扫描时可能会改变形状。③宫颈妊娠时宫颈口可以是闭合的,但不全流产时宫颈口是开放的。

鉴别诊断也包括剖宫产或子宫切开术的瘢痕妊娠:如果孕囊在子宫下段前壁且子宫腔

和子宫颈管是空的,则应予以考虑。若有罕见或复杂的病例诊断不明确时,使用磁共振成像可有所帮助。

三、治疗

宫颈妊娠的处理原则是一经诊断应尽早终止妊娠,以往常用刮宫术清除妊娠产物,但刮宫后常因宫颈管不能收缩、胎盘附着面血窦不易关闭而引起大出血、止血困难,甚至为控制出血、挽救生命而需行子宫切除术。20 世纪 80 年代以前的宫颈妊娠的子宫切除率高达 70%～90%。近年来保守治疗逐渐应用于临床,使更多的妇女有保留生育功能的机会。对于血流动力学稳定的宫颈妊娠女性,我们进行药物治疗,常使用的药物为甲氨蝶呤(methotrexate,MTX)、氯化钾。这种治疗可使异位妊娠被消融吸收,并使得至少 80% 的病例能保留子宫。大多数严重出血和需要行子宫切除术的情况都发生在早期妊娠末和中期妊娠初,因此在妊娠时尽早诊断和治疗极为重要。

(一)保守治疗

1. 药物治疗 MTX 为抗叶酸代谢类药物,通过抑制二氢叶酸还原酶而影响四氢叶酸的生成,阻止嘌呤和嘧啶的合成,抑制核糖核酸和脱氧核糖核酸的生成,主要作用于细胞周期的 S 期和 G1-S 期。MTX 可抑制滋养细胞增生,使胚胎组织坏死、脱落、吸收,临床上可单独或联合应用治疗早期异位妊娠,并取得较好的效果,是目前最常用的药物。影响 MTX 治疗的预后因素有孕龄、孕囊大小、血 β-hCG 水平。孕龄越小、胎囊越小、血 β-hCG 水平越低,成功率越高。目前 MTX 的临床适应证为血 β-hCG$<$10 000 U/L,妊娠周数$<$9 周,胎芽$<$1 cm。用药途径如下。①全身用药:适用于宫颈早期妊娠,孕囊较小,β-hCG 较低者。静脉或肌内注射 20 mg,连用 5 d,或 MTX 单次肌内注射 50 mg/m²。在治疗过程中,第 1 天、第 4 天、第 7 天动态监测 β-hCG 和 B 超,以了解化疗疗效,若治疗后 4～7 d 血 β-hCG 下降$<$15%,应重复治疗剂量。全身用药的疗程长、易操作,但个别患者会出现发热、胃肠道反应、口腔黏膜溃疡、肝酶升高、骨髓抑制等不良反应。②局部用药:适用于宫颈妊娠孕囊较大,血 β-hCG 较高者。在超声引导下,行宫颈壁穿刺,进入胎囊,抽净囊内液,将 50 mg MTX/m² 注入胎囊内。局部用药的优点是用药剂量小、浓度高、直接杀死胚胎组织、全身药物分布少、不良反应轻、疗程短,但临床操作难度大,有大出血的可能,所以注射前要做好输血和手术的准备。③联合用药:存在胎心搏动的晚期妊娠需要 MTX 多次肌内注射联合氯化钾羊膜腔内和/或胎儿内注射以使胎儿迅速死亡,从而促进妊娠吸收,此过程可能需要数月时间。在超声引导下经阴道将氯化钾推入孕囊和胎儿胸腔,当针尖进入胚胎时,注入氯化钾(1～5 ml 的 20%氯化钾溶液)直到心脏活动停止。即使在终止妊娠后,仍有阴道大出血的可能,所以要做好子宫动脉栓塞和手术的准备。

其他的药物治疗包括米非司酮、氟尿嘧啶、天花粉等。米非司酮是一种较强的孕激素拮抗剂,通过与内源性黄体酮竞争性结合,引发胚胎滋养细胞变性坏死,从宫颈管壁分离、脱落甚至吸收。氟尿嘧啶的作用机制与 MTX 相似,是滋养细胞高度敏感的化疗药物,可局部或全身用药,也可以与 MTX 联合应用。天花粉是我国一种传统中草药,可用于抗早孕、中孕引产和抑制肿瘤细胞。肌注或羊膜腔内注射能使胚胎变性、坏死。但由于天花粉可引起严重的过敏反应,目前临床使用较少。

2. 动脉栓塞治疗　随着介入放疗技术的发展,血管造影栓塞术已成为简便易行的方法,可行髂内动脉栓塞或超选择性的子宫动脉栓塞治疗。其原理是子宫动脉栓塞后,宫颈局部病灶缺血、缺氧,可直接造成胚胎及滋养细胞的坏死、萎缩,从而达到治疗效果。它可有效预防大出血的发生,增加 MTX 药物治疗的安全性和有效性。也可将经子宫动脉 MTX 灌注与子宫动脉栓塞联合使用治疗宫颈妊娠,发挥这两种技术的优势。理论上这种联合治疗方案具有以下优点:①与全身化疗相比,由于存在首过效应,经动脉局部给药明显提高了宫颈局部的药物浓度,减轻了药物的副反应。②与宫颈局部穿刺给药相比,经动脉给药避免了给药过程中可能出现的大出血。③栓塞与化疗配合使用,明显提高了对胚胎组织的杀灭作用,同时避免了术后胚胎坏死脱落或行刮宫术时可能出现的大出血,极大提高了宫颈妊娠保守治疗的成功率。④对患者的子宫功能影响较小。介入治疗适用于明确未流产的宫颈妊娠及宫颈妊娠大出血者,但对于大出血已造成生命体征不稳定或已出现弥漫性血管内凝血、全身出血者不宜采用此方法。栓塞后部分患者可出现恶心、腹痛及低热等症状,对症处理后可缓解。

3. 宫颈消融术　射频消融是近年来开展的高效微创治疗技术,具有快速止血、出血少的优点。其机制是通过热效应使组织发生热损伤、蛋白凝固、汽化或坏死,激发机体免疫和炎症反应,产生对体内异常细胞的抑制和免疫杀伤作用。它的优点是快速止血,局部出血少,对机体创伤小。射频消融术目前只应用于妊娠天数短者,对于妊娠天数长、胎囊大者,有待于进一步研究。

4. 宫腔镜电切术　随着内镜技术的成熟,宫腔镜也开始应用于宫颈妊娠的治疗。1996年 Ash 等首次报道宫腔镜下成功治疗宫颈妊娠,为宫颈妊娠的保守治疗提供了一种新的途径。近年国内也有相关报道。宫腔镜治疗宫颈妊娠可以有明确胚胎着床部位,直视下进行出血部位的止血,完整清除妊娠物,具有治疗彻底,疗程短的优点。但宫腔镜电切术治疗宫颈妊娠也具有一定的局限性,其只适应于孕 4~6 周,阴道流血少,血 hCG 水平较低患者。因为宫颈特殊的组织结构,损伤宫颈的任何操作均可造成大出血,宫腔镜电切术也不例外,尤其是血 hCG 水平高,胚胎生长活跃,宫颈血运丰富时,行宫腔镜电切术更易出血,故术前仍需做好输血及各种止血准备,甚至做好切除子宫的准备。近年来也有报道,先在腹腔镜下结扎子宫动脉,再行宫腔镜切除妊娠组织,成功治疗了宫颈妊娠。

不同的治疗方法都有一定的优点和缺点,各种保守治疗可联合应用,以扩大治疗适应证。治疗方法的选择必须根据患者妊娠周数、出血量、生育情况等因素综合决定。即使同一患者,在不同的情况下,也可采取不同的治疗方法,以达到最佳的治疗效果。在行保守治疗时,一定要定期监测血、尿 hCG 的变化,同时行 B 超检查,了解胚胎组织的吸收情况,观察阴道流血量,随时调整治疗方案。

(二)手术治疗

1. 经腹宫颈切开及缝合术　适用于停经天数长,宫颈膨大并出血,无法药物保守治疗。要求保留生育功能患者。打开膀胱腹膜反折,下推膀胱,暴露宫颈前壁,切开宫颈,清除宫颈管内妊娠组织,褥式或 8 字缝合宫颈管壁,修复宫颈管。为减少术中出血,可先行子宫动脉栓塞或髂内动脉结扎后再清除宫颈管内妊娠物。对于出血难以控制者,则需行全子宫切除术。

2. 全子宫切除术 以往的宫颈妊娠易误诊为难免流产而行清宫术。术中术后发生难以控制的大出血,为挽救患者生命而行子宫切除术。随着诊疗手段的提高,为患者争取了保守治疗的时间,全子宫切除术已不是治疗宫颈妊娠的必须手段。但对于保守治疗效果差、出血风险大、无生育要求者或已发生失血性休克者,则可行全子宫切除术。

随后受孕的妊娠结局:一篇回顾性研究报告了宫颈妊娠后 2 个月至数年的 37 例妊娠的情况,具体如下:21 例妊娠女性足月分娩(包括一例 38 周双胎妊娠),4 例早产(分娩时分别为 25 周、28 周、32 周和 36 周),3 例在妊娠 8~9 周时流产,2 例进行了择期终止妊娠,2 例为输卵管妊娠,1 例为再次子宫颈妊娠(通过 IVF 受孕),4 例在报道的时候还在妊娠中。有 3 例女性因疑似宫颈功能不全而进行了 McDonald 环扎术。虽然病例较少不足以进行统计学分析,但似乎异位妊娠及早产的发生率有所增加。用 MTX 治疗后需谨慎 MTX 对将来妊娠的影响,虽然 MTX 的半衰期仅 10 h,但可在肝肾中存留数月,目前尚无数据表明用 MTX 治疗后立即妊娠存在危险,但许多妇女宁愿等待半年之后再妊娠,以防止 MTX 对胚胎的潜在的致畸危险。同时宫颈妊娠保守治疗后,宫颈功能的完全恢复一般需要 8 个月左右,故至少应该间隔相应的时间再考虑再次妊娠。妊娠后需在孕早期行 B 超检查防止再次异位妊娠,并谨慎有宫颈功能不全的可能。

总之,宫颈妊娠虽然发病率低,但病情凶险,正确的治疗策略对患者的预后至关重要。随着目前医疗诊断技术的提高,宫颈妊娠的早期诊断得以实现,其治疗手段已从单纯子宫切除术发展到多种方法联合应用的保守治疗,既可治愈疾病,又可保留患者的生育功能,能很好地解决宫颈妊娠这一疾病的治疗问题。

(李春颖　刘欣燕)

第五节　子宫瘢痕处妊娠的诊疗

一、概述

子宫瘢痕由子宫肌层手术后或子宫肌层病变瘢痕愈合后形成。剖宫产切口贯通子宫前壁肌层全层,是子宫瘢痕形成的主要原因,因此本文主要讨论剖宫产瘢痕妊娠(cesarean scar pregnancy,CSP)的诊断和治疗。

中华医学会计划生育分会撰写的《剖宫产瘢痕妊娠诊治专家共识》指出,CSP 是指孕卵种植于剖宫产后子宫切口瘢痕处的妊娠,是一种特殊的异位妊娠。胎盘形成以后,CSP 可以发展为胎盘植入和/或前置胎盘,胎盘植入和前置胎盘,特别是形成"凶险型前置胎盘"时,可能发生子宫破裂、大出血,危及孕产妇生命。因此妊娠早期一旦确诊 CSP,就需要尽早终止妊娠,防止疾病进一步发展。由于子宫瘢痕处肌层薄弱,血供较差,因此 CSP 清宫术时及清宫术后也容易发生大出血、子宫破裂、损伤周围脏器等并发症,为挽救孕妇生命,可能需要切除子宫,威胁孕产妇身心健康和生命安全,因此近年来 CSP 已经成为临床医生高度关注的问题。

在有剖宫产史的女性中,CSP 的发生率为约为 1/2 000 次妊娠,约占异位妊娠的 6%,发病率似乎与剖宫产次数无关。

剖宫产瘢痕妊娠的胚胎种植发生机制尚不明确,有人认为是胚胎迁移时经过子宫下段楔形缺陷或瘢痕内的微瘘管形成的。子宫腺肌症、胚胎移植、宫颈扩张术史和手取胎盘术史是 CSP 可能的危险因素。

CSP 的临床表现可轻可重。轻者可没有任何临床表现,随着疾病进展,患者可能出现阴道出血,可伴有腹部疼痛,瘢痕部位组织薄弱或胎盘植入时可能发生子宫破裂、大出血、失血性休克等并发症,危及母儿生命。

在临床上,所有育龄女性出现腹痛、异常子宫出血或月经异常时都应该排除妊娠可能。出现上述症状的患者一旦确诊妊娠,都应该进行超声检查确定妊娠的部位(宫内妊娠或宫外妊娠)。

超声是 CSP 首选的影像学检查。CSP 典型的超声表现为子宫瘢痕部位扩张,扩张部位可以见到着床的妊娠囊,妊娠囊可能凸出于子宫前壁轮廓之上。其他可能出现的超声影像表现还包括在膀胱和子宫前壁之间看到滋养层细胞、宫腔内没有胎儿、妊娠囊和膀胱之间子宫肌层缺失、滋养细胞周围血流灌注迹象(高速低阻血流信号),以及矢状面子宫前壁不连续等。超声检查时还应该注意探查病灶侵袭盆腔临近脏器的情况,特别是膀胱。MRI 可以进一步评估病灶和周围脏器特别是膀胱间的关系,宫腔镜检查可以进一步评估病灶的位置,同时可以在具备条件的医疗机构,进行宫腔镜下清宫术。但通常认为,MRI 和宫腔镜检查都不是诊断 CSP 必需的辅助检查。

血 β-hCG 是临床常用的实验室检查,用来评价胚胎滋养细胞的活性程度,也是区分良性疾病和妊娠滋养细胞疾病的重要指标。对于 CSP 患者,血 β-hCG 水平是评价治疗效果的重要指标,但其水平与疾病严重程度和预后并没有直接相关关系。

根据胚胎的生长行为,CSP 可以分为两种类型:Ⅰ型指绒毛种植在瘢痕处并不断向子宫壁侵袭发展,容易发生子宫穿孔、破裂或出血;Ⅱ型指胚胎向宫颈管和宫腔发展,发生大出血较晚。

CSP 主要的鉴别诊断包括宫颈妊娠、子宫峡部妊娠、不全流产和妊娠滋养细胞疾病。宫颈妊娠是 CSP 重要的鉴别诊断。宫颈妊娠时胚胎着床在宫颈管内,查体可以发现宫颈均匀膨大,可呈紫蓝色,超声检查子宫前壁下段肌层连续。查体所见和影像学检查确定胎囊着床部位是主要的鉴别方法。但是,随着孕周的增大,对于有剖宫产史的患者,应慎重检查,以排除或确定 CSP。子宫峡部妊娠时孕囊可以着床在子宫峡部的前壁、后壁或侧壁,峡部肌层连续性多无中断。当宫内妊娠不全流产胎囊排出停留在剖宫产瘢痕处时,也需要与 CSP 鉴别。这种情况下患者多有腹痛、阴道出血等先兆流产的症状,查体可能看到宫颈外口扩张,甚至在宫颈外口可以见到部分胎囊,超声检查可以见到胎囊虽然位于剖宫产瘢痕处,但是胎囊周围没有低阻血流,子宫前壁下段的肌层连续性也没有中断。另外,当超声高度怀疑或者已经确定 CSP 之后,要注意评估病灶与周围脏器特别是病灶与膀胱之间的关系,必要时可以做 MRI 进一步明确诊断。

目前,多数学者认为,CSP 一旦确诊,应该尽早终止妊娠。终止妊娠的方法有药物治疗和手术治疗两大类。药物治疗适用于孕周较小、病情平稳、无腹痛、阴道出血少,病灶较小、没有子宫破裂征象的瘢痕妊娠患者。手术治疗是 CSP,特别是 CSP 患者出现危及生命的并发症时主要的治疗手段。手术方式包括子宫动脉栓塞术、清宫术、妊娠物清除加子宫瘢痕修补术,以及子宫切除术。各种手术的适应证和禁忌证将在下文中分别讨论。

二、手术适应证

(一)子宫动脉栓塞术适应证

(1)CSP 患者大出血。

(2)子宫动脉栓塞术联合清宫术。

(3)子宫动脉栓塞术联合药物治疗。

(二)清宫术适应证

(1)生命体征平稳。

(2)Ⅱ型 CSP,孕周较小,子宫肌壁没有明显变薄,绒毛侵入肌层较浅者,可以在具备抢救条件的情况下直接清宫。

(3)不符合上述条件的 CSP,可以在子宫动脉栓塞术后 24～48 h 清宫。

(4)施行清宫术时应具备急诊子宫动脉栓塞或子宫切除的条件,以及大出血抢救的紧急预案。

(5)清宫应在超声或腹腔镜监视下进行。

(三)妊娠物清除加子宫瘢痕修补术适应证

(1)妊娠物大部分或全部位于瘢痕处。

(2)子宫瘢痕处肌层菲薄,血流丰富。

(3)希望术中修补子宫缺损的患者。

(4)经济条件有限,有再生育要求。

(5)可疑子宫破裂或先兆子宫破裂,或 CSP 大出血,不具备子宫动脉栓塞条件。

(四)子宫切除术适应证

(1)大出血、子宫破裂等危及生命的情况。

(2)无生育要求。

三、手术禁忌证

(一)子宫动脉栓塞术禁忌证

(1)凝血功能障碍。

(2)穿刺部位感染。

(3)造影剂或麻醉药物过敏。

(4)严重肝肾功能障碍。

(5)严重心、脑血管疾病。

(6)各种疾病的急性期。

(二)清宫术禁忌证

(1)子宫肌层菲薄。

(2)妊娠包块较大。

(3)妊娠包块明显凸向膀胱。

(4)其他一般清宫术禁忌证。

(三)妊娠物清除加子宫瘢痕修补术禁忌证

(1)生命体征不平稳,不能耐受手术。

(2)凝血功能障碍。

(3)严重心、脑血管疾病。

(4)严重肝、肾功能障碍。

(四)子宫切除术禁忌证

(1)有生育要求。

(2)同(三)妊娠物清除加子宫瘢痕修补术禁忌证(1)～(4)。

四、围手术期生育功能的评估及生育力保护的预处理措施

CSP 患者生育功能的评估主要在于对子宫下段瘢痕及对 CSP 再发风险的评估。对于没有生育要求的妇女,建议采用长效避孕方法。对于有生育要求的妇女,建议治愈半年后再妊娠。目前还没有预测和预防再次 CSP、胎盘植入、前置胎盘和子宫破裂的有效方法。

就保护生育力而言,术前应详细了解病史,做好患者一般情况和病灶位置、大小、深度、和周围脏器关系等方面的评估,了解患者有无再生育要求,与患者和家属充分沟通后,个体化地选择适当的治疗方式和手术方式,做好大出血、子宫破裂、周围脏器损伤的处理预案。术中谨慎操作,尽量避免手术损伤。术后预防感染、严密观察阴道出血情况,采取适当的避孕措施。

五、手术操作难点和技巧(着重强调生育力保护)

有剖宫产史的妇女早孕需要行人工流产时,术前一定要进行 B 超检查,仔细观察胚胎着床位置与子宫前壁下段剖宫产瘢痕的关系,以免造成 CSP 的漏诊,贸然清宫造成术中大出血、子宫破裂、膀胱损伤、为挽救孕妇生命切除子宫,直接影响孕妇生育力甚至危及孕妇生命。

明确诊断为 CSP 的患者,术中应全程超声监视,以便及时发现子宫穿孔或膀胱损伤等并发症。清宫时应先吸除子宫中上段及下段后壁的蜕膜组织,再尽量吸去妊娠囊,之后以较小的压力(200～300 mmHg;1 mmHg＝0.133 kPa)清理前次剖宫产子宫瘢痕处的蜕膜和残余的绒毛组织,尽量避免搔刮,尤其是过度搔刮。

为避免 CSP 患者清宫术中大出血,可先行双侧子宫动脉栓塞术,然后在 24～48 h 在 B 超或腹腔镜监视下行清宫术,彻底清除病灶。所有 CSP 清宫术的病例,均应做好术中随时止血、子宫动脉栓塞甚至子宫切除等应对大出血的准备。除子宫动脉栓塞以外,术中还可以使用缩宫素、前列腺素等药物促进子宫收缩,也可以使用球囊压迫子宫下段瘢痕处止血。宫腔镜下 CSP 妊娠物清除术取得了一定的效果,但缺乏充分的临床数据,而且宫腔镜对术者

要求高,加上宫腔镜下手术仍然无法修复薄弱的子宫前壁瘢痕处肌层,因此宫腔镜下病灶清除术不是首选的手术方式。

妊娠物清除加子宫瘢痕修补术可以采取开腹、经阴道或宫腹腔镜手术等不同的手术路径。无论采用哪种手术路径,清除子宫瘢痕处妊娠物后,应全面清理宫腔,以减少术后出血和蜕膜残留。子宫瘢痕处菲薄的瘢痕组织应尽量切除,保证对合的上下缘有正常的子宫肌层,缝合时应仔细对合,严密止血,尽可能双层缝合。术中注意分离膀胱子宫颈间隙,如子宫前壁与前腹壁粘连,子宫下拉困难时,可辅助腹腔镜下子宫前壁粘连松解术。尽管经阴道手术可以完成妊娠物清除及子宫瘢痕修补,但要求术者有丰富的经阴道手术的经验。阴道内操作空间小,对于妊娠周数超过 10 周或包块直径 > 6 cm 者则不宜选择经阴道手术。

六、手术中生育功能保护措施

手术中对生育功能的保护的基础是选择适当的手术方式和手术路径。CSP 手术治疗时,特别需要预防和及时处理术中大出血,对手术医生和医疗机构的总体水平有很高的要求。需要特别指出的是,即使满足了上述各项要求,某些 CSP 的预后也很难预知,即使保留了子宫,甚至修补了子宫瘢痕,未来再生育时的风险依然很高。

七、术后助孕策略及指导

由于 CSP 病情凶险,变化急骤,因此对于没有生育要求的妇女,建议采用长效避孕方法。对于有生育要求的妇女,建议治愈半年后再妊娠。由于目前还没有预测和预防再次 CSP、胎盘植入、前置胎盘和子宫破裂的有效方法,所以应充分告知患者和家属再次妊娠时面临的上述风险。

(滕莉荣　刘欣燕)

第六节　宫内妊娠合并异位妊娠诊疗

一、概述

宫内妊娠合并宫外妊娠(heterotopicpregnancy,HP)是指子宫内妊娠同时合并子宫外妊娠,是早孕期少见的并发症,其发生率在自然妊娠中占 1/8 000~1/30 000,随着促排卵及 IVF 等辅助生殖技术的发展,其发生率上升至 1/100~1/500。主要的异位妊娠部位为输卵管(88.2%),亦可见于宫颈、卵巢、腹腔以及剖宫产切口处妊娠。

HP 的病因与异位妊娠和多胎妊娠相同,如原发或继发不孕史、盆腔感染、盆腔结核、放置宫内节育器、手术导致的盆腔粘连、应用促排卵药物及 IVF 等。随着辅助生殖技术的发展,越来越多的不孕患者受孕,发生 HP 的概率高于普通孕妇。不孕特别是输卵管因素导致的不孕是发生异位妊娠的高危因素。促排卵药物、IVF 植入多个胚胎是导致多胎妊娠的重要因素。如同时存在导致异位妊娠和多胎妊娠的因素,患者发生 HP 的概率则会增加。此外,胚胎移植过程中,移入宫腔的胚胎不仅可达到输卵管,也可因输卵管病理改变阻碍而返回宫腔,从而发生异位妊娠或 HP。

在诊断方面,HP 的临床表现与先兆流产、异位妊娠类似,有停经后阴道流血、下腹痛或伴有腹腔内出血等表现,部分患者可无明显症状。超声检查,特别是阴道超声是 HP 诊断的重要依据。研究发现,腹部超声、阴道超声诊断 HP 的符合率分别为 52.0%、96.0%,阴道超声对 HP 的诊断显著优于腹部超声,两者联合可提高 HP 诊断率。HP 的典型超声图像是除子宫腔内孕囊外,子宫腔外可见孕囊回声,然而仅 41%～84% 的 HP 患者通过超声检查发现。其原因可能为:①超声发现宫内妊娠后,对双侧输卵管、卵巢检查不够仔细,若同时合并卵巢黄体囊肿,特别是合并卵巢过度刺激综合征时,卵巢增大可能掩盖输卵管妊娠。②部分患者子宫腔外妊娠发生流产或胚胎死亡,未引起严重症状,足月剖宫产时才得以确诊。β-hCG 对 HP 的诊断价值尚不确定,因同时合并宫内妊娠,β-hCG 不低于甚至高于正常宫内妊娠水平,不能真实反映宫外妊娠病灶产生的激素水平。HP 的早期诊断率在不同患者中不同,采用辅助生育技术者早期诊断率高,这归因于辅助生殖技术的发展及对其并发症的认识;而自然妊娠者,HP 易漏诊或误诊。因此,对停经后腹痛、阴道流血的患者,要仔细询问以往有无不孕及盆腔炎症史,结合妇科检查和阴道超声结果进行分析判断,尽早做出诊断。

二、手术适应证

关于 HP 的治疗方面,目前尚无统一方案。对于意外妊娠、无生育要求的患者,治疗相对容易;而对有生育要求,特别是辅助生育治疗后的妊娠患者,治疗不仅要去除宫外妊娠病灶防止其破裂,还要尽量保证宫内胚胎不受影响。对于宫内妊娠合并输卵管妊娠者应首选腹腔镜手术治疗,而合并宫颈、宫角妊娠者,病情稳定情况下可采用超声指导下抽吸或注射药物等治疗,但后者发生宫内流产的风险更高。因此,对于明确诊断的 HP 患者,特别是出现腹腔内出血和继发感染等可能刺激子宫引起流产的患者,应积极行腹腔镜探查和治疗。具体手术指征包括以下几方面。

(1)需急诊手术:血流动力学不稳定;存在即将或正在发生异位肿块破裂的体征或症状(例如,提示破裂的盆腔或腹部疼痛或腹腔内出血的证据)。

(2)同时进行另一手术操作的指征,包括要求绝育;计划将来体外受精受孕,且已知存在输卵管积水。

三、手术禁忌证

(1)麻醉药物过敏。

(2)严重肝功能、肾功能衰竭患者等。

四、围手术期生育功能的评估及生育力保护的预处理措施

围手术期如果条件允许,应采集患者的一般情况、生育史、手术史、生育要求等情况,做出合理的生育功能评估及手术方式的选择。

很多因素会影响 HP 女性的生育力。既往不孕史是预测生育力的最重要因素。有不孕史的女性在异位妊娠后的妊娠率是没有已知不孕史女性的 1/4。既往输卵管损伤的女性较输卵管外观正常的对照女性将来妊娠率降低(42%vs79%)。

五、手术操作难点和技巧(着重强调生育力保护)

1. 对于合并非间质部输卵管妊娠者　当临床发现宫内妊娠合并输卵管非间质部 EP 孕囊样回声,并发现胚芽、心管搏动和腹腔内出血征象时,建议积极手术治疗。与开腹手术相比,腹腔镜手术视野更清晰,对子宫的机械刺激更小,盆腔内环境受到的干扰更小。但腹腔镜手术中 CO_2 气腹、体位、能量器械等对宫内妊娠可能造成影响,应在降低气腹压力同时尽量避免使用单极电凝,而选择双极电凝。术中电凝切除输卵管或行病灶清除术,两者术后再次发生 EP 的概率分别是 17% 和 16%,差异无统计学意义。其中输卵管切除操作更简单,可减少术后持续性出血或持续性输卵管妊娠的风险,较清病灶除术更安全,为首选手术方式。

2. 对于合并间质部输卵管妊娠者　输卵管间质部外围肌层较厚,血供丰富,一旦发生破裂,易致大出血,应积极手术治疗,可行经腹或经腹腔镜手术。手术原则是需要考虑宫内妊娠的存在,降低腹腔镜气腹压力,使用双极器械,去除绒毛组织后可使用双极电凝干燥法处理残存病灶,尽量减少子宫正常肌层组织和浆膜组织的切除,对切口进行缝合,降低继续妊娠可能导致的子宫破裂风险。

3. 对于合并宫颈妊娠者　可行超声监测下局部穿刺抽吸注射药物,减少术后持续性出血(氯化钾或高渗葡萄糖溶液);亦可行超声监测下抽吸、钳夹或电凝宫颈妊娠组织、宫腔镜下切除病灶等。宫内妊娠合并宫颈妊娠的患者应在发现后积极处理,清除宫颈妊娠组织、尽量缩短阴道出血的时间,降低发生感染的概率。

4. 对于合并剖宫产切口处妊娠者　处理较为困难,超声引导下单纯抽吸术主要适用于孕周较小者。单纯药物注射术后尽管瘢痕处妊娠已被终止,但因瘢痕处血供相对较差,组织吸收缓慢,残存的妊娠组织不仅易引起孕期阴道出血,更严重的是易导致剖宫产术中发生大出血等。因此对于孕周较长者,选择局部药物注射＋抽吸术更合理。宫腔镜手术虽然能清除瘢痕处的妊娠组织,但手术不仅操作难度非常大、术中出血多,麻醉、膨宫液及电器械等对宫内妊娠可能存在不良影响,而且术中存在子宫穿孔的风险,必要时需进行腹腔镜的监视和修补。

5. 对于合并卵巢妊娠者　一旦怀疑卵巢妊娠,应立即积极处理,不提倡期待治疗。手术方式为去除病灶,双极电凝或缝合止血。需要注意术中对卵巢的操作可能影响黄体功能,术后注意黄体功能的支持。因辅助生殖患者中,超促排卵后的卵巢为多个黄体组成,需要分清绒毛组织与黄体组织,既要止血也要注意保护正常卵巢组织。

6. 对于合并腹腔妊娠者　如在孕早期发现,应及时行腹腔镜探查加治疗。持续性腹腔内妊娠是自发性腹腔内出血的主要原因,孕中、晚期手术终止腹腔内妊娠剥离胎盘时容易引起大出血。

六、术后助孕指导

(1)保胎治疗:抑制子宫收缩。

(2)预防感染及出血。

异位着床的常见原因是临床或亚临床输卵管炎导致输卵管的解剖结构和功能发生改变。

这些改变一般是双侧性且是永久性的,因此,异位妊娠后就通常出现异位妊娠复发和不孕。

目前尚无数据确定异位妊娠手术治疗后受孕的最佳间隔时间。我们建议患者在下个月经周期后再尝试受孕。

(陈娜　刘欣燕)

第七节　妊娠滋养细胞疾病诊疗

妊娠滋养细胞疾病(gestational trophoblastic disease,GTD)是一种源于胎盘滋养细胞的疾病,好发于生育年龄女性,主要包括完全性和部分性葡萄胎(hydatidiform mole,HM)、侵蚀性葡萄胎(invasive mole,IM)、绒毛膜癌(choriocarcinoma)、胎盘部位滋养细胞肿瘤(placenta site trophoblastic tumor,PSTT)和上皮样滋养细胞肿瘤(epithelioid trophoblastic tumor,ETT)。其中葡萄胎属于良性疾病,后4种病变又称为妊娠滋养细胞肿瘤(gestational trophoblastic neoplasia,GTN),属于恶性肿瘤。

葡萄胎在亚洲一些地区较常见,发病率为2/1 000次妊娠,欧洲和北美发病率通常小于1/1 000次妊娠。近年来,亚洲国家葡萄胎的发生率有所下降。绒癌的发病率很难估算,临床上由于缺乏组织病理学证据,很难将发生于葡萄胎的绒癌与侵蚀性葡萄胎区分开来。据报道绒癌发病率占妊娠的1/40 000~9/40 000。PSTT和ETT比绒癌更罕见。

一、葡萄胎

90%的完全性葡萄胎由单倍体精子自我复制而来(母系染色体缺乏或者失活),10%由一个空卵和两个单倍体精子同时受精而成。部分性葡萄胎为三倍体,有母系和父系来源。典型的葡萄胎诊断并无困难。闭经后出现不规则阴道出血为最主要的临床表现,90%的患者有阴道流血。妇科查体子宫异常增大、质软,与孕周不符。血清hCG水平异常升高。超声检查完全性葡萄胎表现为宫腔内无胚胎,充满不均质"落雪状"或"蜂窝状"回声。部分性葡萄胎超声显示胎盘水肿,有时可见孕囊和胎儿,胎儿多有畸形。囊性外观胎盘和变形孕囊可能提示早期葡萄胎。随着孕周发展,患者可出现妊娠剧吐、子痫、甲状腺功能亢进、肺动脉瘤栓等临床表现。而一些葡萄胎妊娠仅在自然流产后清宫的组织学检查得到诊断。

葡萄胎的处理应包括葡萄胎组织的清除、并发症的处理及恶性变的预防等几个方面。葡萄胎一经确诊,应尽快予以清除,目前均采用吸刮宫的方法,尽量在超声监测下,由有经验的妇科医生操作,充分扩张宫颈管,先吸后刮,在扩宫和清宫后使用缩宫素可以减少大出血的风险。如无持续性出血,通常不需要二次清宫。除非有合并症的存在,否则没有子宫切除术的指征。

二、滋养细胞肿瘤

(一)诊断

1. 葡萄胎后 GTN　葡萄胎后发生的GTN通常通过监测hCG得到诊断,患者一般无症状,所以葡萄胎清宫后监测 hCG 非常重要。葡萄胎后 GTN 的 FIGO 诊断标准如下:①hCG 间隔 3 周、4 次测定持续平台,即第 1 天、第 7 天、第 14 天、第 21 天。②每周监测 hCG,连续 2 周、3 次均上升,即第 1 天、第 7 天、第 14 天。③葡萄胎清宫术后 6 个月或以上 hCG 仍然高水平。④有组织病理学诊断。

2. 非葡萄胎后 GTN　只有大约 50% 的 GTN 继发于葡萄胎,GTN 也可以继发于自然流产、异位妊娠或足月妊娠。可出现腹部、肺或脑等转移部位的出血,出现肺部和脊柱或脑转移的神经症状。非葡萄胎后 GTN 诊断标准如下:①流产、足月产、异位妊娠后 4 周以上,血清 hCG 水平持续在高水平,或曾经一度下降后又上升。②已排除妊娠物残留或排除再次妊娠。③影像学转移证据:胸部 X 线适用于诊断肺转移,并被用于预后评分肺转移灶的计数;肺 CT 可用于肺转移诊断;超声或 CT 可用于肝转移的诊断;MRI 或 CT 可用于脑转移的诊断。④组织病理学诊断。

(二)鉴别诊断

虽然 FIGO 对葡萄胎后 GTN 有明确的诊断标准,但对非葡萄胎后 GTN 的诊断标准尚未统一,临床诊断主要依赖于病史及血清 hCG 水平的监测,辅以影像学检查的评估。GTN 主要表现为妊娠及妊娠终止后的阴道异常出血,而妊娠及妊娠终止后的阴道异常出血更常见于不全流产、异位妊娠。尽管刮宫对于妊娠或妊娠终止后阴道异常出血的诊断很重要,但位于特殊部位的妊娠残留物如宫角、残角、子宫瘢痕妊娠或异位妊娠却难以刮到。再加上滋养细胞肿瘤、不全流产和不典型的异位妊娠(如宫角、残角、子宫瘢痕妊娠)三者之间血清 hCG 水平又有重叠,超声检查的征象并不十分特异,临床上三者之间进行鉴别有时相当困难,尤其是在不典型的无转移病灶的早期 GTN 患者中,所以误诊时有报道。由于滋养细胞肿瘤的生物学行为和治疗的特殊性,它是目前唯一可以没有组织病理学证据就可以进行临床诊断和治疗的一种妇科恶性肿瘤,因此,临床上更应强调诊断的规范化。FIGO 和欧洲肿瘤内科学会(ESMO)的临床指南及国内指南均提到在 GTN 临床诊断困难时,可行组织病理学诊断,诊刮术或宫腔镜手术、腹腔镜或开腹行病灶切除术均可尝试作为获取组织的方法。对于特殊类型的 GTN 如 PSTT、ETT,以及罕见的妊娠相关良性疾病如子宫肌壁间妊娠、胎盘部位超常反应,仅能通过组织病理学检查完成诊断。

对于妊娠或妊娠终止后盆腔超声提示宫腔、一侧宫底或子宫肌壁间有局部血流丰富的占位性病变患者,进行宫腔镜检查,不仅可以在直视下观察宫腔形态,明确占位性病变的解剖部位、大小及形态,并可同时在宫腔镜直视下或宫腔镜辅助定位下清除占位性病变送组织病理学检查,以区分不全流产、宫角妊娠或妊娠滋养细胞肿瘤。不全流产表现为占位性病变位于宫腔或一侧宫底,且与周围的子宫内膜界限清晰;宫角妊娠表现为与周围子宫内膜界限清晰的占位性病变,位于一侧输卵管开口处,且输卵管开口由于占位性病变的存在而变得明显膨大;GTN 则表现为子宫壁局部凸起或凹陷,表面血管扩张充盈,且子宫内膜薄。腹腔镜检查能直观、准确地定位子宫表面、宫角及盆腹腔脏器病变,不仅可以明确诊断,同时也可以进行手术治疗。对于宫腔镜难以手术清除干净的宫角妊娠,宫腔镜和腹腔镜联合,可以拓宽单一妇科内镜手术的诊治范围。

北京协和医院分别对 27 例外院因怀疑或已经诊断为 GTN 而转院治疗的患者,以及 62 例以宫体占位为主的可疑 GTN 患者进行综合分析,因仍不能确诊而进行了宫腔镜、腹腔镜检查。第一项研究发现 27 例患者中 23 例(85.2%)为非 GTN(宫角妊娠 12 例、子宫残角妊娠 1 例和不全流产 10 例),4 例(14.8%)为 GTN(均为绒癌),在外院接受化疗的 6 例患者中仅 1 例为 GTN;4 例绒癌患者在随后的治疗随诊中,疾病期别无升高,经化疗后,预后良好。第二项研究中 17 例通过腹腔镜病灶切除诊断的 GTN 患者,围手术期无严重并发症发生,术后化疗过程中血清 hCG 水平下降满意,除 1 例失访外,完成随诊的 16 例均获临床缓解且无复发征象,1 例足月妊娠分娩且无妊娠严重并发症发生。可见对于难以诊断的 GTN 患者,在综合病史分析与临床检查同时,选择性进行宫腔镜、腹腔镜检查,并不增加人为造成的转移,是一种可供选择的诊断手段,并能同时进行有效的手术治疗。

在临床处理中应把握:①GTN 本身为罕见疾病,发病率远低于妊娠相关的良性疾病,依诊断原则理应先行腹腔镜或宫腔镜手术排除常见疾病。②对于超声或盆腔检查提示一侧宫角明显突出的患者,可行腹腔镜检查,其不仅能直观、准确地定位子宫表面、宫角及盆腹腔脏器病变,还可进行手术治疗。③对于宫腔镜难以手术清除干净的宫角妊娠或有两种以上的盆腔疾病时,宫腔镜、腹腔镜联合,可以拓宽单一妇科内镜手术的诊治范围。④对于难以诊断的 GTN 患者,进行宫腔镜、腹腔镜检查并不增加人为肿瘤转移的可能性,是一种可供选择的诊断手段。术后及时化疗可能是减少手术相关血行转移风险的重要手段,争取行术中快速冰冻病理检查,有助于及早诊断和术后及时化疗。⑤GTN 血供丰富,应用腹腔镜病灶切除术作为获取组织的手段对术者有较高要求,要在充分备血和做好开腹手术准备的前提下完成,无准备地冒然手术是不合适的。⑥只有在临床病史不典型、不符合 GTN 临床诊断标准的患者,才可谨慎地考虑行腔镜下病灶切除术等诊断性手术获得病理诊断。应严格把握手术适应证,避免过度诊断性手术。

(三)GTN 的治疗

1. GTN 分期与评分 GTN 的主要治疗方法是化疗,化疗方案取决于分期和评分。分期用罗马数字Ⅰ、Ⅱ、Ⅲ、Ⅳ表示,用冒号分开,随后用阿拉伯数字表示预后评分的分数,如Ⅱ期 4 分,或Ⅳ期 9 分。每一患者均需要分期和评分。妊娠滋养细胞肿瘤 FIGO 临床分期如表 15-1 所示。FIGO 预后评分系统如表 15-2 所示。

表 15-1 妊娠滋养细胞肿瘤 FIGO 临床分期

FIGO 分期	描述
Ⅰ期	妊娠滋养细胞肿瘤严格局限于子宫体
Ⅱ期	妊娠滋养细胞肿瘤扩散到附件或阴道,但局限于生殖系统
Ⅲ期	妊娠滋养细胞肿瘤扩散到肺部,伴或不伴有生殖道受累
Ⅳ期	所有的其他部位转移

表 15-2　FIGO（WHO）预后评分系统

FIGO（WHO）高危因素	评分及分期			
	0	1	2	4
年龄（岁）	<40	≥40	—	—
前次妊娠葡萄胎	流产	足月产	—	—
妊娠后的间隔（月）	<4	4～6	>6～12	>12
治疗前 hCG（U/L）	<103	≥103～104	≥104～105	≥105
肿瘤最大直径（包括子宫，cm）	—	3～4	≥5	—
转移部位（包括子宫）	肺	脾、肾	胃肠道	脑、肝
转移瘤数目（个）	—	1～4	5～8	5～8
既往化疗失败史	—	—	单药	两药及以上
总计分	≤6 分为低危； >6 分为高危			

2. 低危 GTN 的治疗　低危 GTN 的单药化疗方案如表 15-3 所示。

表 15-3　低危 GTN 的单药化疗方案

MTX-FA	8 d 方案（MTX 50 mg 肌注，第 1 天、第 3 天、第 5 天、第 7 天；亚叶酸 15 mg 于 MTX 24 h 后口服，即第 2 天、第 4 天、第 6 天、第 8 天），每 2 周重复
MTX	0.4 mg/kg（最大量 25 mg）静脉注射或肌注×5 d，每 2 周 1 次
放线菌素-D	脉冲给药 1.25 mg/m^2 静脉注射，每 2 周 1 次
放线菌素-D	0.5 mg 静脉注射×5 d，每 2 周 1 次
其他	MTX 30～50 mg/m^2 肌注，每周 1 次；MTX 300 mg/m^2，每 2 周 1 次；5-FU，依托泊苷

hCG 水平恢复正常后巩固化疗 2～3 个疗程，可以减少复发机会。完全缓解率接近 100%。

3. 高危 GTN 的治疗　多药联合化疗方案用于治疗高危 GTN。最常用的是 EMA-CO（依托泊苷、甲氨蝶呤、放线菌素-D、环磷酰胺、长春新碱），完全缓解率约为 85%，5 年总生存率为 75%～90%。合并肝和（或）脑转移的患者结局较差。高危患者应巩固 4 个周期化疗。

4. 极高危 GTN 的治疗　预后评分≥12 分，合并肝、脑或广泛转移的极高危患者，对一线联合化疗反应差，可直接选用 EP-EMA 等二线方案。然而对于极其严重的病例，给予标准化疗可能会引起严重的骨髓抑制，甚至多器官功能衰竭。开始时可以采用低剂量较弱方案，如依托泊苷 100 mg/m^2，顺铂 20 mg/m^2，第 1 天、第 2 天，每周一次，重复 1～3 周。病情缓解后，再转为标准化疗。

5. 手术治疗 手术在 GTN 的治疗中也具有重要的作用。子宫出血不能控制时常使用子宫动脉栓塞，也可以考虑子宫切除术。肝、胃肠道、肾和脾脏转移灶出血可能需要开腹止血。脑转移灶出血或颅内高压需行开颅手术。存在孤立的耐药病灶时，切除孤立的颅内或肺部结节或子宫病灶可以明显提高治疗的成功率。随着微创手术技术的发展，很多手术得以通过微创方式完成。

（曹杨　刘欣燕）

第十六章　复发性流产的微创诊疗

第一节　复发性流产的腹腔镜诊疗

一、概述

目前关于复发性或习惯性流产(recurrent spontaneous abortion,RSA)的定义存在争议,中国专家共识:连续发生自然流产 2 次或 2 次以上称为复发性自然流产(复发性流产)。自然流产的发病率为 11%～13%,生育期妇女中反复流产发生率占 1%～5%。复发性流产可以考虑为两种情况:首次复发性流产和再次复发性流产。首次复发性流产指的是从未生育的多次流产患者,再次复发性流产是指已经生育的多次流产患者。

RSA 病因复杂,部分不确定因素尚处在研究阶段,目前较确定的病因主要有染色体异常、免疫因素、感染因素、宫腔异常、内分泌失调等。在 RSA 的病因中,生殖道解剖异常占 12%～16%。包括先天性和后天获得性两大类。先天性因素主要有生殖道畸形和发育不良。常见有纵隔子宫、双角子宫、弓形子宫、单角子宫、双子宫、子宫发育不良和先天性宫颈功能不全等,以纵隔子宫最为常见,占全部子宫畸形的 80%～90%。后天性的生殖道解剖异常主要有 Asherman 综合征,宫颈功能不全、子宫肌瘤、子宫内膜息肉等。及时发现并治疗腹腔宫腔病变是诊治 RSA 关键所在。宫腹腔镜能全面检查盆腔、宫腔及内膜的病变,并能在直视下定位处理,对宫腹腔因素所致的 RSA 有独特诊疗优势。

二、反复流产腹腔镜手术适应证

(1)有经期腹痛或盆腔慢性疼痛等症状。

(2)影像学检查提示盆腔内异常:子宫超声、子宫输卵管碘油造影、CT、MRI 等影像学检查提示子宫或附件占位性病变或形态异常,行腹腔镜检查确诊、定位,并同时进行治疗。

(3)不明原因复发性流产:常规检查未发现明显异常,行腹腔镜检查可观察盆腔有无散在的子宫内膜异位病灶,盆腔粘连等,并同时治疗。

(4)腹腔镜监视下行宫腔镜宫腔手术,宫、腹腔镜的联合应用在全面评估和诊治中更显示了其优越性。

(5)宫颈功能不全:行腹腔镜子宫峡部环扎术。

三、腹腔镜手术的禁忌证

(一)绝对禁忌证

(1)不能耐受包括气管插管在内的麻醉。

(2)患者情况严重不宜行剖腹手术。

(3)心血管疾病不能做人工气腹者。

(4)腹股沟疝或膈肌疝。

(5)肠胃明显胀气,如肠梗阻、肠管扩张等及其他不能做穿刺的情况,如晚期弥漫性腹膜炎、腹腔广泛粘连等。

(二)相对禁忌证

(1)有腹部手术史。

(2)肥胖。

(3)急、慢性盆腔炎史。

(4)大于拳头大小的肌瘤或卵巢肿瘤。

(5)手术者的技术及经验不足。

四、手术技巧

由于腹腔镜的设计不断完善,手术操作及器械有了很多改进,腹腔镜手术的适应证有了适当的扩大,特别是相对性禁忌证中的(1)～(4)均可考虑施行。

(一)盆腔粘连松解

盆腔粘连多指卵巢与输卵管、子宫后壁、子宫直肠陷窝、子宫骶骨韧带等处的条索状或披纱状粘连,严重者可与大网膜、直肠、乙状结肠等处粘连,没有丰富腹腔镜手术经验的医师治疗该类严重粘连最好改用剖腹手术,以避免腹腔镜下操作造成脏器损伤等严重并发症。

当确定有指征和可能施行卵巢粘连松解术时,用举宫器抬举子宫充分暴露粘连带,由手术操作孔或第二穿刺孔放入塑料导管或穿刺针,局部喷注 0.5％利多卡因或 0.5％丁卡因麻醉后,放入 5 mm 剪刀,用 YAG 激光、微波、电凝、内凝器等器械的任一种剪断或灼断粘连带,遇可见的小血管先电凝灼断、止血,逐渐完成离断、松解所有粘连带。仔细查找并用凝血器械充分止血,生理盐水连续冲吸盆腔,直至干净清澈为止。为防术后再度粘连,盆腔内可注入右旋糖酐 250～500 ml。

(二)宫腔粘连的分离

在腹腔镜监视下进行宫腔粘连的分离,可提高手术的安全性,减少或避免子宫穿孔。术中可在腹腔镜下观察子宫的表面,如浆膜面发白,提示宫腔分离的深度已达子宫肌层的深部。或术中调暗腹腔镜的光源,如见子宫透红明显,也预示宫腔分离到达肌层,提示宫腔分离的深度已完成。宫腔镜分离粘连可采取多种分离方法,如轻度粘连可用钝性分离,分离困难者可用锐性分离,粘连广泛者可考虑电分离。一般电分离的术后妊娠率最低,可能与电损伤内膜有关,应尽量避免电操作。

(三)子宫纵隔的切除

子宫纵隔切除后的妊娠率可达80%,与腹腔镜联合同样可提高手术的安全性,方法同宫腔粘连的分离。手术尽量采取锐性剪刀分离,避免周边的内膜电损伤,保证术后的妊娠率。

(四)黏膜下肌瘤或息肉摘除

一般单纯的宫腔镜即可完成。宫、腹腔镜联合主要应用于较困难的黏膜下肌瘤的摘除,如肌瘤部分(Ⅱ型)或大部分(Ⅲ型)位于黏膜下,利用腹腔镜监视可提高手术的安全性。

(五)宫颈功能不全

宫颈功能不全是指宫颈内口松弛,宫颈管缩短,孕期不能发挥类似括约肌的作用,表现为孕中期或孕晚期宫颈机械性、无痛性扩张,伴妊娠囊膨入阴道,随后不成熟胎儿娩出而发生流产和早产。多数宫颈功能不全的病因不明。先天性宫颈功能不全多伴苗勒管发育异常,或因孕妇胎儿期雌激素暴露所致。后天性宫颈功能不全,多因外科创伤所致。多次中晚期流产也可能导致宫颈功能不全,造成恶性循环。目前最普遍的宫颈能不全治疗方式为孕期经阴道宫颈内口环扎术。对于反复经阴道环扎术失败及手术截除过部分宫颈、宫颈较短、宫颈瘢痕过硬、宫颈阴道瘘、宫颈深部裂伤等阴道缝合困难不适合经阴道环扎的患者,可行经腹宫颈峡部环扎术。

随着腹腔镜技术迅速发展,经阴道宫颈环扎术和经腹宫颈环扎也随之被腹腔镜宫颈环扎术所替代。腹腔镜下环扎带能准确地放置在解剖学宫颈内口,术野清晰、出血少、创伤小、简单易行,可以克服缩短或瘢痕的宫颈上缝合困难的技术问题并可避免阴道异物感。现亦有学者于早孕晚期或中孕期行腹腔镜子宫峡部环扎术,但孕期可使手术难度增加,不能在宫腔内放置操纵器及扩条,并很难控制宫颈缝扎线的紧张度,存在胎儿损伤风险。雷庆华等研究将孕前腹腔镜子宫峡部环扎术与当前最普遍的孕期经阴道宫颈环扎术相比较,发现腹腔镜子宫峡部环扎术安全、有效。术后再次复发流产率明显下降,足月分娩率明显提高。但1例患者出现手术并发症,盆腔脓肿破溃入阴道。此患者曾多次孕期环扎失败流产,有一定的高危因素。需要说明的是此手术必须剖宫产终止妊娠,且如果发生晚期流产需腹腔镜取出环扎带后才能排胎,增加了手术率及费用。因此建议将孕前腹腔镜子宫峡部环扎术作为有妊娠中期流产病史、经阴道宫颈环扎失败的宫颈功能不全患者的替代治疗方案,并不能完全取代孕期宫颈环扎术。

五、生育力保护的注意事项

不孕症的手术宗旨是保留生育功能和恢复正常解剖结构,它与治疗其他疾病的手术不同,是真正意义上的保留功能性手术。由于这个原因,对从事生殖腔镜的医师有些特殊的要求。

(1)必须熟悉局部解剖结构和功能,尤其是输卵管、卵巢的血供和神经分布,术中尽量避免损伤。

(2)以显微外科的手术技巧恢复解剖结构,要求腔镜手术医师有稳定和准确的手法。

(3)术中尽量避免直接钳夹输卵管,防止因钳夹输卵管引起的管腔挫伤导致术后的宫腔粘连。

(4)在较大卵巢囊肿摘除术中,尽量保留卵巢皮质,因为囊肿剥除后感觉卵巢明显增大,实际上囊肿使得卵巢皮质扩张伸展,卵巢皮质并没有增生,如切除部分卵巢皮质,可导致日后该侧卵巢功能的丧失,更不要轻易切除卵巢。

(5)在血管和神经走行部位尽量避免使用电器械(电凝、超声刀、激光等),避免电扩散损伤。

(6)止血或恢复解剖结构(如卵巢囊肿摘除术后)时,同样减少电器械的使用,运用可吸收线缝合,避免电损伤和预防术后粘连的可能。

(7)对病变严重或可干扰日后妊娠的器官,则应果断切除(如化脓性输卵管炎等)。

第二节 复发性流产的宫腔镜诊疗

一、子宫畸形

尽管子宫畸形的患者可以怀孕,但因畸形子宫形态不规则、宫腔容积小、肌层发育差、内膜血供少等不良因素而常导致无法维持妊娠至足月并最终流产,其中连续自然流产超过2次者即表现为复发性流产。Grimbizis 等报道约 13% 的复发性流产与先天性子宫畸形相关。

子宫畸形是由于胚胎发育过程中苗勒管融合异常所致,据估计,人群中子宫先天性发育异常的发生率为 1%～2%,主要为子宫纵隔。其中有 20%～50% 的患者合并不孕或反复流产等异常。Gibbon 报道纵隔子宫流产率约为 80%。美国生育学会将苗勒管发育异常分为7类。Ⅰ类:发育不全(包括先天性无阴道,无子宫、宫颈,无输卵管);Ⅱ类:单角子宫(另一角为实性或始基子宫);Ⅲ类:双子宫(指有两个完整的子宫和宫颈);Ⅳ类:双角子宫(包括完全性和部分性);Ⅴ类:子宫纵隔(包括完全纵隔和部分纵隔);Ⅵ类:鞍状子宫;Ⅶ类:服用己烯雌酚后子宫发育异常,即 T 形子宫。

(一)宫腔镜诊断

(1)鞍状子宫镜下可见子宫底呈弧形,稍向宫腔内突出,双侧子宫角较深,遇此情况,常无法鉴别是鞍状子宫,还是子宫不完全纵隔,应做三维B超或宫腹腔镜联合检查,宫底外形凹陷深者多为鞍状子宫,外形正常者多为不完全子宫纵隔。

(2)纵隔子宫可分为完全性和部分性纵隔。镜检时可见纵隔位于子宫中线,附着于子宫前、后壁,分隔宫腔,两个子宫角完全被分隔开,顶端分别可见输卵管口,子宫纵隔的厚度差异很大,从宫腔的形态上不易将完全纵隔子宫与双子宫鉴别,须借助三维B超或腹腔镜来鉴别。

(3)单角子宫因两侧副中肾管仅一侧发育完全所致,宫腔狭窄,内见一个输卵管开口,宫腔多偏向于一侧。看不到另一个对称的宫角和输卵管开口,联合宫、腹腔镜检或三维 B 超可确诊。

(二)治疗

纵隔子宫是唯一能用宫腔镜矫治的子宫畸形,因此,确诊子宫畸形的类型,对制定正确的治疗方案很重要。而双子宫需开腹行子宫成形术。多数部分性子宫纵隔妇女能正常生育,仅 20%～25%妊娠失败。但纵隔较大且患者有反复流产或不孕史时,排除了其他原因后,应考虑为子宫纵隔切除的适应证。宫腔镜下子宫成形术是 1974 年由 Edstrom 首创的,随着宫腔镜设备及器械的完善,该技术才被广泛应用。子宫纵隔切除术是在宫腔镜直视下,首先测量纵隔的长度和厚度,再用微型剪电切环或激光将纵隔切除,不完全或薄的纵隔容易切除,完全或厚的纵隔,手术难度明显加大。可用电凝或激光器进行切割,以减少出血。切除深度不超过内膜 1～2 mm,手术的关键在于确定纵隔是否完全切除,手术完毕应可同时看到双侧输卵管开口。术中 B 超监测,必要时需用腹腔镜监测,以防过度损伤内膜或子宫穿孔。切除创面如有出血,用能膨胀的硅橡胶囊插入宫腔,注入气体或液体使囊膨胀压迫创面止血,12～24 h 后放出囊中气体或液体,若无继续出血,气囊再留置腔内 1～2 d,预防创面接触面形成粘连;亦可用凝血酶纱条填塞宫腔止血。术后宫腔内放置宫内节育器,服用雌激素2～3 个月,促进子宫内膜增生,抗生素预防感染。术中有可能发生子宫穿孔,有可能引起以后的妊娠子宫破裂,必须加强孕期的监测。其他子宫畸形在宫腔镜直视下难以矫正,临床均采用开腹整形手术。

(三)术后观察

术后随访 1～2 个月,宫腔镜下原手术部位可见到白色的瘢痕,成功率约为 90%。Rock等发现术后宫腔体积缩小 1/3,但术后妊娠率未受影响。Fayez 比较了开腹和宫腔镜两种手术方式切除纵隔的效果,结果开腹手术妊娠率为 71.4%,其中 80%的剖宫产分娩,另外 20%的妊娠自然流产;宫腔镜手术后妊娠率为 84%,78%的孕妇自然分娩,13%早产,9%自然流产。因而,宫腔镜下的纵隔成形术具有手术范围小,不损伤子宫和术后妊娠率、自然分娩率高的优势,是目前治疗子宫纵隔畸形的首选方法。

二、宫腔粘连

宫腔粘连(intrauterine adhesion,IUA)是指复发性流产反复过度刮宫导致子宫内膜基底层损伤,引起子宫内不同程度的粘连,又称 Asherman 综合征。在损伤的基础上继发感染更易引起粘连,子宫内膜结核也是宫腔粘连的主要病因,严重时完全粘连引起闭经。宫腔粘连必然会影响下一次妊娠。

(一)宫腔镜诊断

宫腔镜检查能对粘连部位、范围及组织类型作出判断。根据粘连部位可分为单纯性宫颈粘连、宫腔内粘连和宫颈宫腔粘连三类。宫腔内粘连分类如下。

(1)根据粘连部位可分为中央型、周围型和混合型粘连。

1)中央型:粘连部位于宫腔的前、后壁间,也称桥状粘连,大多数粘连属此类型。

2)周围型:粘连部位于宫底或侧壁。

3)混合型:中央型加上周围型粘连。

Sugimoto 报告 258 例宫腔镜检结果,中央型粘连占 70%(181/258),周围型占 22%(58/258),混合型占 7.3%(19/258)。

(2)根据组织学分类可分为膜性粘连、肌性粘连和结缔组织性粘连。

1)膜性粘连:粘连的表面和周围的子宫内膜极为相似,质软脆,易分离。

2)肌性粘连:分离断面色红、粗糙、可见血渗出。

3)结缔组织性粘连:致密的紧密粘连,分离界面色白,无血渗出。

(3)根据粘连带分隔宫腔的程度可分为轻度、中度和重度粘连。

1)轻度:1/4 的宫腔可见膜状粘连带,输卵管和宫底部未受影响。

2)中度:3/4 的宫腔见粘连带,宫底和输卵管口封闭,但子宫肌壁未受影响。

3)重度:3/4 的宫腔包括肌壁均粘连在一起,宫腔上段和输卵管封闭。

根据宫腔粘连的范围、类型及粘连后月经的改变,美国生育协会提出了宫腔粘连的分类标准(表 16-1)。按照这个标准,可以使各种研究结果更具有可比性。

表 16-1 美国生育协会宫腔粘连分类标准

宫腔粘连范围(评分)	粘连类型(评分)	粘连后月经情况(评分)
<1/3(1)	膜状(1)	正常(0)
1/3~2/3(2)	膜状或致密(2)	月经过少(2)
>2/3(4)	致密(4)	闭经(4)

根据以上结果分期:Ⅰ期,轻度,1~4 分;Ⅱ期,中度,5~8 分;Ⅲ期,重度,9~14 分。

(二)治疗

(1)治疗原则:准确、完全地分离粘连,恢复宫腔形态,防止分离后重新形成粘连,促进损坏的子宫内膜修复。

(2)治疗方法。

1)对单纯性颈管内口粘连仅用海格器扩张即可,放置凡士林纱条防止再粘连。

2)宫腔镜手术:主要分为机械性器械手术(如使用微型剪、分离铲、扩宫条)和能源性手术(如宫腔镜下电切术、激光术)。

一般根据粘连的不同类型应用器械或能源性手术。目前能源性手术器械的应用缩短了手术时间,提高了手术效率,但同时发生穿孔、出血等并发症的比率也升高。据首都医科大学附属复兴医院宫腔镜诊断中心 2002 年统计,该中心各类宫腔镜电切术共 1 747 例,术中并发症 17 例,其中 4 例子宫穿孔发生于 TCRA 术中。而南京鼓楼医院葛春晓认为,对重度宫腔粘连者为避免电辐射对子宫内膜的损伤,不主张电切术,宜采用机械性手术操作好。遇到下列情况应考虑用腹腔镜监测:①严重的子宫后壁粘连,输卵管口封闭。②分离部分粘连后,子宫角部及输卵管口仍无法窥视。③子宫输卵管造影提示有子宫周围静脉逆流,或输卵管梗阻。④即使细探针也无法探入宫腔。完全分离标准指恢复子宫腔正常大小和形态,双侧输卵管开口展示清晰。

3)术后处理:手术分开粘连,恢复宫腔正常形态只完成了宫腔粘连治疗的一半,术后防止再粘连是另一半很重要的后续治疗。目前防止再粘连的方法主要有放置宫内节育器、Foley 导管、应用透明质酸钠胶和高剂量雌激素。一般放置宫内节育器和人工周期联合使用,2~3个月后取出,缺点是如再粘连时取出困难。放置 Foley 导管,气囊内注入生理盐水 3~5 ml,使宫腔分离,并可压迫止血,放置 7~15 d 后取出,与人工周期联合使用,缺点是住院时间长,上行性感染机会增多,宫颈功能不全的风险增加,阻碍内膜生长等。2003 年尼日利亚 Drhue 医生比较放置宫内节育器合并人工周期和放置 Foley 管合并人工周期治疗 3 个周期后,放置 Foley 合并人工周期组的正常月经发生率和怀孕率均高于宫内节育器组。高剂量雌激素应用的主要目的是促进内膜修复和新生,尽量使受损的部位有新内膜生长,避免再次粘连的发生,缺点是雌激素不适用于高危人群,以及药物依从性问题。近年多应用倍美力和补佳乐,副作用小,依从性好,一般每天可用到 3~9 片。李奇海等比较了大剂量雌激素连用 90 d 后撤退,月经恢复率最高。2004 年意大利 Guida 医生报道术毕宫腔内放置 70 ml 透明质酸钠胶可防止再粘连。

4)结果:宫腔粘连手术后月经恢复率为 73%~92%,妊娠率为 47%~55%,足月分娩率 38%~70%。Sugimoto 对 258 例宫腔粘连进行了宫腔镜下的粘连分离术,其中 71 例膜状粘连,148 例肌性粘连,39 例结缔组织性粘连。术后妊娠率为 41.4%,64 例患者获得活胎,其中 11 例因胎盘粘连需行人工剥离胎盘。Rafael 报道轻度、中度、重度宫腔粘连的术后妊娠率分别为 62.5%、33.3% 和 16.6%。部分患者术后宫腔镜检发现局部内膜萎缩,呈瘢痕样改变,无周期性变化。因此,如何恢复粘连分离术后的子宫内膜功能,是今后研究的重点。

三、子宫内膜息肉

子宫内膜息肉也是 RSA 的一大病因,由于息肉缺乏恒定的症状,故其发生率很难估计。如果息肉位于子宫角部,堵塞了输卵管开口,或巨大息肉、多发性息肉等影响了精子的上行和孕囊的着床,就有可能导致不孕或流产。息肉组织由内膜腺体上皮和间质组成,按息肉对卵巢激素的反应性,子宫内膜息肉可分为两类:功能性息肉和非功能性息肉。①功能性息肉与其周围的内膜一样对卵巢激素有反应,呈周期性变化,随月经周期的改变而增大或缩小,随经时内膜的剥脱而脱落。②非功能性息肉不依赖卵巢激素而生长,其组织结构为内膜腺体增生或内膜腺体瘤样增生,后者有恶变的可能。子宫内膜息肉有大小、单发或多发、有蒂和无蒂之分,息肉多位于底部或宫角部,因此,诊断性刮宫容易遗漏该部位的病变。

宫腔镜下子宫内膜息肉摘除术安全、简便、疗效佳,是当前治疗该疾病的首选方法。宫腔镜下所见:息肉柔软、活动、色泽似其周围内膜、鲜红、息肉有蒂时可随液流而摆动。镜下应与内膜皱褶和内膜息肉状突起相鉴别,当漏液过多而膨宫不全时内膜呈皱褶,常被误诊为真性息肉,内膜息肉状突起实际上也是增厚的内膜皱褶,此种情况多见于月经中期的分泌期或在服用孕激素治疗时,当膨宫完全后,内膜息肉状突起的内膜皱褶因展平而消失,息肉状突起可稍变平但不消失,真性息肉则无此现象。息肉也不同于黏膜下子宫肌瘤,后者突出于宫腔,表面圆形、光滑、质较硬、不随液体流动。子宫内膜息肉的处理:镜下确定息肉的部位、大小和数目后,可选用刮匙、活检钳、圈套切割器等器械进行处理,对单个有蒂、附着部位较低的息肉,用长弯血管钳夹取并扭除。位于输卵管开口附近的小息肉可在宫腔镜直视下以活检钳夹住并取出,对蒂宽而近宫底的较大息肉,在宫腔镜直视下用圈套法予以切除。如息肉为多发,则以全面刮宫为宜,刮宫后立即宫腔镜检,对残留息肉可再次用器械取出或重复刮宫。由于息肉容易复发,必要时重复宫腔镜检,了解治疗效果。

四、黏膜下子宫肌瘤

黏膜下子宫肌瘤常常引起月经过多、持续性阴道流血、贫血等症状。肌瘤位于输卵管开口处,影响了输卵管的通畅,或因肌瘤引起宫腔变形,子宫内膜增殖或萎缩等各种病理变化,改变了宫腔环境,妨碍了孕卵着床,可导致不孕或流产。由于肌瘤向黏膜下方向生长,不会引起子宫大小的改变,早期的病变常常被忽略。Hans进行了560例宫腔镜检查,其中47%因不孕症检查,结果发现子宫肌瘤占10%。

(一)宫腔镜诊断

宫腔镜下见黏膜下子宫肌瘤的外形多呈圆球或椭圆形,向宫腔突出。肌瘤的色泽为黄色或红色,覆盖肌瘤表面的内膜血管清晰,血管的分布及走向也较规则,肌瘤周围的内膜往往有水肿增厚,呈子宫内膜增生过长现象。

为了便于宫腔镜诊断及镜下的手术治疗,可将黏膜下子宫肌瘤分为四型。①Ⅰ型:为带蒂黏膜下子宫肌瘤。②Ⅱ型:肌瘤瘤体75%左右凸向宫腔。③Ⅲ型:瘤体50%左右凸向宫腔。④Ⅳ型:瘤体25%左右凸向宫腔,此型实为肌壁间子宫肌瘤。子宫肌瘤可位于子宫各处,好发部位无明显规律。检查时应特别注意双侧宫角和宫颈。当肌瘤过大而充盈整个宫腔时,则宫腔镜下仅见到一异常的宫腔形态,即宫腔呈扁平状,这是由于宫腔镜进入了子宫壁与肌瘤壁间的空隙,如对此缺乏认识,则易造成漏诊。

(二)治疗

黏膜下肌瘤传统的治疗方法为黏膜下肌瘤扭除、肌瘤挖除或子宫切除。近10年来宫腔镜电切技术的应用已经成熟,经宫腔镜肌瘤切除已成为一种治疗黏膜下子宫肌瘤的常用方法。

(1)带蒂的子宫黏膜下肌瘤适用于直径<2 cm的肌瘤。在宫腔镜直视下用微型剪剪断瘤蒂,用大的抓钳将瘤体从宫颈口取出即可。大的瘤体需要夹碎后才能取出,若瘤蒂残端有出血可以电凝止血,电凝止血有困难时,改用硅橡胶囊插入宫腔后再注入气体以压迫止血,12 h后放出气体见无渗血即可拔出。

(2)无蒂黏膜下肌瘤和壁间向宫腔内突出的子宫肌瘤,术前使用GnRH-α,每个月1支,连用3个月,以抑制HPO轴的功能,降低体内的雌孕激素水平,可以明显缩小肌瘤体积,有利于手术的进行。手术前必须全面了解肌瘤的部位,当肌瘤位于输卵管开口附近时,须特别小心,以免损伤输卵管。位于肌层的肌瘤必须全部予以剔除。

手术方式:扩张宫颈置入电切镜,环形电极靠近肌瘤,切开肌瘤包膜,反复多次片状切割瘤体,直至肌瘤完全切除,碎块可通过吸引或随膨宫液流出。若肌瘤过大或操作技术不熟练,应在腹腔镜或B超监测下进行手术。术后给予缩宫剂和止血剂止血,必要时宫腔留置Foley氏导管,压迫创面止血,24 h后取出。术后应用广谱抗生素,并应用大剂量雌激素刺激内膜生长,防止术后粘连。

(三)结果

宫腔镜下黏膜下子宫肌瘤切除术后,月经过多的缓解率为93%,术后成功妊娠分娩率达58%。Goldenberg报告15名不孕合并黏膜下子宫肌瘤的患者,排除其他不孕因素后,行宫腔镜下的肌瘤摘除术,术后妊娠率为47%,与开腹肌瘤挖除术效果相当。7例妊娠中有6例足月分娩。

五、宫内妊娠产物残留

反复流产,宫腔内妊娠物易发生粘连残留,临床表现为子宫不规则出血和继发不孕。在宫腔镜下用蟹爪钳取出宫内残留的碎骨片,术后能恢复正常的月经周期,国内外均有取出骨片后妊娠的报道。

六、不明原因的复发性流产

复发性流产病因复杂,其中40%～80%流产原因不明。宫腔内微小病变常规影像学检查易漏诊,冯卫彤等研究报道,EURSA患者行宫腔镜检查宫腔病变检出率为29.9%,包括宫腔粘连、子宫内膜息肉、子宫内膜炎、不全中隔子宫、宫颈功能不全、子宫内膜结核、妊娠物残留等。其中宫腔粘连发生率最高,占14.3%。宫腔镜能直观了解宫腔内情况,易于发现宫腔内病变,并能给予相应治疗。

第三节　复发性流产人工流产后的关爱

由于女性生活压力加大、生活作息不规律等多种原因,复发性流产发生率有提升趋势。据估计,中国复发性流产发生率为1%～5%。复发性流产因多次连续流产,给女性及家庭带来的打击异常巨大,尤其是患者本人,不仅承受流产带来的痛苦,而且还会因为家人的不支持、埋怨等产生"二次痛苦"。相比于流产的身心痛苦,家人带来的"二次痛苦"对患者的影响更为突出。复发性流产患者普遍存在不同程度的心理障碍与负性情绪,严重影响了日常生活质量和再次妊娠。获得足够多的社会家庭支持与关爱,并采取积极、正面的应对方式,有助于改善心理状况,防止负性情绪的出现和发展,为生活质量改善和再次妊娠奠定更好的生理、心理基础。

流产后服务是保障妇女生殖健康、家庭和谐的重要措施,开展人工流产后关爱服务(post-abortion care,PAC)就是希望能降低非意愿妊娠率、重复人工流产率、人流手术并发症,提高生育年龄妇女的生殖健康。

制定具体、细致、有效的PAC服务标准及措施,PAC服务标准及措施要明确、具体,实施者严格按标准落实,才能确保实施效果。

一、单独咨询要符合七项标准

（1）服务场所要舒适，能保护隐私。

（2）服务对象必须是夫妻双方（性伴侣）同时咨询。

（3）服务方式应双向交流，而不只是单向陈述。

（4）服务原则以服务对象的需求为第一，在充分知情的基础上自主选择。

（5）应示范避孕药具、宣教资料。

（6）要针对性地解决问题。

（7）服务对象的资料要求记录简洁，易保存，并保密。

二、完善服务流程

成立 PAC 医护管理及项目实施团队，制订 PAC 服务计划、培训方案、技术规范、诊疗指南、随访制度等，完善 PAC 服务流程、形式、场所及设施，由有资质的医护人员负责现场咨询及坐诊，依托医院信息化管理优势，制定具备统计功能的 PAC 记录表，建立标准的服务质量及工作效果评价系统。

三、PAC 咨询服务的主要内容

（1）人流患者让其知情选择，自愿接受适合自己的安全有效的避孕措施，如一对一咨询要告知人工流产的危害和可能的并发症（近期和远期可能的并发症），特别强调重复流产对远期生育能力（不孕不育）和今后妊娠结局（早产、胎儿死亡、胎盘异常）的影响，告知 1 年内，尤其是 6 个月内，重复流产的危害最大，称为高危流产。

（2）分析避孕失败者导致本次意外妊娠的原因，帮助并指导正确使用或推荐其他有效的避孕方法，未避孕者要给予全面咨询并落实避孕措施。

（3）集体咨询要突出流产前的指导，强调术前、术后注意事项，术中安全告知，强调 3 条关键的信息，如流产后再次妊娠的风险，即早孕流产后 2 周即可恢复排卵，如果不避孕首次月经之前即可能再次妊娠；流产后要立即落实避孕措施；必须坚持和正确使用避孕方法。

（4）不断完善 PAC 服务流程及制度：在开展 PAC 服务的过程中，逐步建立及完善一系列 PAC 服务相关的指引、流程及制度，如门诊人工流产就诊服务指引、药物流产就诊服务指引、病房流/引产服务指引、流产后避孕节育方法知情选择、常规国内常用复方短效口服避孕药一览表、流产后主要避孕方法总汇、人工流产/中孕引产告知及避孕选择知情同意书、人流后避孕方法选择及首次落实单、PAC 咨询/随访记录表、科室 PAC 记录总表、流产后规范服务随访制度、PAC 岗位制度、PAC 负责人岗位职责、PAC 文件管理制度严格遵循保密制度（凡涉及患者资料上锁妥善保管，任何人不得外泄）、PAC 物料管理制度、PAC 绩效考核激励制度等，这些指引、流程及制度的建立及完善是 PAC 服务的基础和保障。

（5）复发性流产患者则要勇于面对，不能消极回避，在专业医疗人士和家人的帮助下，正确认识流产诱因，并采取积极的应对措施，争取再次妊娠的成功。

（李豫峰）

参 考 文 献

[1] Lau WY, Leow CK, Arthur KC, et al. History of endoscopic and laparoscopic surgery[J]. World J Surg, 1997, 21:444-453.

[2] Taekett LD, Wacksman J, Billmire D, et al. The high intra-abdominal testis: technique and long-term success of laparoscopic testicular autotransplantation[J]. J Endourol, 2002, 16(6):359-360.

[3] Zeng SX, Lu X, Zhang ZS, et al. The feasibility and experience of using seminalvesiculoscopy in the diagnosis of primary seminal vesicle tumors[J]. Asian J Androl, 2016, 18(1):147-148.

[4] Sollini M, Silvotti M, Casali M, et al. The role of imaging in the diagnosis of recurrence of primary seminal vesicle adenocarcinoma[J]. World J Mens Health, 2014, 32(1):61-65.

[5] Song T, Zhang X, Zhang L, et al. Transurethral seminal vesiculoscopy in the diagnosis and treatment of seminal vesicle stones[J]. Chin Med J, 2012, 125(8):1475-1478.

[6] Dohle GR, Colpi GN, Hargreave TB, et al. EAU guidelines on male infertility[J]. Euro Urol, 2005, 48(5):703-711.

[7] Jarow J, Sharlip ID, Belker AM, et al. Best practice policies for male infertility[J]. J Urol, 2002, 167(5):2138-2144.

[8] Yurdakul T, Gokce G, Kilic O, et al. Transurethral resection of ejaculatory ducts in the treatment of complete ejaculatory duct obstruction[J]. Int Urol Nephrol, 2008, 40(2):369-372.

[9] Xu B, Niu X, Wang Z, et al. Novel methods for the diagnosis and treatment of ejaculatory duct obstruction[J]. BJU Int, 2011, 108(2):263-266.

[10] Wang H, Ye H, Xu C, et al. Transurethral seminal vesiculoscopy using a 6F vesiculoscope for ejaculatory duct obstruction[J]. J Androl, 2012, 33(4):637-643.

[11] Raviv G, Mor Y, Levron J, et al. Role of transrectal ultrasonography in the evaluation of azoospermic men with low-volume ejaculate[J]. J Ultrasound Med, 2006, 25(7):825-829.

[12] Anger JT, Goldstein M. Intravasal "toothpaste" in men with obstructive azoospermia is derived from vasal epithelium, not sperm[J]. J Urol, 2004, 172(2):634-636.

[13] Ho KL, Wong MH, Tam PC. Microsurgical vasoepididymostomy for obstructive azoospermia[J]. Hong Kong Med J, 2009, 15(6):452-457.

[14] Ridgway PF, Shah J, Darzi AW. Male genital tract injuries after contemporary inguinal hernia repair[J]. BJU Int, 2002, 90(3):272-276.

[15] Shin D, Lipshultz LI, Goldstein M, et al. Herniorrhaphy with polypropylene mesh causing inguinal vasal obstruction: a preventable cause of obstructive azoospermia[J]. Ann Surg, 2005, 241(4):553-558.

[16] Kim HH, Goldstein M. History of vasectomy reversal[J]. Urol Clin North Am, 2009, 36(3):359-373.

[17] Malizia BA, Hacker MR, Penzias AS. Cumulative live-birth rates after in vitro fertilization[J]. N Engl J Med, 2009, 360(3):236-243.

[18] Parekattil SJ, Kuang W, Agarwal A, et al. Model to predict if a vasoepididymostomy will be required for vasectomy reversal[J]. J Urol, 2005, 173(5):1681-1684.

[19] Boorjian S,Lipkin M,Goldstein M. The impact of obstructive interval and sperm granuloma on outcome of vasectomy reversal[J]. J Urol,2004,171(1):304-306.

[20] Jarvi K,Grober ED,Lo KC,et al. Mini-incision microsurgical vasectomy reversal using no-scalpel vasectomy principles and instruments[J]. Urology,2008,72(4):913-915.

[21] Crosnoe LE,Kim ED,Perkins AR,et al. Angled vas cutter for vasovasostomy:technique and results [J]. Fertil Steril,2014,101(3):636-639.

[22] Nyame YA,Babbar P,Almassi N,et al. Comparative cost-effectiveness analysis of modified 1-layer versus formal 2-layer vasovasostomy technique[J]. J Urol,2016,195(2):434-438.

[23] Kolettis PN,Fretz P,Burns JR,et al. Secondary azoospermia after vasovasostomy[J]. Urology,2005, 65(7):968-971.

[24] Magheli A,Rais-Bahrami S,Kempkensteffen C,et al. Impact of obstructive interval and sperm granuloma on patency and pregnancy after vasectomy reversal[J]. Int J Androl,2010,33(5):730-735.

[25] Kolettis PN,Sabanegh ES,D'amico AM,et al. Outcomes for vasectomy reversal performed after obstructive intervals of at least 10 years[J]. Urology,2002,60(5):885-888.

[26] Gerrard ER,Sandlow JI,Oster RA,et al. Effect of female partner age on pregnancy rates after vasectomy reversal[J]. Fertil Steril,2007,87(6):1340-1344.

[27] Kolettis PN,Sabanegh ES,Nalesnik JG,et al. Pregnancy outcomes after vasectomy reversal for female partners 35 years old or older[J]. J Urol,2003,169(6):2250-2252.

[28] Hinz S,Rais-Bahrami S,Kempkensteffen C,et al. Fertility rates following vasectomy reversal:importance of age of the female partner[J]. Urol Int,2008,81(4):416-20.

[29] Chan PTK,Goldstein M. Superior outcomes of microsurgical vasectomy reversal in men with the same female partners[J]. Fertil Steril,2004,81(5):1371-1374.

[30] Kim SW,Ku JH,Park K,et al. A different female partner does not affect the success of second vasectomy reversal[J]. J Androl,2005,26(1):48-52.

[31] Bolduc S,Fischer MA,Deceuninck G,et al. Factors predicting overall success:a review of 747 microsurgical vasovasostomies[J]. Can Urol Assoc J,2007,1(4):388-394.

[32] Hinz S,Rais-Bahrami S,Weiske WH,et al. Prognostic value of intraoperative parameters observed during vasectomy reversal for predicting postoperative vas patency and fertility[J]. World J Urol, 2009,27(6):781-785.

[33] Paick J-S,Park JY,Park DW,et al. Microsurgical vasovasostomy after failed vasovasostomy[J]. J Urol,2003,169(3):1052-1055.

[34] Hollingsworth MR,Sandlow JI,Schrepferman CG,et al. Repeat vasectomy reversal yields high success rates[J]. Fertil Steril,2007,88(1):217-219.

[35] Kuang W,Shin PR,Matin S,et al. Initial evaluation of robotic technology for microsurgical vasovasostomy[J]. J Urol,2004,171(1):300-303.

[36] Schiff J,Li PS,Goldstein M. Robotic microsurgical vasovasostomy andvasoepididymostomy:a prospective randomized study in a rat model[J]. J Urol,2004,171(4):1720-1725.

[37] Fleming C. Robot-assisted vasovasostomy[J]. Urol Clin North Am,2004,31(4):769-772.

[38] DeNaeyer G,Van Migem P,Schatteman P,et al. Case report:pure robot-assisted psoas hitch ureteral reimplantation for distalureteral stenosis[J]. J Endourol,2007,21(4):618-620.

[39] Parekattil SJ,Atalah HN,Cohen MS. Video technique for human robot-assisted microsurgical vasova-

sostomy[J]. J Endourol,2010,24(3):511-514.

[40] Trost L,Parekattil S,Wang J,et al. Intracorporeal robot-assisted microsurgical vasovasostomy for the treatment of bilateral vasal obstruction occurring following bilateral inguinal hernia repairs with mesh placement[J]. J Urol,2014,191(4):1120-1125.

[41] Marmar JL. Modified vasoepididymostomy with simultaneous double needle placement,tubulotomy and tubular invagination[J]. J Urol,2000,163(2):483-486.

[42] Chan PT,Li PS,Goldstein M. Microsurgicalvasoepididymostomy:a prospective randomized study of 3 intussusception techniques in rats[J]. J Urol,2003,169(5):1924-1929.

[43] Marmar JL. Techniques for microsurgical reconstruction of obstructive azoospermia[J]. Indian J Urol, 2011,27(1):86-91.

[44] Monoski MA,Schiff J,Li PS,et al. Innovative single-armed suture technique for microsurgical vasoepididymostomy[J]. Urology,2007,69(4):800-804.

[45] Chan PT. The evolution and refinement of vasoepididymostomy techniques[J]. Asian J Androl,2013, 15(1):49-55.

[46] Schiff J,Chan P,Li PS,et al. Outcome and late failures compared in 4 techniques of microsurgicalvaso-epididymostomy in 153 consecutive men[J]. J Urol,2005,174(2):651-655.

[47] Hibi H,Yamada Y,Honda N,et al. Microsurgical vasoepididymostomy with sperm cryopreservation for future assisted reproduction[J]. Int J Urol,2000,7(3):435-439.

[48] Parekattil SJ,Gudeloglu A,Brahmbhatt J,et al. Robotic assisted versus pure microsurgical vasectomy reversal:technique and prospective database control trial[J]. J Reconstr Microsurg,2012,28(7): 435-444.

[49] Tanahatoe S,Lambalk C,Mcdonnell J,et al. Diagnostic laparoscopy is needed after abnormal hysterosalpingography to prevent over-treatment with IVF[J]. Reprod Biomed Online,2008,16(3):410-415.

[50] Kim YJ,Cha SW,Kim HO. Serum anti-Mullerian hormone levels decreaseafter endometriosis surgery [J]. Obstet Gynecol,2017,1(27):1-8.

[51] Kodaman PH,Arici A,Seli E. Evidence-baced diagnosis and management of tubal fator infertility[J]. Obstet Gynecol,2004,16(3):21-229.

[52] Kelekci S,Yilmaz B,Yasar L,et al. Ovarian reserve and ovarian stromal blood supply after tubal ligation by the pomeroy technique:comparison with controls[J]. Gynecol Endocrinol,2005,20(5): 279-283.

[53] Tal J,Paltieli Y,Korobotchka R,et al. Ovarian response to gonadotropin stimulation in related IVF cycles after unilateral salpingectomy[J]. Assist Reprod Genet,2002,19(10):451-455.

[54] Gandhi GY,Nuttall GA,Abel MD,et al. Intraoperative hyperglycemia and perioperative outcomes in cardiac surgery patients[J]. Mayo Clin Proc,2005,80(7):862-866.

[55] Panzer C,Beazley R,Braverman L. Rapid preoperative preparation for severe hyperthyroid Graves' disease[J]. J Clin Endocrinol metab,2004,89(5):2142-2144.

[56] Burney RO,Nezhat CR. Infertility treatment:the viability of the laparoscopic view[J]. Fertil Steril, 2008,89(2):461-464.

[57] Sakar MN,Gul T,Atay AE,et al. Comparison of hysterosalpin-gography and laparoscopy in the evaluation of interfile women[J]. Saudi Med J,2008,29(9):1315-1318.

[58] Saleh WA,Dlugi AM. Pregnancy outcome after laparoscopic fimbrioplasty in nonocclusive distal tubal

disease[J]. Fertil Steril,1997,67(3):474-480.

[59] Xie YL. Clinical analysis of laparoscopic diagnosis and therapy for chronic pelvic pain[J]. Journal of laparoscopic surgery,2005,10(5):264-266.

[60] Diamantis T,Kontos M,Arvelakis A,et al. Comparison of monopolar electrocoagulation,bipolar electrocoagulation,ultracision and ligasure[J]. Surgery Today,2006,36(10):908-913.

[61] Sordia-Hernández LH,Rosales-Tristan E,Vazquez-Mendez J,et al. Effectiveness of misoprostol for office hysteroscopy withoutanesthesiain infertile patients[J]. Fertil Steril,2011,95(2):759-761.

[62] Bakas P,Hassiakos D,Liapis A,et al. Misoprostol for cervical ripening before diagnostic hysteroscopy in nulliparous women[J]. Int J Gynaecol Obstet,2012,116(3):263-264.

[63] Jansen FW,Vredevoogd CB,van UizenK,et al. Complications of hysteroscopy aprospection,multicenter study[J]. Obstet Gynecol,2000,96(2):266-270.

[64] Propst AM,Liberman RF,Horlow BL,et al. Complications ofhysteroscopic surgery:predicting parents at risk[J]. Obstet Gynecol,2000,6(4):517-520.

[65] LEE K C,KIM H Y,LEE M J,et al. Abdominal compartment syndrome occurring due to uterine perforation during a hysteroscopy procedure[J]. Journal of Anesthesia,2010,24(2):280-283.

[66] Stankova T,Ganovska A,Stoianova M,et al. Complications of diagnostic and operative hysteroscopy: review[J]. AkushGinekol(Sofiia),2015,54(8):21-27.

[67] KUMAR A,KUMAR A. A simple technique to reduce fluid intravasation during endometrial resection[J]. The Journal of theAmerican Association of Gynecologic Laparoscopists,2004,11(1):83-85.

[68] AUSTIN L S,VANBEEK C,WILLIAMS G R. Venous air embolism:an under-recognized and potentially catastrophic complication in orthopaedic surgery[J]. Journal of Shoulder and Elbow Surgery, 2013,22(10):1449-1454.

[69] Birgitte A. Dyrbye,Lucilla E. Overdijk,Paul J,et al. Gas embolism duringhysteroscopic surgery using bipolar or monopolar diathermia:a randomized controlled trial[J]. American Journal of Obstetrics and Gynecology,2012,207(4):271. e1-271. e6.

[70] Cohen J,Chabbert-Buffet N,Darai E. Diminished ovarian reserve,premature ovarian failure, poor ovarian responder—a plea for universal definitions [J]. J Assist Reprod Genet, 2015, 32 (12): 1709-1712.

[71] Vural B,Cakiroglu Y,Vural F,et al. Hormonal and functional biomarkers in ovarian response[J]. Arch Gynecol Obstet,2014,289(6):1355-1361.

[72] Practice committee of the American society for reproductive medicine. Evaluation and treatment of recurrent pregnancy loss:a committee opinion [J]. Fertil Steril,2012,98(5):1103-1111.

[73] Vissenberg R,Manders VD,Mastenbroek S,et al. Pathophysiological aspects of thyroid hormone disorders/thyroid peroxidase autoantibodies and reproduction[J]. Hum Reprod Update,2015,21(3): 378-387.

[74] Liang P,Mo M,Li GG,et al. Comprehensive analysis of peripheral blood lymphocytes in 76 women with recurrent miscarriage before and after lymphocyte immunotherapy [J]. Am J Reprod Immunol, 2012,68(2):164-174.

[75] Lashley EE,Meuleman T,Claas FH. Beneficial or harmful effect of an-tipaternal human leukocyte antibodies on pregnancy outcome? A systematic review and meta-analysis [J]. Am J Reprod Immunol, 2013,70(2):87-103.

［76］ Cao Y,Sun HX,Hu YL,et al. Allogeneic cell therapy using umbilical cord MSCs on collagen scaffolds for patients with recurrent uterine adhesion:a phase I clinical trial ［J］. Stem Cell Research & Therapy,2018,9(1):192-193.

［77］ Coomarasamy A,Williams H,Truchanowicz E,et al. A randomized trial of progesterone in women with recurrent miscarriages ［J］. N Engl J Med,2015,373(22):2141-2148.

［78］ Alexander EK,Pearce EN,Brent GA,et al. 2017 guidelines of the American thyroid association for the diagnosis and management of thyroid disease during pregnancy and the postpartum ［J］. Thyroid,2017,27(3):315-389.

［79］ Andrade C. Major malformation risk,pregnancy outcomes,and neuro-developmental outcomes associated with metformin use during pregnancy ［J］. J Clin Psychiatry,2016,77(4):411-414.

［80］ Capobianco G,Crivelli P,Piredda N,et al. Hysterosalpingography in infertility investigation protocol:is it still useful［J］. Clin Exp obstet Gynecol,2015,42(4):448-451.

［81］ Darai E,Dessolle L,Lecuru F,et al. Transvaginal hydrolaparoscopy compared with laparoscopy for the evaluation of infertile women:a prospective comparative blind study ［J］. Hum Reprod,2000,15(11):2379-2382.

［82］ Berker B,Sukur YE,Aytacy R,et al. Infertility work-up:To what degree doses Iaparoscopy change the management strategy based on hysterosalpingography findings? ［J］. obstet Gynaecol Res,2015,41(11):1785-1790.

［83］ Muzii L,Angioli R,Tambone V,et al. Salpingoscopy during laparoscopy using a small-caliber hysteroscope introduced through an accessory trocar ［J］. J Laparoendose Adv Surg Tech A,2010,20(7):619-621.

［84］ Eytan O,AzemF,Gull I,et al. The mechanism of hydrosalpinx in embryo implantation ［J］. Hum Reprod,2001,16(12):2662-2667.

［85］ Arora P,Arora RS,Cahill D. Essure(R)for management of hydrosalpinx prior to in vitro fertilization systematic review and pooled analysis ［J］. Br J obstet Gynaecol,2014,121(5):527-536.

［86］ Hou HY,Chen YQ,Li TC,et al. utcome of laparoscopy-guided hysteroscopic tubal catheterization for infertility due to proximal tubal obstruction ［J］. O J Minim Invasive Gynecol,2014,21(2):272-278.

［87］ Orvieto R,SaarRyss B,Morgante G,et al. Does salpingectomy affect the ipsilateral ovarian response to gonadotropin during in vitro fertilization embryo transfer cycles［J］. Fertil Steril, 2011, 95 (5):1842-1844.

［88］ Monteith CW,BergerGS,Zerden MI. Pregancy success after hysteroscopic sterilization reversal ［J］. Obstet Gynecol,2014,124(6):1183-1189.

［89］ Pritts EA,Parker WH,Olive DL. Fibroids and infertility:an updated systematic review of the evidence ［J］. Fertil Steril,2009,91(4):1215-1223.

［90］ Sunkara SK,Khairy M,El-Toukhy T,et al. The effect of intramural fibroids without uterine cavity involvement on the outcome of IVF treatment:a systematic review and meta-analysis［J］. Hum Reprod,2010,25(2):418-429.

［91］ Khalaf Y,Ross C,El-Toukhy T,et al. The effect of small intramural uterine fibmids on the cumulative outcome of assisted conception［J］. HumReprod,2006,21(10):2640-2644.

［92］ Trivedi P,Abreo M. Predisposing factors for fibroids and outcome of laparoscopie myomeetomy in infertility［J］. J Gynecol Endosc Surg,2009,1(1):47-56.

[93] Wu XY,Jiang W,Xu H,et al. Characteristics of uterine rupture after laparoscopic surgery of the uterus:clinical analysis of 10 cases and literature review[J]. Journal of International Medical Research, 2018,46(9):3630-3639.

[94] Kim MS,Uhm YK,Kim JY,et al. Obstetric outcomes after uterine myomectomy:laparoscopie versus laparotomic approac[J]. Obstet Gyneeol Sci,2013,56(6):375-381.

[95] Bujold E,Ganthier RJ. Risk of uterine rupture associated with an interdelivery interval between 18 and 24 months[J]. Obstet Gynecol,2010,115(5):1003-1006.

[96] comstock C,Huston K,Lee W. Theultrasonographi appearance of ovarian ectopic pregnancies[J]. Obstet Gynecol ,2005,105(1):42-43.

[97] Yankowitz J,Leake J,Huggins G,et al. Cervical ectopic pregnancy: review of the literature and report of a case treated by single-dose methotrexate therapy[J]. Obstet Gynecol Surv,1990,45:405-406.

[98] Bouyer J,Coste J,Fernandez H,et al. Sites of ectopic pregnancy:a 10 year population-based study of 1800 cases[J]. Hum Reprod,2002,17:3224-3225.

[99] Ushakov FB,Elchalal U,Aceman PJ,et al. Cervical pregnancy:past and future[J]. Obstet Gynecol Surv,1997,52:45-46.

[100] Karande VC,Flood JT,Heard N,et al. Analysis of ectopic pregnancies resulting from in-vitro fertilization and embryo transfer[J]. Hum Reprod,1991,6:446-447.

[101] Hofmann HM,Urdl W,Höfler H,et al. Cervical pregnancy: case reports and current concepts in diagnosis and treatment[J]. Arch Gynecol Obstet,1987,241:63-64.

[102] Kung FT,Lin H,Hsu TY,et al. Differential diagnosis of suspected cervical pregnancy and conservative treatment with the combination of laparoscopy-assisted uterine artery ligation andhysteroscopic endocervical resection[J]. Fertil Steril,2004,81:1642-1643.

[103] Timor-Tritsch IE,Monteagudo A,Mandeville EO,et al. Successful management of viable cervical pregnancy by local injection of methotrexate guided bytransvaginal ultrasonography[J]. Am J Obstet Gynecol,1994,170:737-738.

[104] Jung SE,Byun JY,Lee JM,et al. Characteristic MR findings of cervical pregnancy[J]. J Magn Reson Imaging,2001, 13:918-919.

[105] Tommaso Falcone,Jeffrey M,Goldberg. 妇科腹腔镜手术技巧与视频[M]. 朱兰译. 北京:人民军医出版社,2013.

[106] 张建,周云,严向明,等. 腹腔镜手术治疗未触及睾丸 47 例报告[J]. 苏州大学学报(医学版),2007, 27(4):658-659.

[107] 黄明亮,张华明,伯晓宁. 腹腔镜睾丸下降固定术治疗儿童隐睾[J]. 实用医药杂志,2012,29(1): 18-19.

[108] 徐涛,朱德力,钟军,等. 男童腹股沟斜疝的解剖及临床特点[J]. 实用儿科临床杂志,2003,18(4): 314-315.

[109] 吴荣佩,邓春华,梁辉,等. 梗阻性无精子症经直肠 B 超声像表现及其临床意义[J]. 中华男科学杂志,2007,13(6):520-523.

[110] 朱晓博,张祥生,张士龙. 8.5/11.5F 精囊镜在顽固性血精诊治中的应用[J]. 中华男科学杂志, 2016,22(3):225-228.

[111] 李碧君,王在盛,叶亲永. 精囊镜治疗 21 例顽固性血精的疗效分析[J]. 中华腔镜泌尿外科杂志(电子版),2015,9(2):128-130.

[112] 靳风烁,李彦锋.血精及射精管梗阻的精囊镜诊治技术[J].临床泌尿外科杂志,2015,30(1):1-5.

[113] 邹义华,陈善群,陈晓峰.经尿道射精管切开术联合精囊镜技术治疗射精管梗阻性无精子症(附22例报告)[J].中国内镜杂志,2014,20(1):80-83.

[114] 张祥生,张士龙,闫天中.精囊镜技术在精道结石诊疗中的临床应用[J].临床泌尿外科杂志,2012,27(11):855-858.

[115] 罗丽兰,黄荷凤,刘继红,等.不孕与不育[M].北京:人民卫生出版社,2009.

[116] 马彩虹,乔杰.生殖医学微创手术学[M].北京:北京大学医学出版社,2016.

[117] 严晓,李路,吴煜,等.输卵管手术对控制性超排卵时卵巢反应性的影响[J].生殖与避孕,2008,28(12):724-729.

[118] 吴贵龙,朋立超,蒋克泉,等.不同气腹压下长时间CO_2气腹对呼吸循环的影响[J].中国临床医学,2009,16(3):440-442.

[119] 陈正云.宫腔镜在不孕不育中的临床应用及评价[J].国际妇产科学杂志,2012,39(5):460-462.

[120] 陈芳,沈茂平.宫腔镜治疗宫腔因素所致不孕不育患者的生殖预后分析[J].现代预防医学,2012,39(8):1928-1929.

[121] 夏恩兰,夏恩菊,陈芳,等.行宫腔镜手术发生严重并发症35例临床分析[J].中华妇产科杂志,2001,36(10):596-599.

[122] 刘翠萍.米索前列醇用于宫腔镜检查的临床观察[J].辽宁医学院学报,2007,28(1):46-48.

[123] 李晓筑,张勇武.宫腔镜操作严重并发症35例的治疗与预防探讨[J].实用妇产科杂志,2009,25(10):615-617.

[124] 黄浩梁,曹丽蓉,孟红娟,等.宫腔镜电切术治疗子宫黏膜下肌瘤168例分析[J].中国微创外科杂志,2009,9(1):41-42.

[125] 李艳,白文佩.宫腔镜诊治中的并发症静脉空气栓塞的诊治进展[J].中华妇产科杂志,2011,46(5):389-390.

[126] 夏恩兰.宫腔镜手术并发症的过往及现状[J].中华妇幼临床医学杂志,2016,12(3):249-254.

[127] 杨延林,陈杰,雷巍.宫腔镜严重并发症的发生和救治[J].实用妇产科杂志,2005,21(7):401-404.

[128] 林小娟,毛惠.宫腔镜并发症的预防与处理[J].中国计划生育和妇产科,2016,8(4):21-24.

[129] 黄晓武,夏恩兰.解读宫腔镜手术并发症-TURP综合征[J].国际妇产科学杂志,2014,41(5):566-569.

[130] 许运巧,张菊新.超声心电图联合呼气末CO_2分压监测预防宫腔镜术中空气栓塞的临床研究[J].中华妇产科杂志,2013,48(11):828-832.

[131] 金凤,陶敏芳.围绝经期女性卵巢功能的评价指标[J].上海交通大学学报(医学版),2012,32(10):1391-1396.

[132] 中华医学会妇产科学分会产科学组.复发性流产诊治的专家共识[J].中华妇产科杂志,2016,51(1):3-9.

[133] 高雪峰.胎儿染色体结构和数目异常的遗传咨询和处理决策[J].中国实用妇科与产科杂志,2013,29(8):614-618.

[134] 马京梅,潘虹,张慧婧,等.3376例复发性流产夫妻染色体核型分析回顾性研究[J].中国全科医学,2015,18(9):1046-1049.

[135] 杨岚,钱芳波,王俏霞,等.反复早期自然流产的遗传因素分析及咨询指导[J].中国现代医学杂志,2017,27(5):108-111.

[136] 低分子肝素防治自然流产中国专家共识编写组.低分子肝素防治自然流产中国专家共识(2018)

[J].中华生殖与避孕杂志,2018,38(9):701-708.

[137] 徐晖,朱正,陈菊,等.输卵管通畅性的超声和X线评价方法比较[J].上海医学影像,2012,21(3):196-198.

[138] 张玉,李蕊,李海燕,等.子宫输卵管动态三维超声造影在评估输卵管通畅性中的应用[J].中国超声医学杂志,2015,31(9):816-818.

[139] 张潇潇,陈俊雅,张婧,等.经阴道四维子宫输卵管超声造影评价输卵管通畅性的研究[J].实用妇产科杂志,2015,31(3):198-201.

[140] 夏恩兰.输卵管性不孕微创手术的过去、现在与未来[J].国际生殖健康/计划生育杂志,2016,35(3):181-185.

[141] 李百加,林小娜,匡琳,等.输卵管病变的预处理方式对胚胎移植后妊娠结局的影响[J].中华医学杂志,2014,94(37):2941-2944.

[142] 周娟,尹伟,刘月合,等.宫腹腔镜联合COOK导丝治疗输卵管梗阻性不孕症的临床分析[J].当代医学,2016,22(1):60-61.

[143] 喇端端.卵巢子宫内膜异位囊肿的腹腔镜手术治疗[J].中国微创外科杂志,2007,7(3):199-200.

[144] 丰有吉,沈铿.妇产科学[M].2版.北京:人民卫生出版社,2010.

[145] 鲁娟,董晓明,曹培勇,等.卵巢子宫内膜异位囊肿破裂23例临床分析[J].临床误诊误治,2015,28(5):47-49.

[146] 史精华,冷金花,宋楠,等.腹腔镜卵巢子宫内膜异位囊肿剥除术对卵巢储备功能的影响[J].现代妇产科进展,2010,19(7):481-485.

[147] 叶明珠.深部浸润型子宫内膜异位症的诊断研究进[J].实用妇产科杂志,2014,30(6):425-428.

[148] 戴毅,冷金花,郎景和,等.后盆腔深部浸润型子宫内膜异位症的临床病理特点及腹腔镜手术治疗效果[J].中华妇产科杂志,2010,45(2):93-98.

[149] 仝佳丽,郎景和.子宫内膜异位症的在位内膜病变研究进展[J].现代妇产科进展,2010,19(6):465-467.

[150] 曹泽毅.中华妇产科学[M].北京:人民卫生出版社,1999.

[151] 王宁宁.应重视对子宫内膜异位症的早期诊断[J].实用医学杂志,2010,26(2):169-171.

[152] 子宫肌瘤的诊治中国专家共识专家组.子宫肌瘤的诊治中国专家共识[J].中华妇产科杂志,2017,52(12):793-800.

[153] 夏恩兰,黄晓武.子宫肌瘤微创手术与术后再妊娠期间子宫破裂[J].中华围产医学杂志,2010,13(5):355-358.

[154] 谢咏,王刚,马聪,等.多发性子宫肌瘤腹腔镜剔除术后影响患者生育力的多因素分析[J].中国微创外科杂志,2013,13(8):701-704.

[155] 谢咏,王刚,莫金凤,等.单发子宫肌瘤腹腔镜剔除术后影响妊娠相关因素分析[J].妇产与遗传(电子版),2013,3(2):45-49.

[156] 宋光辉,张松英,李百加,等.腹腔镜下子宫肌瘤剔除术后妊娠结局及相关因素分析[J].中华医学杂志,2013,93(35):2816-2819.

[157] 王建六,古航,孙秀丽.临床病例会诊与点评.妇产科分册[M].北京:人民军医出版社,2012.

[158] 顾美皎.临床妇产科学[M].北京:人民卫生出版社,2011.

[159] 石一复,郝敏.卵巢疾病[M].北京:人民军医出版社,2014.

[160] 胡香英,应伟雯,赵梅.经阴道超声诊断卵巢妊娠价值的初步探讨[J].中华超声影像学杂志,2004,13(12):916-918.

［161］　丁红.宫角妊娠的发生及诊治变化特点 48 例分析［J］.实用妇产科杂志,2008,24(7)：429-430.

［162］　葛晖.经腹和经阴道超声联合应用鉴别诊断子宫角部和输卵管间质部妊娠［J］.临床超声医学杂志,2007,9(11)：671-673.

［163］　蔡益婷.宫角妊娠的早期超声诊断与生育需求下的处理［J］.医学研究杂志,2012,41(1):106-108.

［164］　刘颂平,薛敏.宫腔镜诊治宫角妊娠的临床应用［J］.实用妇产科杂志,2007,23(4):246-247.

［165］　冷艳,程光丽,姚书忠.宫腹腔镜下吸宫术治疗宫角妊娠 32 例临床分析［J］.实用妇产科杂志,2014,30(12):940-942.

［166］　陈晓,邓昌辉.宫颈妊娠的诊疗进展［J］.医学综述,2010,16(8):1188-1190.

［167］　杨柳.宫颈妊娠的诊治进展［J］.华夏医学,2008,21(2):397-399.

［168］　甘精华,农文政.宫颈妊娠诊治现状［J］.右江民族医学院学报,2014,36(1):94-95.

［169］　汤萍萍,刘欣燕,陈娜,等.宫颈妊娠的诊断和治疗［J］.中国医学科学院学报,2010,32(5):497-500.

［170］　李辉,谷丽萍,刘菲菲,等.宫颈妊娠的诊治进展［J］.中国妇幼保健,2013,28(8):1361-1362.